肿瘤综合诊治要点

ZHONGLIU ZONGHE ZHENZHI YAODIAN

主编 程 隆 亓贞力 丁 昕 李 丹 高玉杰 郭 隽

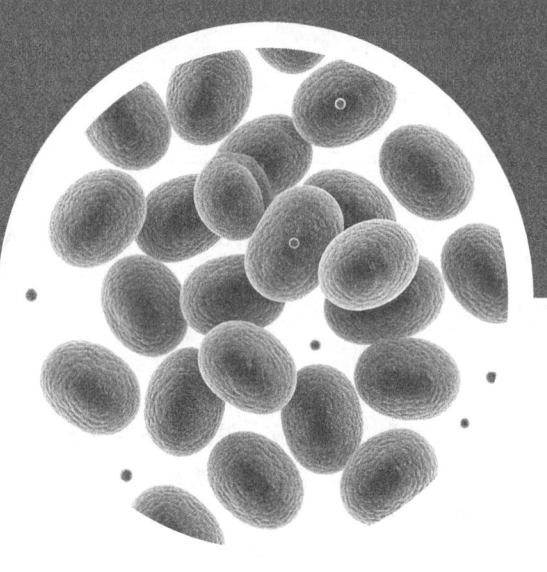

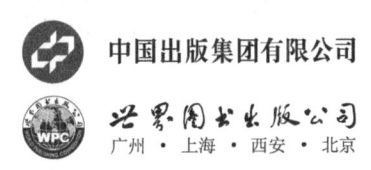

中国出版集团有限公司

世界图书出版公司
广州·上海·西安·北京

图书在版编目（CIP）数据

肿瘤综合诊治要点 / 程隆等主编. -- 广州：世界图书出版广东有限公司, 2025.3. -- ISBN 978-7-5232-2087-0

Ⅰ. R73

中国国家版本馆CIP数据核字第2025KR6709号

书　　名	肿瘤综合诊治要点
	ZHONGLIU ZONGHE ZHENZHI YAODIAN
主　　编	程　隆　亓贞力　丁　昕　李　丹　高玉杰　郭　隽
责任编辑	曾跃香
责任技编	刘上锦
装帧设计	品雅传媒
出版发行	世界图书出版有限公司　世界图书出版广东有限公司
地　　址	广州市海珠区新港西路大江冲25号
邮　　编	510300
电　　话	（020）84460408
网　　址	http://www.gdst.com.cn
邮　　箱	wpc_gdst@163.com
经　　销	新华书店
印　　刷	广州小明数码印刷有限公司
开　　本	889 mm × 1 194 mm　1/16
印　　张	11.25
字　　数	327千字
版　　次	2025年3月第1版　2025年3月第1次印刷
国际书号	ISBN 978-7-5232-2087-0
定　　价	138.00元

版权所有　翻印必究

（如有印装错误，请与出版社联系）

咨询、投稿：（020）84460408　451765832@qq.com

编 委 会

主　编　程　隆　徐州市中心医院（东南大学附属徐州医院）

　　　　　亓贞力　枣庄市立医院

　　　　　丁　昕　徐州医科大学附属医院

　　　　　李　丹　广州医科大学附属肿瘤医院

　　　　　高玉杰　深圳大学总医院

　　　　　郭　隽　江苏省苏北人民医院

副主编　戴志坚　内蒙古自治区人民医院

　　　　　吴玲敏　武汉金域医学检验所有限公司

　　　　　周　鑫　中国人民解放军联勤保障部队第九八三医院

　　　　　王新亭　河南中医药大学第一附属医院

　　　　　高冬梅　中国人民解放军联勤保障部队第九八〇医院（白求恩国际和平医院）

　　　　　王建静　中国人民解放军北部战区总医院

　　　　　李志慧　湖北省肿瘤医院

　　　　　杨　柳　山东大学附属威海市立医院

　　　　　杨晓宇　安徽医科大学

　　　　　姜　丽　中国人民解放军联勤保障部队第九七〇医院

编　委　姜明哲　中国人民解放军北部战区总医院

　　　　　刘　涵　湖北省肿瘤医院

前言

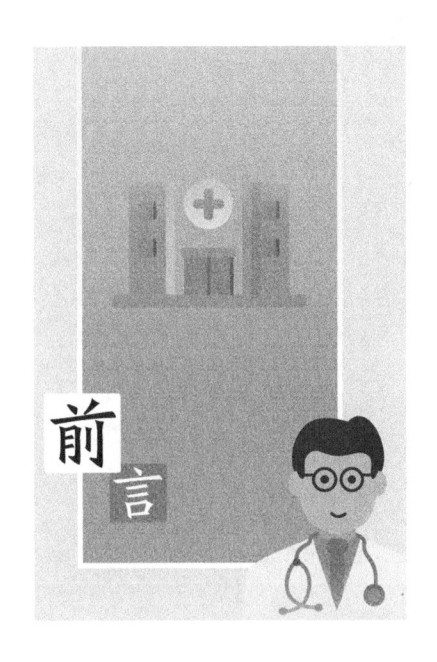

近年来，随着肿瘤学科发展的不断加速，肿瘤治疗相关的新药层出不穷，新的治疗方法不断涌现，提高肿瘤根治率、延长晚期肿瘤患者的生存时间及提高生活质量已成为可能。这也就要求临床医师要更多地了解和掌握有关肿瘤诊治的新理论、新观点、新技巧，以提高临床诊疗技术。

本书全面、系统地介绍了肿瘤疾病的基础知识和常见肿瘤疾病的综合治疗，详细阐述了常见肿瘤的流行病学、病因、病理、临床表现、诊断及分期，以及多学科综合治疗等内容。本书在肿瘤疾病的选取上，根据人体部位进行介绍，包含了头颈部肿瘤、胸部肿瘤、腹部肿瘤以及皮肤肿瘤等内容，每个部位选取了具有典型性和代表性的临床常见的良、恶性肿瘤进行详细阐述，达到以点带面、抛砖引玉的效果。全书条理清晰，以保证实用性为原则，以综合治疗为主线，尽可能做到全面覆盖、重点突出，既体现理论的完整性，又强调实践的系统性，对于提高临床医师对常见肿瘤的诊断技能和综合治疗技术，可起到积极的促进作用和借鉴作用，可作为医院肿瘤科医师及高等医学院校师生的参考用书，具有较高的实用价值。

在我们的编写队伍中，集中着一批国内肿瘤专业领域的精英和后起之秀，他们临床经验丰富、学识渊博、思维活跃，对本书的编写给予了很大的支持。由于篇幅有限，若有纰漏和不足之处，恳请广大读者予以批评指正。

编 者

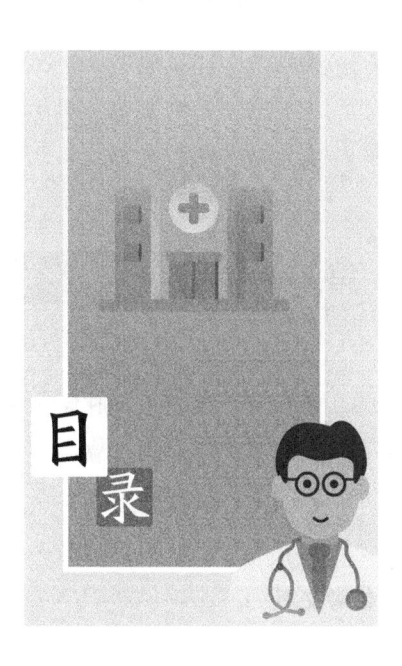

第一章 头颈部肿瘤

第一节	鼻咽癌	1
第二节	喉癌	10
第三节	甲状腺癌	19
第四节	听神经瘤	27

第二章 胸部肿瘤

第一节	食管癌	32
第二节	非小细胞肺癌	38
第三节	小细胞肺癌	47
第四节	纵隔及胸壁肿瘤	64
第五节	乳腺癌	78

第三章 腹部肿瘤

第一节	胃癌及贲门癌	89
第二节	原发性肝癌	96
第三节	胆囊癌及胆管癌	101
第四节	胰腺癌	105
第五节	膀胱癌	109

第六节	卵巢癌	125
第七节	子宫颈癌	138
第八节	结直肠癌	145

第四章　皮肤肿瘤

第一节	表皮肿瘤	156
第二节	结缔组织肿瘤	159
第三节	基底细胞癌	165
第四节	鳞状细胞癌	167
第五节	恶性黑色素瘤	168

参考文献 172

第一章 头颈部肿瘤

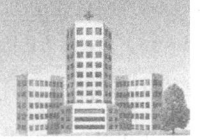

第一节 鼻咽癌

一、概述

鼻咽癌（nasopharyngeal carcinoma，NPC）是指来自鼻咽被覆上皮的恶性肿瘤，高发于我国南方和东南亚地区。广东省为鼻咽癌最高发的地区。放射治疗是其最主要的治疗方法，配合化学治疗可提高鼻咽癌的疗效。

鼻咽位于颅底和软腭之间，连接鼻腔和口咽（图1-1A）。鼻咽腔近似一个不规则的立方体（图1-1B），其上下径和左右径各约3 cm，前后径2~3 cm，可分为前、顶、后、底壁及左右对称的两个侧壁。

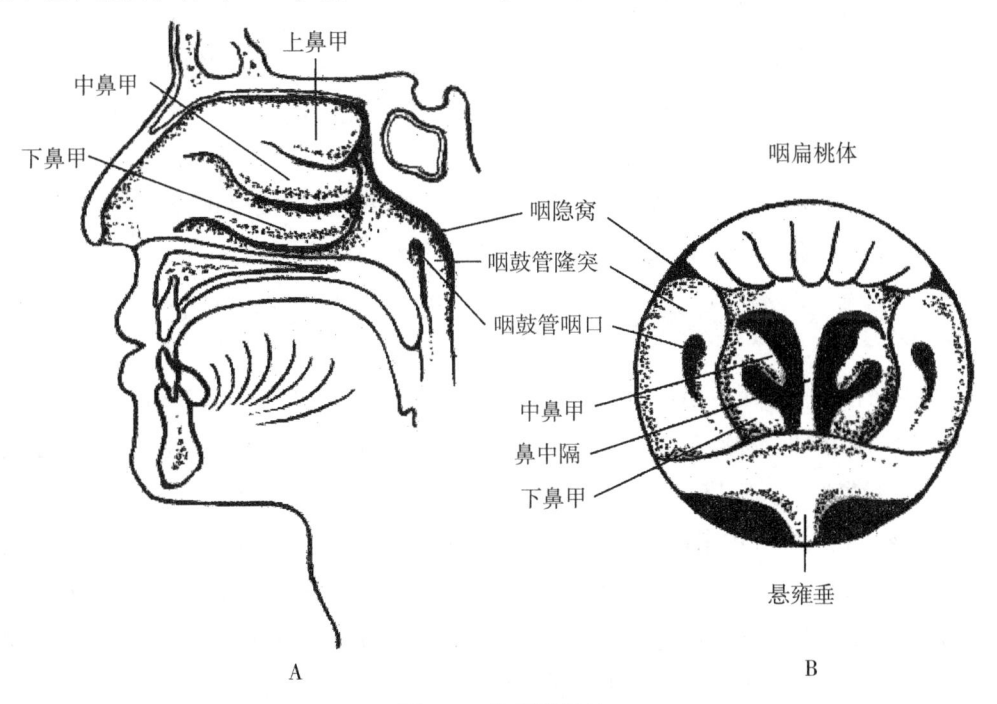

图1-1 鼻咽部解剖
A. 正常鼻咽腔；B. 间接鼻咽镜所见

1. 顶后壁　顶壁由部分蝶骨体及枕骨底部组成。后壁相当于第1、2颈椎，两侧为咽隐窝的后界。

顶和后壁互相连接，并倾斜形成圆拱状，二壁之间没有明确的解剖分界标志，故临床上常合称为顶后壁，即由后鼻孔上缘向后，直至软腭水平。其黏膜下有丰富的淋巴组织，构成咽扁桃体，在儿童期增殖明显，形成增殖体。

2. 侧壁　侧壁包括：①咽鼓管前区；②咽鼓管区，有咽鼓管咽口（呈三角形，距下鼻甲后端约1 cm）和其后上方的咽鼓管隆突（由三角形软骨板反折而成），与其下方的纤维组织共同构成咽鼓管的软骨部分；③咽鼓管后区，即咽隐窝，位于咽鼓管隆突后上方，与鼻咽顶后壁相连。此窝深约1 cm，呈圆锥形，尖端向上，与破裂孔相距约1 cm。同时，颈内动脉管外口则位于此窝的后方。

3. 前壁　前壁为鼻中隔后缘以及位于其两侧的后鼻孔，可直接通入鼻腔。

4. 底壁　底壁由软腭背面及其后缘与后壁之间的咽峡构成。

鼻咽黏膜披覆假复层纤毛柱状上皮，下界近口咽部为复层鳞状上皮，二者之间可见过渡的上皮细胞。黏膜固有层含混合型小涎腺。

5. 淋巴引流　鼻咽部淋巴管极为丰富，主要引流入颈寰椎侧旁的咽后淋巴结（又称Rouviere氏淋巴结，为鼻咽癌引流的第一站淋巴结），再进入颈深组淋巴结，主要包括：①颈内静脉淋巴结链；②副神经淋巴结链（位于颈外侧区内）；③颈横动静脉淋巴结链（位于锁骨上窝内）。

6. 血管　动脉来自颈外动脉的一级或二级分支，分别是：①咽升动脉，是颈外动脉的最小分支；②腭升动脉；③咽动脉，是颌内动脉的终支之一；④翼动脉，亦为颌内动脉之终支。静脉经咽静脉丛和翼静脉丛相通，注入面静脉和颈内静脉。

7. 神经　鼻咽的感觉神经与运动神经来自舌咽神经、迷走神经和交感神经之分支所构成的咽神经丛。鼻咽上部的感觉由三叉神经之上颌支支配，腭帆张肌则由三叉神经下颌支所供给。

咽旁间隙是位于面颌上颈部的一个深在的脂肪间隙，与鼻咽、口咽毗邻。咽旁间隙是由茎突及其附着的肌肉（茎突舌骨肌、茎突舌肌和茎突咽肌）及多块筋膜间隔而成的，两侧对称（图1-2）。在咽隐窝这一平面上可分成三个部分：①茎突前间隙：内有颌内动脉及其分支、下齿槽神经、舌神经、耳颞神经通过。肿瘤可由此处累及颅底的卵圆孔、棘孔和蝶骨大翼，甚至远至颞下窝。②茎突后间隙：内有颈内动脉、颈内静脉、后组脑神经（第Ⅸ、Ⅹ、Ⅺ、Ⅻ对脑神经）及颈交感神经干等通过，尚含颈内静脉上组淋巴结。③咽后间隙：居于咽后正中，内有咽后淋巴结。

二、流行病学

鼻咽癌可发生在各个年龄组，但以30~60岁多见。男女性别之比为（2~3.8）∶1。鼻咽癌的流行病学具有明显的地区聚集性、种族和部分人群的易感现象、家族聚集现象和发病率相对稳定的特征。

1. 明显的地区聚集性　鼻咽癌在欧洲、美洲、大洋洲都颇为罕见，世界人口的年龄标化发病率男女都在1/10万以下。在北非和中东地区的一些国家，如突尼斯、阿尔及利亚、以色列、科威特和沙特阿拉伯等的发病率则略高，男性（0.5~3.4）/10万，女性（0.4~1.9）/10万。而中等发病率的加拿大西北部、美国阿拉斯加州和格陵兰岛的本地居民，发病率为男性（7.8~12.7）/10万，女性（2.4~9.2）/10万。但我国南方及东南亚的一些国家的发病率则较高，特别是中国南方的广东省，世界人口标化发病率高达男性30/10万，女性13/10万。在广东省又以珠江三角洲和西江流域一带最为突出，特别是肇庆、佛山、广州等地区。此外，与广东相邻的广西苍梧县和湖南双牌县，鼻咽癌的发病率也很高，男性达19.76/10万。这些地区互相连成一片构成了中国鼻咽癌的高发核心地区。

2. 种族和部分人群的易感现象　鼻咽癌发病具有明显的人种差异。在世界三大人种中，部分黄种人为鼻咽癌的高发人群,其中包括了中国华南地区及东南亚地区的中国人、泰国人、新加坡人及北美洲的因纽特人,又以黄种人的发病率最高,黑种人次之,而白种人的发病率最低。高发区的居民迁居到低发区后仍保持着鼻咽癌的高发倾向。

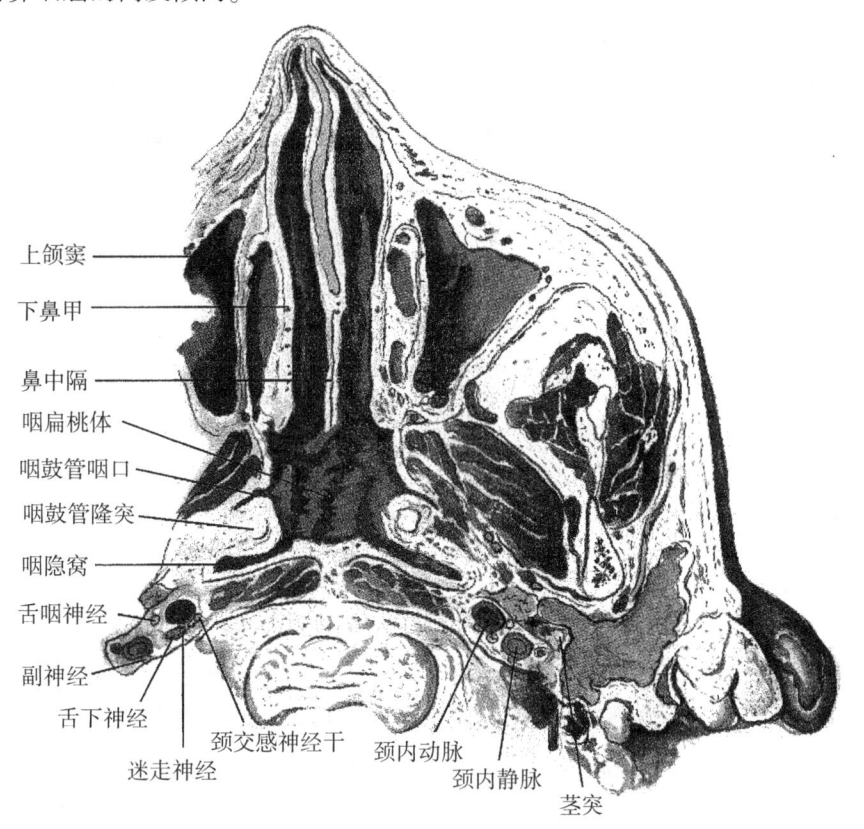

图 1-2 咽旁间隙的水平切面

3. 家族聚集现象 肿瘤医院的资料显示,21.6%的鼻咽癌患者有癌家族史,12.3%有鼻咽癌的癌家族史,并且肿瘤患者大部分集中在一级亲属,二、三级亲属较少,而其他肿瘤未见明显差别。孪生子同患鼻咽癌的也有报道。鼻咽癌遗传流行病学研究显示,鼻咽癌遗传度为68.08%,可以认为致病因素中有68.08%与遗传因素有关,31.92%与环境因素有关。

有学者报道,27%的鼻咽癌患者有癌家族史,肿瘤患者主要集中在一级亲属间,且大部分为鼻咽癌和腮腺癌。

4. 发病率相对稳定 对鼻咽癌高发的中国广东四会和中山地区长期的观察显示,鼻咽癌的发病率均未出现较大波动。在低发区,如欧美,大洋洲,亚洲的日本、印度等国家鼻咽癌的发病率多年来也始终在1/10万以下。世界卫生组织(WHO)Ⅱ和Ⅲ型鼻咽癌的发病率也未出现明显改变。而同期内肺癌明显升高,宫颈癌明显下降。这一现象也提示鼻咽癌的致病因素是相对稳定的。

三、病因

鼻咽癌的发生可能是多因素的,其癌变过程可能涉及多个步骤。与鼻咽癌发病可能有关的因素包括以下几方面:

1. 遗传易感性 鼻咽癌虽然不属于遗传性肿瘤,但它在某一人群的易感现象比较突出,并有家族聚集现象。连锁分析表明人类白细胞抗原(human leukocyte antigen,HLA)和编码细胞色素 P4502E1

酶基因（cytochrome P4502E，CYP2E1）可能是 NPC 的遗传易感基因，它们与大多数的鼻咽癌发生有关。

现代的分子遗传学和分子生物学研究发现，鼻咽癌发生高频率染色体杂合性缺失（loss of heterozygosity，LOH）的染色体主要位于 1p、3p、9p、9q、11q、13q、14q、16q 和 19p，并定位了相应的 LOH 最小丢失区（minimal deletion region，MDR），提示在高频率缺失区可能含有在鼻咽癌发病机制中起重要作用的肿瘤抑制基因；鼻咽癌发生遗传物质扩增的染色体主要位于 1q、2q、3q、6p、6q、7q11、8q、11q13、12q、15q、17q 和 20q，表明在这些区域可能存在与鼻咽癌发生发展相关的癌基因。

以上的研究表明了鼻咽癌患者的染色体存在着不稳定性，因此更容易受到外界各种有害因素的"攻击"而致病。

2. 人类疱疹病毒 4 型（EB 病毒） 经免疫学方法证明 EB 病毒带有壳抗原（VCA）、膜抗原（MA）、早期抗原（EA）及核抗原（EBNA）等多种特异性抗原。EB 病毒与鼻咽癌有密切关系，其主要根据如下：

（1）鼻咽癌患者血清中所检测到的 EB 病毒相关抗体（包括 IgA/VCA、IgA/EA、EBNA 等），无论是抗体阳性率，还是抗体几何平均滴度都比正常人和其他肿瘤（包括头颈部癌）患者明显增高，且随病情复发或恶化可再次升高。

（2）鼻咽癌患者血浆中存在着游离于细胞外的 EBV-DNA，其拷贝数与肿瘤负荷呈正相关，并且随着肿瘤的进展或消退而变化，能够预测肿瘤的复发或转移。

（3）鼻咽癌的癌细胞内可检测到 EB 病毒的标志物如 EB 病毒 DNA 和 EBNA。

（4）在体外用含有 EB 病毒的细胞株感染鼻咽上皮细胞后，发现受感染的上皮生长加快，核分裂象亦多见。

（5）据报道 EB 病毒在一些促癌物的作用下可诱发人胚鼻咽黏膜组织的未分化癌。

尽管如此，目前尚缺乏 EB 病毒致鼻咽癌的完整动物模型，还不能认为 EB 病毒就是鼻咽癌的病因。因此，在鼻咽癌的发病方面，EB 病毒很可能以遗传因素（或）某些特定环境因素为前提，才能发挥致癌作用。

3. 环境因素 国外报道，侨居美国、加拿大的第一代中国人（以广东居民为多）鼻咽癌死亡率为当地白人的 30 倍，第二代降为 15 倍，第三代虽未有确切数字，但总的趋势是继续下降。与此同时，出生于东南亚的白人，其鼻咽癌发病率则有所增多。其原因除了部分人的血缘关系发生了改变外，显然环境因素也在起着重要的作用。研究发现以下物质与鼻咽癌的发生有一定的关系：

（1）亚硝胺：可以诱发动物肿瘤。其中的二甲基亚硝胺和二乙基亚硝胺在广州咸鱼中含量较高，用咸鱼喂养大白鼠，可诱发鼻腔或鼻窦癌。认为广东人鼻咽癌发病率高可能与幼儿吃咸鱼的习惯有关，可在其尿中测出具有致突变作用的挥发性亚硝胺。

（2）芳香烃：在鼻咽癌高发区的家庭内，每克烟尘中 3，4-苯并芘含量达 16.83 μg，明显比低发区家庭高。同样，这一化合物在动物实验中也可以诱发大鼠鼻咽部肿瘤。

（3）微量元素：硫酸镍可以在小剂量二亚硝基哌嗪诱发大鼠鼻咽癌的过程中起促癌变的作用。

四、病理

鼻咽腔披覆一层较薄的黏膜上皮，主要由鳞状上皮、假复层纤毛柱状上皮和变移上皮构成。在黏膜固有层常有淋巴细胞浸润，在黏膜下层有浆液腺和黏液腺。鼻咽癌是指来源于鼻咽披覆上皮的恶性肿瘤。

1. 病理类型　鼻咽癌细胞95%以上分化不良，恶性程度高。WHO将鼻咽癌组织学分类为角化性鳞状细胞癌（keratinizing squamous cell carcinoma, or squamous cell carcinoma）、非角化性癌（non-keratinizing carcinoma）和基底样鳞状细胞癌（basaloid squamous cell carcinoma），其中非角化性癌根据肿瘤细胞的分化程度又分为分化型非角化癌（differentiated non-keratinizing carcinoma）和未分化型非角化癌，或鼻咽型未分化癌（undifferentiated nasopharyngeal carcinoma, or undifferentiated carcinoma of nasopharyngeal type）。

2. 生长与扩展　鼻咽癌好发于鼻咽侧壁（尤其是咽隐窝）和顶后壁。

鼻咽癌恶性度高，呈浸润性生长，可直接向周围及邻近组织和器官浸润、扩展：向上可直接破坏颅底骨质，也可经破裂孔、卵圆孔、棘孔、颈内动脉管或蝶窦和后组筛窦等自然孔道或裂隙侵入颅内，累及脑神经；向前侵犯鼻腔、上颌窦、前组筛小房，再侵入眼眶内，也可通过颅内、眶上裂或翼管、翼腭窝侵入眼眶内；肿瘤向外侧可浸润咽旁间隙、颞下窝和咀嚼肌等；向后浸润颈椎前软组织、颈椎；向下累及口咽甚至喉咽。

3. 转移　鼻咽黏膜下有丰富的淋巴管网，且淋巴引流可跨越中线到对侧颈部。鼻咽癌的颈淋巴结转移发生早、转移率高。据肿瘤医院统计，确诊时有70%～80%的患者已有颈淋巴结转移，40%～50%的患者发生双侧颈淋巴结转移。淋巴结转移的位置最多见于颈深上二腹肌下淋巴结，其次是颈深中组淋巴结和颈外侧区的副神经链淋巴结。

鼻咽癌发生远处转移与颈淋巴结的转移密切相关，随着转移淋巴结的增大、数目的增多，远处转移的机会亦明显增加。肿瘤医院统计，鼻咽癌5年累积远处转移率为20%～25%，N_2、N_3患者的5年累积远处转移率分别是30%和45%，Petrovich Z等报告N_0、N_3患者的远处转移分别为17%（11/193）和74%（69/93）。远处转移最常见的部位是骨，其次是肺、肝，且常为多个器官同时发生。

五、临床表现

鼻咽癌常见的症状和体征有以下这些：

1. 涕血　70%左右的患者有此症状，其中23.2%的病例以此为首发症状来就诊。用力回吸鼻腔或鼻咽分泌物时，由于软腭背面与肿瘤表面相摩擦，肿瘤表面血管破裂所致。轻者可引起涕中带有血丝，重者可致较大量的鼻出血。

2. 鼻塞　常为单侧性和逐渐性加重。由于肿瘤堵塞后鼻孔所致，约占48%。

3. 耳鸣与听力减退　分别占51.5%～62.5%和50%。位于鼻咽侧壁和咽隐窝的肿瘤浸润、压迫咽鼓管，使鼓室形成负压，引起分泌性中耳炎所致。病状较轻者此时如行咽鼓管吹张法可获暂时缓解。听力减退为传导性听力障碍，多伴有耳内闷塞感。

4. 头痛　占57.2%～68.6%，以单侧颞顶部或枕部的持续性疼痛为特点。往往是由肿瘤压迫、浸润脑神经或颅底骨质，局部感染或血管受刺激引起的反射性头痛。

5. 脑神经损害　鼻咽癌向上直接浸润和扩展，可破坏颅底骨质，或经自然颅骨通道或裂隙，侵入颅中窝的岩蝶区（包括破裂孔、颞骨岩尖、卵圆孔和海绵窦区），使第Ⅲ、Ⅳ、Ⅴ（第1、2支）和第Ⅵ对脑神经受侵犯，表现为上睑下垂、眼肌麻痹（包括单纯外展神经麻痹）、三叉神经痛或脑膜刺激所致颞区疼痛等（眶上裂综合征），如尚有第Ⅱ对脑神经损害，则为眶尖或岩蝶综合征。

当鼻咽癌扩展至咽旁间隙的茎突后区，或咽旁转移淋巴结向深部压迫、浸润时，可累及第Ⅸ、Ⅹ、

Ⅺ、Ⅻ对脑神经和颈交感神经节（Homer综合征：睑裂狭窄、瞳孔缩小、眼球内陷、同侧无汗，发生率为2.22%）。第Ⅴ对脑神经的第3支，可以在颅内受浸润，也可以在咽旁间隙受压面损伤。第Ⅰ、Ⅱ对脑神经位于颅内靠前方，第Ⅶ、Ⅷ对脑神经有坚实的颞骨岩部的保护，因而均较少受侵犯。

6. 颈淋巴结肿大　约40%患者以颈淋巴结肿大为首发症状来诊，确诊时有60%~80%的患者已有颈淋巴结转移。其典型的转移部位是颈深上组的淋巴结，但由于这组淋巴结有胸锁乳突肌覆盖，并且是无痛性肿块，因此初发时不易发现。也有一部分患者的淋巴结转移首先出现在颈外侧区。

7. 远处转移的症状　由于鼻咽癌细胞95%以上分化不良，恶性程度高，确诊时约有4.2%病例已有远处转移，放疗后死亡的病例中远处转移率高达45.5%。转移部位以骨、肺、肝最为常见。骨转移又以骨盆、脊柱、肋骨最多。骨转移常表现为局部持续且部位固定不变的疼痛和压痛，且渐进性加剧，早期不一定有X线的改变，全身骨扫描可协助诊断。肝、肺的转移可以非常隐蔽，有时只在常规随访的胸片、肝CT扫描或B型超声波检查中发现。

六、诊断和鉴别诊断

（一）诊断

鼻咽癌综合治疗后的5年生存率：Ⅰ期95%，Ⅱ期85%，而Ⅲ期68%，Ⅳ期50%。由此可见，提高疗效的关键是早期诊断，早期治疗。但由于以下原因导致鼻咽癌不易早期诊断：①生长部位隐蔽；②早期无特异性的症状；③有些患者，甚至到晚期也没有出现耳鼻症状；④第一次接诊医师的疏忽。因此，要达到早期诊断，必须做到如下几点：

1. 提高警惕，注意患者的主诉　对有回吸性涕血、持续性鼻塞、单侧性耳鸣、无痛性颈淋巴结肿大、头痛、原因不明的脑神经损害等症状的患者，应通过间接鼻咽镜或鼻咽电子镜仔细检查鼻咽腔，必要时辅以鼻咽磁共振成像（MRI）或计算机体层扫描（CT）检查。

2. 颈淋巴结检查　注意检查颈内静脉链、副神经链及颈横动静脉链有无肿大淋巴结。

3. 颅神经的检查　不仅需要逐项认真按常规进行，而且对疑有眼肌、咀嚼肌和舌肌瘫痪者，有时需反复检查才能引出阳性结果。

4. EB病毒血清学检测　常规应用于鼻咽癌筛查的指标有IgA/VCA、IgA/EA、EBV-DNaseAb。鼻咽癌的检出率与抗体水平及变化有关。

凡属于下述情况之一者，可认为是鼻咽癌的高危对象：

（1）IgA/VCA抗体滴度≥1∶80。

（2）在IgA/VCA、IgA/EA和EBV-DNaseAb三项指标中任何两项为阳性者。

（3）上述三项指标中，任何一项指标持续高滴度或滴度持续升高者。

凡是符合上述标准的人，都应在鼻咽电子镜下做细致观察，必要时病理活检。特别要指出的是EB病毒的血清学改变，可在鼻咽癌被确诊前4~46个月即显示阳性反应，但要注意假阳性。

5. 影像学诊断

（1）MRI或CT扫描：①协助诊断；②确定病变范围，准确分期；③正确确定治疗靶区，设计放射治疗野；④观察放疗后肿瘤消退情况和随访跟踪检查。

MRI以其优良的软组织分辨率，且同时能获得横断面、矢状面和冠状面成像的信息而优于CT。MRI除了清楚地显示鼻咽结构的层次和肿瘤的范围外，还能较早地显示肿瘤对骨质的浸润情况。MRI

对放疗后纤维化改变和肿瘤复发的鉴别也有较大的帮助。目前鼻咽癌的影像学诊断首选 MRI。

（2）全身骨显像：对鼻咽癌骨转移的诊断有较高的价值，它比普通的 X 线和 CT 敏感，一般较 X 线早 3~6 个月，全身骨显像扫描后，病灶多表现为放射性浓聚灶，少部分表现为放射性缺损区。骨显像对骨转移瘤敏感性高，但缺乏特异性。因此，对单一的放射性浓聚病灶在下结论时，应结合病史，排除手术创伤、骨折、骨质退行性变和放疗、化疗的影响等。

（3）PET-CT 全身显像扫描：能同时获得全身各方位的 PET 功能代谢图像、CT 解剖图像及 PET-CT 的融合图像，对肿瘤的诊断具有较高的灵敏性、特异性及准确性。它有助于明确鼻咽原发灶和区域转移淋巴结的范围、远处转移灶的位置和范围，以及精确的肿瘤临床分期；确定鼻咽癌的生物靶区，提高放射治疗的精确度，从而减少正常组织的放射性损伤；鉴别肿瘤治疗后的复发、残存或治疗后的改变；评价及监测肿瘤的治疗效果，协助临床制订和调整治疗方案。

6. 组织学诊断　鼻咽癌患者应尽可能取鼻咽原发灶组织送病理检查，在治疗前必须取得明确的组织学诊断；临床上仅在原发灶无法获得明确病理诊断时才考虑做颈淋巴结的活检。

（二）鉴别诊断

1. 鼻咽增生性病变　正常情况下鼻咽顶部的腺样体在 30 岁前大多已萎缩。但有的人在萎缩的过程中发生较严重的感染，致使局部形成凹凸不平的不对称结节，一旦产生溃疡、出血则须活检予以鉴别。

2. 鼻咽结核　鼻咽结核多见年轻人，可形成糜烂、浅表溃疡或肉芽状隆起，表面分泌物多而脏，甚至累及整个鼻咽腔。特别要注意是否有癌与结核并存，以及是否有鼻咽癌引起的结核样反应。

3. 鼻咽 T 细胞淋巴瘤　鼻咽 T 细胞淋巴瘤也称鼻咽恶性坏死性肉芽肿，病灶主要发生在鼻咽、鼻腔和上腭等的中线结构，以进行性坏死性溃疡为临床特征，并导致鼻中隔和上腭的穿孔。本病有特殊的恶臭，常伴有反复的高热，病理检查常仅见慢性炎症性改变。

4. 鼻咽血管纤维瘤　鼻咽血管纤维瘤以青年人多见，男性明显多于女性。鼻咽镜下可见肿物表面光滑，黏膜色泽近似于正常组织，有时可见表面有扩张的血管，触之质韧实。临床上一旦疑及此病，切忌轻易钳取活检以免造成严重出血。

5. 颈淋巴结炎　颈淋巴结炎常见，多位于颌下（由咽部或牙齿疾患引起）。但对中年以上患者在颈深上组（Ⅱ区）或副神经链（Ⅴ区）处有较硬的淋巴结时，须及时排除肿瘤转移的可能。

6. 颈淋巴结结核　青少年较多见。肿大的淋巴结较实，可与周围组织粘连成块，有时有触痛或波动感，穿刺可吸出干酪样物质。

7. 恶性淋巴瘤　青少年较多见，颈淋巴结肿大可遍及多处，同时腋下、腹股沟、纵隔等区域亦可见肿大淋巴结。肿大的淋巴结质坚而有弹性，呈橡皮感，可活动，伴有发热、盗汗或体重减轻。

8. 颈部其他淋巴结转移癌　耳鼻咽喉与口腔的恶性肿瘤常可发生颈淋巴结转移，其部位大多在颈深上、中和副神经链的淋巴结。如锁骨上区有转移的淋巴结肿大时，则应首先考虑来自胸腔、腹腔和盆腔的恶性肿瘤。

此外还应注意与颅咽管瘤、脊索瘤和蝶窦囊肿相鉴别。

七、分期

现将美国癌症联合委员会（American Joint Committee on Cancer，AJCC）推荐使用的鼻咽癌 TNM 分期介绍如下：

（一）TNM 分期

（1）原发肿瘤（T）

T_x　原发肿瘤不能评价；

T_0　无原发肿瘤的证据；

T_{is}　原位癌；

T_1　肿瘤局限于鼻咽腔或肿瘤侵犯口咽和（或）鼻腔，但无咽旁间隙侵犯；

T_2　肿瘤侵犯咽旁间隙；

T_3　肿瘤侵犯颅底骨质和（或）鼻旁窦；

T_4　肿瘤侵犯颅内和（或）累及脑神经、下咽、眼眶、颞下窝、咀嚼肌间隙。

（2）淋巴结转移（N）

N_x　区域淋巴结转移不能评价；

N_0　无区域淋巴结转移；

N_1　锁骨上窝以上单侧的颈淋巴结转移，最大径≤6 cm，单侧或双侧的咽后淋巴结转移，最大径≤6 cm；

N_2　双颈淋巴结转移，直径≤6 cm，且位于锁骨上窝以上；

N_3　颈淋巴结转移，直径>6 cm，锁骨上窝淋巴结转移；

N_{3a}　颈淋巴结直径>6 cm；

N_{3b}　锁骨上窝淋巴结转移。

（3）远处转移（M）

M_0　无远处转移；

M_1　有远处转移。

（二）临床分期

0 期　　$T_{is}N_0M_0$

Ⅰ期　　$T_1N_0M_0$

Ⅱ期　　$T_1N_1M_0$，$T_2N_0M_0$，$T_2N_1M_0$

Ⅲ期　　$T_1N_2M_0$，$T_2N_2M_0$，$T_3N_{0\sim2}M_0$

ⅣA 期　$T_4N_{0\sim2}M_0$

ⅣB 期　$T_{1\sim4}N_3M_0$

ⅣC 期　$T_{1\sim4}N_{0\sim3}M_1$

八、治疗

放射治疗是最主要的治疗方法。但是，对于一些较晚期的患者，综合运用化疗可提高疗效。

（一）放射治疗

鼻咽癌的治疗以个体化分层治疗为原则：Ⅰ/Ⅱ期患者单纯外照射放疗或外照射放疗+鼻咽腔后装放疗；Ⅲ/Ⅳ期患者采用放疗+化疗的综合治疗；对已有远处转移的患者应采用以化疗为主的姑息性放射治疗。

二维放射治疗技术（2-dimentional radiation therapy，2D-RT）及其随后的三维放射治疗技术（3-

dimentional radiation therapy，3D-RT）是过去几十年鼻咽癌的主要治疗技术。2D-RT 主要采用两个对穿的侧野加或不加鼻前野，照射范围包括鼻咽原发灶、邻近可能扩展和浸润的区域、鼻咽淋巴引流区域。放射源采用 ^{60}Co γ 线、直线加速器高能 X 线或高能 β 线。二维放射技术的肿瘤控制率不高，而且导致严重的远期毒副反应，如口干、张口困难、听力下降、颞叶坏死及脊髓损伤等。

适形调强放射技术（intensity-modulated radiation therapy，IMRT）是放射肿瘤技术的重大进展，已逐渐成为鼻咽癌的标准放射技术。它既能使照射区的形状在三维方向上与受照射肿瘤的形状相适合，还能根据肿瘤与周围正常组织的需要分别给予不同的照射剂量，并使周围正常组织和器官少受或免受不必要的照射，从而提高放射治疗的增益比，提高肿瘤局控率，减轻放疗反应，提高生存质量。目前，鼻咽癌的 IMRT 治疗后，5 年局控率为 93%，5 年总生存率为 94%。

1. 照射靶区

（1）大体肿瘤区（gross tumor volume，GTV）：指临床和影像学检查所能发现的肿瘤范围，包括原发肿瘤（GTVnx）与转移性淋巴结（GTVnd）病灶。

（2）临床靶区（clinical target volume，CTV）：除包含 GTV 外，还包括显微镜下可见的、亚临床灶及肿瘤可能侵犯的范围，包括整个鼻咽腔、鼻腔和上颌窦后 1/3、后组筛小房、翼突基底部、翼腭窝、颅底的蝶骨基底、蝶骨大翼、蝶窦、破裂孔、岩尖、咽旁间隙包括咽旁前间隙和咽旁后间隙、口咽扁桃体、软腭及第 1、2 颈椎。CTV 又分为高危的亚临床病灶（CTV1）和低危的亚临床病灶（CTV2）。

（3）计划靶区（planning target volume，PTV）：指包括 CTV 本身、照射中患者器官运动（由 ITV 表示）和由于日常摆位、治疗中靶位置和靶体积变化等因素引起的扩大照射的组织范围，以确保 CTV 得到规定的治疗剂量。

2. 照射剂量　GTVnx：（68~70）Gy/（30~32）f/（6~7）W；CTV1：（60~66）Gy/（30~32）f/（6~7）W；CTV2：（50~54）Gy/（30~32）f/（6~7）W；GTVnd：（60~68）Gy/30 f/（6~7）W。

放射反应是指在射线作用下出现的暂时性且可恢复的全身或局部反应。全身反应表现为失眠、头晕、乏力、恶心、呕吐、胃纳减退、味觉异常等；局部反应主要表现为皮肤、黏膜和腮腺的急性反应，其反应的程度与分割照射方法、照射部位、照射面积有关。

放射性损伤是指射线的作用引起组织器官不可逆的永久性损伤，如放射性腮腺损伤、放射性中耳炎、放射性下颌关节炎、放射性下颌骨骨髓炎、放射性龋齿、放射性垂体功能低下、放射性视神经损伤、放射性脑脊髓损伤、放射性颈部皮肤萎缩与肌肉纤维化。

（二）化学药物治疗

化学药物治疗包括新辅助化疗（neoadjuvant chemotherapy）、辅助化疗（adjuvant chemotherapy）和同时期化放疗（concomitant chemoradio therapy）。常用的化疗方案有顺铂（DDP）+5-氟尿嘧啶（5-FU）、卡铂（Carboplatin）+5-FU、紫杉醇（Paclitaxel）+DDP（或 Carboplatin）、Paclitaxel+DDP+5-FU+DDP+吉西他滨（Gemcitabine）等。目前比较支持以含顺铂为主的同期放化疗作为局部晚期鼻咽癌的治疗模式，因为同期化放疗组患者的 5 年绝对生存获益较单纯放疗组提高 8%~10%。同期化放疗推荐 DDP 80~100 mg/m^2，每 3 周 1 次，或 DDP 30 mg/m^2，每周 1 次。

DDP：80~100 mg/m^2 iv drip 第 1 天（化疗前 1 天开始连续水化 3 天）。

5-FU：800~1 000 mg/（m^2·d）iv drip 第 1~5 天持续静脉灌注，每 21 天重复。

或者

Carboplatin：300 mg/（m²·d）或（AUC+6）iv drip 第 1 天。

5-FU：800~1 000 mg/（m²·d）iv drip 第 1~5 天持续静脉灌注，每 21 天重复。

（三）手术治疗

仅在下述几种情况下才考虑手术治疗：

（1）放疗后鼻咽局部复发，且病灶较局限者。

（2）根治量放疗后 3 个月局限性的鼻咽原发灶残留者。

（3）根治量放疗后颈部淋巴结残留或复发者。

（4）分化较高的鼻咽癌，如鳞癌（Ⅰ、Ⅱ级）、腺癌等。

（5）放射性并发症（如放射性鼻旁窦炎症、放射性溃疡、放射性骨髓炎等）。

（四）中药治疗

配合放疗和化疗，可减轻放化疗的反应，扶正固本。但中药的直接杀灭肿瘤的作用至今尚未肯定，仍有待于今后继续研究。

九、康复

癌症患者在生理和心理上都有不同程度的功能障碍。为此，应争取最大限度地提高和改善生活质量。

1. 心理康复　患者患鼻咽癌后，应使其认识到本病有完全治愈的可能，尽快使其从情绪低潮中恢复过来。

2. 机体康复　在放疗、化疗或其他各种治疗后，患者通常都会感到体力下降，容易疲劳，记忆力较差，故应注意补充营养，可进行轻量的、以静态为主的体育活动，使体质和耐力逐步增强。

（程　隆）

第二节　喉癌

一、概述

喉癌是头颈部常见的恶性肿瘤，在头颈恶性肿瘤中发病率占第 2 位，病理学类型多为鳞状细胞癌，抽烟及人乳头瘤病毒（HPV）感染是其相关发病因素。根据发病部位，喉癌可分为声门上癌、声门痛及声门下癌 3 种，治疗原则是以手术为主的综合治疗。

二、流行病学

根据相关统计数据，喉癌占头颈部肿瘤的 13.9%，占全身恶性肿瘤的 2.1%，发病率为（1.5~3.4）/10 万人，是仅次于鼻咽癌的常见耳鼻喉科恶性肿瘤。喉癌的发病率也存在种族和地区差异，全世界喉癌发病率最高的国家为西班牙、法国、意大利及波兰。在我国，华北和华东地区喉癌的发病率远高于南方地区。喉癌多发生于男性，以 40~60 岁最多。近 40 年，随着女性逐渐开始从事与男性一样的职业，接触职业毒性暴露和烟草的机会有所增加，美国喉癌发病的男女比例从 15∶1 下降至 5∶1。

三、病因

1. **吸烟与酗酒** 吸烟是目前公认的喉癌危险因素,约有95%的喉癌患者有长期吸烟史。且开始吸烟年龄越早、持续时间越长、量越大,喉癌的发病率越高。一项法国的研究显示,每日吸烟超过1包者与非吸烟者相比,罹患头颈部肿瘤的危险高13倍。同样,酗酒也是罹患喉癌的独立危险因素,与非饮酒者相比,酗酒者罹患喉癌的危险度为1.5~4.4。吸烟与酗酒两者有协同作用,两者相加有更高的患病风险。因此,戒烟、戒酒是预防喉癌发生、发展的最主要措施。

2. **病毒感染** HPV感染,尤其是高危亚型(HPV16和18)感染是头颈部鳞癌的危险因素,但其在喉癌发病中的作用尚不明朗。有学者发现,约1/3喉癌的肿瘤组织中可检测到HPV的DNA,提示可能部分喉癌与HPV感染直接相关。HPV在喉癌预后中的预测作用也存在争议。多数研究发现,HPV阳性是喉癌预后较好的预测因素;但也有研究显示,HPV阳性见于喉癌的某一种特定亚型,预后较差。

3. **基因改变** 一些染色体的改变在喉癌发生发展中起着重要的作用。例如,9p21在喉癌发生早期,17p13.1、3p25和3p14.2在中期,8p21.3-p22的改变在晚期均有促癌作用。除此之外,p16的突变通过干扰细胞周期促进喉癌的进展;原癌基因11q13的激活导致癌基因cyclin D1的扩增,进而促进肿瘤的浸润转移。

4. **环境因素** 多种环境因素,如有机化合物(多环芳香烃、亚硝胺)、粉尘、废气(二氯化硫、石棉、重金属粉尘)等均与喉癌相关。同时,长期接触镭、铀、氡等放射性元素也有致癌作用。

四、病理及生物学特性

1. **病理变化过程** 与其他肿瘤相似,喉癌在发展为浸润性癌之前,经历一系列的病理变化过程,可总结为癌前病变—原位癌—浸润性癌的过程。

(1)癌前病变:一般认为,喉癌在发生之前,会经历一个癌前病变的阶段,即从喉的增生角化,发展为异常增生或不典型增生。大约1/5的喉癌患者,至少在确诊喉癌1年之前喉黏膜已经有所改变。多数学者认为,喉癌很少直接发生于正常喉黏膜,因此癌前病变的诊断和处理尤为重要。

(2)原位癌:指上皮为异形、未成熟、分化不良的细胞所替代,但尚未浸润至基底膜。在间接喉镜下,喉的原位癌可表现为白色或红色类炎性增厚斑。面积较大的原位癌常伴随微浸润的存在。

(3)浸润性癌:指肿瘤细胞突破基底膜,侵犯声带肌层的状态,相应临床表现为声音嘶哑及声带活动受限。喉癌发生浸润后,后续发生引流区淋巴结转移或远处转移。

2. **病理巨检类型**

(1)浸润型:癌组织向黏膜面突起,表面可见向深层浸润的凹陷溃疡,边界多不整齐,界限不清。

(2)菜花型:肿瘤为外向型生长,呈菜花状,一般不形成溃疡。

(3)包块型:肿瘤为不规则或球形隆起的包块,多有较完整的被膜,边界较清楚。

(4)混合型:兼有溃疡和菜花型的外观,在菜花型的基础上表面凹凸不平,形成溃疡。

3. **病理学类型** 原发性喉恶性肿瘤中,鳞状细胞癌占95%~98%。大多声门癌为分化较好或中等分化的鳞癌。小细胞神经内分泌肿瘤在声门上癌中偶可遇到,其发展速度快、易早期出现播散转移,但对化疗反应较好。其他病理类型,如腺癌、基底细胞癌、低分化癌、淋巴肉瘤和恶性淋巴瘤较为少见。

4. **扩散及转移** 喉癌的扩散及转移与肿瘤的原发部位、分化程度、肿瘤分期等关系密切,其主要途径包括以下3种：

（1）直接扩散：喉癌可向黏膜下直接浸润至周围组织。根据其原发灶位置不同，累及的器官也有所不同。声门上癌向前可侵犯会厌前间隙、舌根，向外可扩散至梨状窝、喉咽后壁；声门癌可侵犯前联合及对侧声带，向前可破坏环状软骨及颈前组织；声门下癌可蔓延至气管，向前可破坏环甲膜、累及甲状腺，向后可侵犯食管。

（2）淋巴结转移：喉癌的淋巴结转移与肿瘤的部位淋巴引流情况密切相关。声门上癌多数分化较差且淋巴引流丰富，容易早期出现淋巴结转移；声门癌多分化较好且淋巴引流匮乏，较少出现淋巴结转移；声门下癌居于两者之间，其转移规律一般为先发生喉前及气管旁淋巴结转移，后转移至颈深淋巴结。

（3）血行转移：晚期喉癌患者肿瘤细胞可通过血行转移方式转移至肺、肝、骨、肾等部位。约有15%的喉癌患者在诊断时已存在远处转移。

五、临床表现

喉癌可以发生在喉的任何解剖部位，以声门癌最多见，约占60%；声门上癌次之，约占30%；声门下癌较少见。根据肿瘤发生的部位不同，其临床表现也有所区别。

1. 声门上癌　声门上癌可分为会厌癌、室带癌、杓会厌襞癌和喉室癌4种。其中，位于会厌喉较为常见，临床特征为症状出现晚、表现轻微、肿瘤发展较快。早期患者仅有痒感、异物感、吞咽不适等非特异性症状。咽喉疼痛是肿瘤向深而浸润或出现溃疡的表现，可放射至同侧耳部；声音改变主要在肿瘤侵犯声带或分泌物黏附声带时发生；呼吸困难、吞咽困难、顽固性咳嗽、咳血等为声门上癌的晚期症状。由于此区血供及淋巴分布极为丰富，声门上癌患者常以颈部淋巴结转移为首发症状。淋巴结转移首先发生于同侧颈总动脉分叉处，并可向上、下沿颈内静脉深处的淋巴结进一步转移。

2. 声门癌　声门癌是指发生在声带、前连合或后连合的肿瘤，是喉癌中最常见的类型，好发于声带前1/3和中1/3交界处的边缘。声门癌早期即出现声音改变，最初常表现为声音易倦或声嘶，无其他不适，多误认为是感冒喉炎贻误治疗。随着肿瘤体积增大，声嘶逐渐加重，甚至出现失声。呼吸困难也是声门癌常见的另一症状，与声带运动受限、肿瘤阻塞声门相关。如若肿瘤组织表面溃烂出血，则可出现痰中带血、咯血等症状。晚期，随着肿瘤进一步累及声门上区或声门下区，患者尚可出现放射性耳痛、呼吸困难、吞咽困难、咳嗽、口臭等症状。最后，可因大出血、吸入性肺炎或恶病质而死亡。声带表层血管及淋巴管分布较少，肿瘤发展较为缓慢。当肿瘤仅局限于声带时，极少发生淋巴结转移。

3. 声门下癌　声门下癌即位于声带平面以下，环状软骨下缘以上的肿瘤，其位置隐匿，早期症状不明显，不易发现。40%以上的患者就诊时已有颈部淋巴结转移或甲状腺受累。当肿瘤逐渐进展，可出现刺激性咳嗽、声嘶、咯血及呼吸困难等症状。位于后壁的肿瘤，容易侵及食管前壁，影响吞咽，预后较差。

六、分期

根据AJCC的TNM分期系统，喉癌的分期如下：

（一）TNM分期

（1）原发肿瘤（T）

T_x　原发肿瘤无法评估；

T_0　无原发肿瘤证据；

T_{is}　原位癌。

声门上：

T_1　肿瘤局限在声门上的1个亚区，声带活动正常；

T_2　肿瘤侵犯声门上1个以上相邻亚区的黏膜、侵犯声门区或声门上区以外（如舌根、会厌谷、梨状窝内侧壁的黏膜），无喉固定；

T_3　肿瘤局限在喉内，有声带固定和（或）侵犯任何下述部位：环后区、会厌前间隙、声门旁间隙和（或）甲状软骨内板；

T_{4a}　中等晚期局部疾病，肿瘤侵犯穿过甲状软骨和（或）侵犯喉外组织（如气管、包括深部舌外肌在内的颈部软组织、带状肌、甲状腺或食管）；

T_{4b}　非常晚期局部疾病，肿瘤侵犯椎前筋膜，包绕颈动脉或侵犯纵隔结构。

声门：

T_1　肿瘤局限于声带（可侵犯前联合或后联合），声带活动正常；

T_{1a}　肿瘤局限存一侧声带；

T_{1b}　肿瘤侵犯双侧声带；

T_2　肿瘤侵犯至声门上税（或）声门下区和（或）声带活动受限；

T_3　肿瘤局限在喉内，伴有声带固定和（或）侵犯声门旁间隙，和（或）甲状软骨内板；

T_{4a}　中等晚期局部疾病，肿瘤侵犯穿过甲状软骨和（或）侵犯喉外组织（如气管、包括深部舌外肌在内的颈部软组织、带状肌、甲状腺或食管）；

T_{4b}　非常晚期局部疾病，肿瘤侵犯椎前筋膜，包绕颈动脉或侵犯纵隔结构。

声门下：

T_1　肿瘤局限在声门下区；

T_2　肿瘤侵犯至声带，声带活动正常或活动受限；

T_3　肿瘤局限在喉内，伴有声带固定；

T_{4a}　中等晚期局部疾病，肿瘤侵犯环状软骨或甲状软骨和（或）侵犯喉外组织（如气管、包括深部舌外肌在内的颈部软组织、带状肌、甲状腺或食管）；

T_{4b}　非常晚期局部疾病，肿瘤侵犯椎前间隙，包绕颈动脉或侵犯纵隔结构。

（2）区域淋巴结（N）*

N_x　区域淋巴结无法评估；

N_0　无区域淋巴结转移；

N_1　同侧单个淋巴结转移，最大径≤3cm；

N_2　同侧单个淋岜结转移，3cm<最大径≤6cm；或同侧多个淋巴结转移，最大径≤6cm；或双侧或对侧淋巴结转移，最大径≤6cm；

N_{2a}　同侧单个淋巴结转移，3cm<最大径≤6cm；

N_{2b}　同侧多个淋巴结转移，最大径≤6cm；

N_{2c}　双侧或对侧淋巴结转移，最大径≤6cm；

N_3　转移淋巴结最大径>6cm。

(3) 远处转移（M）

M_0 无远处转移；

M_1 有远处转移。

（二）临床分期

0 期　T_{is}　N_0　M_0

Ⅰ期　T_1　N_0　M_0

Ⅱ期　T_2　N_0　M_0

Ⅲ期　T_3　N_0　M_0

　　　T_1　N_1　M_0

　　　T_2　N_1　M_0

　　　T_3　N_1　M_0

ⅣA 期　T_{4a}　N_0　M_0

　　　　T_{4a}　N_1　M_0

　　　　T_2　N_2　M_0

　　　　T_3　N_2　M_0

　　　　T_{4a}　N_2　M_0

ⅣB 期　T_{4b}　任何 N　M_0

　　　　任何 T　N_3　M_0

ⅣC 期　任何 T　任何 N　M_1

组织学分级（G）：

G_x 无法分级

G_1 高分化

G_2 中分化

G_3 低分化

G_4 未分化

* Ⅶ区淋巴结转移为区域淋巴结转移。

七、诊断

对于年龄超过 40 岁，有声音嘶哑或喉部不适、异物感的患者，经 2 周治疗后没有好转，应进行专科体格检查及喉镜检查，并对可疑病灶进行病理活检。影像学检查可协助明确诊断，并了解肿瘤的大小、部位、生长范围及与周围组织的关系。

（一）体格检查

1. 原发灶检查

（1）视诊：观察患者的颈部，喉体大小是否正常，对称。喉体膨大说明甲状软骨已被其后方的新生物所推开；一侧隆起则常由肿瘤侵犯甲状软骨翼板、向颈前软组织侵犯所致。如肿瘤阻塞呼吸道，尚可有三阳征。

（2）触诊：触诊时先摸清舌骨和甲状软骨上缘连接处，若有饱满现象，则肿瘤可能已侵及会厌前间隙；若甲状软骨一侧膨起，则显示肿瘤已穿破翼板；局部有压痛，则应想到局部脓肿形成可能。同时，也应检查甲状腺的大小、硬度、是否有肿块，可能是肿瘤侵犯甲状腺的表现。之后，捏住喉头左右推动，正常时可感到甲状软骨和环状软骨后部与颈椎互相摩擦导致的摩擦感；若摩擦感消失，提示肿瘤向后侵犯。

（3）听诊：早期患者可有声音嘶哑，逐渐加重。晚期患者可闻不同程度的喉哮鸣音。

2. 区域淋巴结检查　区域淋巴结的检查非常重要，以触诊为主。检查者多站在被检者身后，先沿胸锁乳突肌前线，自乳突向下摸到锁骨上缘，检查沿颈内静脉走行的淋巴结，特别需要注意颈总动脉分叉处是否能触及淋巴结。检查时应注意淋巴结的大小、质地、数目、是否粘连及其活动度。此外也需详细检查颌下三角、颈后三角、锁骨上、喉前和气管前是否有肿大淋巴结。

（二）喉镜检查

1. 间接喉镜　间接喉镜为喉癌重要的检查方法，可明确喉部病灶的外观、深度和范围，并了解肿瘤是否侵犯喉咽腔及舌根，为分期提供依据。不同类型的喉癌喉镜下表现不同。如声门上癌中，发生在会厌的癌检查时可见会厌下垂，患者发"衣"音时，会厌不易抬起。声门癌早期可观察到声带边缘粗糙、增厚，声带运动正常，但闭合不紧密。当累及后联合时，声带运动受限，最后固定。声门下癌早期被声带所遮掩，喉镜容易漏诊。待肿瘤逐渐增大，在声带边缘露出乳头状或块状新生物，才能在喉镜下观察到。

2. 直接喉镜检查　直接喉镜可以补充间接喉镜的不足。它可以通过声门进入声门下区，观察声门下新生物的情况，这是间接喉镜不易观察到的。一般检查时，先从舌根、会厌舌面、会厌喉面开始，再观察声带及声门下区，最后检查喉咽及食管入口，以免漏诊肿瘤。

3. 纤维喉镜检查　纤维喉镜检查一般在局麻下，经前鼻孔或口腔导入喉镜，先检查会厌及喉前庭，然后深入室带和声带，最后进入声门，检查声门下区。纤维喉镜对会厌喉面、喉室内的小型肿瘤不易漏诊，同时可以拍片、录像、取病理活检。

（三）影像学检查

1. X线检查

（1）喉部侧位片：用以全面了解喉及气管内变形的情况。对于肿瘤浸润的范围、气管切开的位置有一定指导意义。侧位片也能反应会厌癌侵入会厌前间隙的情况。如果发现甲状软骨中部明显脱钙，可能是甲状软骨被晚期声带癌或喉室癌浸润穿破所致。

（2）造影检查：通过造影剂在黏膜的分布，可显示出黏膜的线条、充盈缺损等。疑有咽喉部或食管入口病变的患者，可进行钡餐造影检查。

2. CT　增强CT检查在喉癌的诊疗中有着不可或缺的作用，理想的扫描层厚为1~2mm，最好在活检之前进行，以免活检后造成混淆。除喉部之外，颈部也应进行CT扫描，以评估颈部淋巴结，尤其是不可触及的淋巴结状态。CT的主要优势在于可以清晰地显示血管、甲状腺、脂肪间隙等，并明确肿瘤和周围组织的关系，是否有软骨或软组织的浸润。

3. MRI　MRI对软骨侵犯的敏感性较CT扫描高，但假阳性率也较高。MRI扫描所需时间较长，可形成运动伪影，通常用来作为CT扫描的补充。

（四）病理活检

病理活检是喉癌诊断的金标准，可以在间接喉镜或直接喉镜下进行。取材时应注意至少取两块组织，组织太小则无法明确诊断，组织太大则可能导致创面出血。同时，不宜取溃疡坏死处的组织，以免无法诊断。直接喉镜检查时间不宜过长，以免影响患者呼吸。如果患者已有呼吸困难，最好先做气管切开，以免检查时发生窒息。

八、鉴别诊断

1. 喉结核　喉结核主要表现为喉部疼痛及声音嘶哑，疼痛较为剧烈，可影响进食。喉镜可见局部黏膜苍白、水肿，伴多个浅表溃疡，多位于喉的后部。部分患者合并肺结核，胸部 CT 及痰液的结核杆菌检查有助于鉴别诊断。最终确诊有赖于喉部病灶的病理活检。

2. 喉乳头状瘤　成人型的喉乳头状瘤主要表现为进行性声音嘶哑，喉镜可见单发或多发乳头状肿瘤，形态较规则，一般无声带活动障碍。病理活检可区分良、恶性。

3. 喉梅毒　声音嘶哑及喉部疼痛为主要临床表现，喉镜检查提示病变为梅毒结节或溃疡，多位于喉前部。病灶愈合后可导致瘢痕收缩粘连，局部畸形。梅毒的血清学检查及喉镜下活检有助于确诊。

4. 喉淀粉样变　慢性炎症、代谢紊乱等可导致喉的淀粉样变，并在声带、喉室或声门下区形成暗红色肿块，表面光滑。声音嘶哑为主要临床表现。病理活检为主要鉴别手段。

5. 喉角化症　多发生于声带游离缘，有长期声音嘶哑病史。病变为扁平或疣状白色斑块，边界清楚，不影响声带活动，确诊依赖病理活检。

九、治疗

（一）外科治疗

外科手术治疗是喉癌的主要治疗手段，其治疗原则是在彻底切除肿瘤的前提下，尽可能保留或重建喉的功能，以提高患者的生存质量。

1. 喉部分切除术　喉部分切除术是指在彻底切除喉癌的基础上，将喉的正常结构保留下来，可恢复喉的全部或部分功能的手术。能够保留喉的发声和吞咽两大生理功能且无需永久性气管造瘘的手术均为喉功能性手术。自从 1862 年 Sanda 实施了世界第 1 例喉癌喉部分切除术以来，在相当长的时间内，喉部分切除术未被广泛接受。但近几十年来，国内外大量临床研究证实，喉癌手术的 5 年生存率为 75% 左右，全喉切除术或喉部分切除术均可达到这一目标。因此，功能保全性手术已成为喉癌治疗的主导术式，约有 80% 的患者能在彻底切除肿瘤后保留喉的功能。医师需要在最大限度切除病灶和获得良好功能之间进行权衡，以选择个体化的手术方式。

（1）内镜下 CO_2 激光手术：适用于早期（T_1、T_2）声门癌和声门上癌。

（2）喉裂开声带切除术：适用于局限于一侧声带膜部癌，向前未累及前连合、向后未累及声带突，肿瘤≤5mm，且声带活动正常者。切除范围是一侧声带包括或不包括前连合。术后用室带黏膜下移、或单蒂带状肌瓣及甲状软骨外膜进行修复。

（3）喉垂直部分切除术：适用于单侧 T_2 期的声门癌患者，或 T_1 期声门癌放疗后复发者。手术切除包括患侧声带、室带、声门旁间隙的组织和（或）对侧声带前 0.5 cm、部分甲状软骨等。目前 $T_1 \sim T_2$ 声门癌患者喉垂直部分切除术治疗效果较好，5 年生存率可达 90% 左右，发声功能的保存也较为满意。

（4）喉扩大垂直部分切除术：适用于声门癌累及一侧声带全长，向后累及声带突。手术切除范围包括患侧甲状软骨板前 1/2 或 1/3，对侧甲状软骨前 0.5 cm，患侧声带、喉室、室带、声门下区、前联合和（或）对侧声带前 0.5 cm，同时切除患侧的杓状软骨。

(5) 声门上喉切除术：手术切除会厌、甲状舌骨膜、会厌前间隙、喉带和室带、甲状软骨上半，亦可同时切除舌骨体。此术式适用于 $T_1 \sim T_3$ 的声门上癌，或声门上癌累及梨状窝上部及会厌舌面者。

(6) 喉水平垂直部分切除术：亦称 3/4 喉切除术，适用于声门上癌侵及声门区，而一侧喉室、声带及杓状软骨正常者。

(7) 环状软骨上喉部分切除术：主要包括环状软骨舌骨会厌固定术（CHEP）和环状软骨舌骨固定术（CHP）等术式。前者主要适用于 T_{1b}、T_2 和部分经选择的 T_3 声门型喉癌，后者主要适用于声门上癌侵犯声门区，而有一侧声带后 1/3 及杓状软骨正常者。

(8) 喉近全切除术：主要适用于 T_3、T_4 喉癌，已不适合做上述各种喉部分切除术，而有一侧杓状软骨及残留的声带、室带、喉室、杓会厌襞和杓间区黏膜正常者。手术切除喉的大部后，利用保留的杓状软骨及一条与气管相连的喉黏膜瓣，缝合成管状，保留患者的发音功能。

2. 全喉切除术　切除范围包括舌骨和全部喉结构，其主要适应证：①由于肿瘤的范围或患者的全身情况等原因不适合行喉部分切除术者。②放射治疗失败或喉部分切除术后肿瘤复发者。③T_4 喉癌已累及并穿通软骨者。④原发声门下癌。⑤喉癌放疗后有放射性骨髓炎或喉部分切除术后喉功能不良难以纠正者。⑥喉咽癌不能保留喉功能者。全喉切除后需行永久性的气管造瘘，主要的术后并发症包括伤口感染、气管造瘘口狭窄、干燥性气管炎、肺部感染等。

3. 颈部淋巴结转移癌的手术　喉癌常伴有颈部淋巴结转移，特别是声门上癌，转移率超过 50%。颈部淋巴结清扫能够提高喉癌患者的生存率和临床治愈率。故除了对于临床淋巴结阳性的患者进行颈部淋巴结清扫外，对于 cN_0 的声门上型喉癌，疑有淋巴结转移者，也应进行功能性颈部淋巴结清扫或择区性颈淋巴结清扫术。喉癌最常见的转移淋巴结为Ⅱ~Ⅳ区淋巴结，Ⅰ及Ⅴ区淋巴结较少累及。若为局部进展期喉癌，还须考虑Ⅵ区淋巴结转移的可能性。

4. 发音功能修复及重建　全喉切除后，常用的发音重建方法主要有以下几种：

(1) 食管发音法：全喉切除后的患者经过训练后，把吞咽进入食管的空气从食管冲出，借胸腔内压力及食管肌层的弹性收缩使食管内气体冲击食管上口黏膜及分泌物，产生震颤而发声，再经咽腔和口咽动作调节，构成语言。其缺点是发音断续，不能讲较长的句子。

(2) 人工喉：人工喉分为机械人工喉和电子喉。前者是将气管造瘘口与口腔利用空心橡胶管连接起来，空心管内含震动膜片，将呼气时的气流从气管引至口腔，同时冲击发音膜片，再经口腔调节，构成语言，其缺点是佩戴和携带不便。后者是以电池为动力，利用音频振荡器发出持续音，将其置于患者颏部或颈部做说话动作，即可发出声音，这种方法说话时需要用手把持，且价格较昂贵。

(3) 手术发音法：即全喉切除后采用手术的方法使肺呼出的气体进入咽食管而发音。其中，食管气管造瘘术是在气管后壁与食管前壁间造瘘，插入发音钮或以肌黏膜瓣缝合成管道，呼气时手指堵住气管造口使气流经瘘口冲进食管下咽即可发音，但术后易有误吸和瘘管狭窄等并发症。

（二）放射治疗

对于 $T_1 \sim T_2$ 的早期喉癌，放疗也可达到较好的治疗效果。尤其对于 T_1 的肿瘤来说，放疗与手术的 5 年生存率相似，而 T_2 的肿瘤放疗疗效稍逊于手术。

1. 根治性放疗　单纯放疗适用于：①早期声门癌，向前未侵犯前联合，向后未侵犯声带突，声带活动良好。②位于会厌游离缘，比较局限的声门上癌。声门癌的放疗剂量一般为（60~70）Gy/（30~

35）Fx。声门上癌由于较容易出现颈部淋巴结转移，需要考虑颈部淋巴结引流区的预防性照射，通常总剂量为70~80 Gy。

2. 术前放疗　对病变范围较广、分化较差的肿瘤，常采用放疗加手术的方式。术前放疗的目的是使肿瘤缩小，癌细胞活力受到抑制，有利于手术彻底切除。术前放疗的剂量一般为（40~50）Gy/（20~25）Fx，放疗结束后2~4周进行手术。但术前放疗的价值尚存在争议。

3. 术后放疗　术后放疗主要适用于：①原发肿瘤已侵犯至喉外或颈部软组织。②多个颈部淋巴结转移或肿瘤侵犯淋巴结包膜。③手术切缘阳性或接近切缘（<5mm）。术后放疗的实施应存术后尽早开始，一般不超过术后2周。照射总剂量应达到60 Gy。若放射野包括气管造瘘口，在照射时应换用塑料套管，保持瘘口周围皮肤干燥，以减少放射组织反应。

4. 姑息性放疗　因全身情况差或晚期肿瘤而不宜手术者，可采用姑息性放疗。姑息性放疗的目的为减轻患者症状，部分患者全身及局部条件许可时，仍应试给根治剂量。全身或局部条件较差者可适当减少照射剂量。

（三）化学治疗

在放疗的基础上，予以同期化疗，一方面有放疗增敏的作用，可提高放疗疗效；另一方面，化疗作为一种系统治疗，可降低喉癌的远处转移率。近年来，也有研究显示，对晚期喉癌同步放、化疗可提高喉癌治疗的保喉率。

对于局部晚期的喉癌患者，在根治性局部治疗前，予以诱导化疗可缩小肿瘤，使不可手术的喉癌变为可手术，或有利于放疗的靶区勾画。但目前尚无明确证据支持单纯辅助化疗在喉癌中的应用。对于转移复发的喉癌患者，予以姑息性化疗可延长患者生存期及提高生活质量。常用的方案包括PF方案（DDP+5-FU）等。

（四）生物治疗

针对EGFR通路的分子靶向治疗已逐渐应用于临床。西妥昔单抗（爱必妥，C-225）是EGFR的单克隆抗体，也是在头颈部鳞癌领域应用时间最长的药物。小分子酪氨酸激酶抑制剂（TKI）是另一类针对EGFR通路的药物，可阻断EGFR下游的信号转导通路。

（五）喉癌的综合治疗

喉癌的治疗需要多学科协作完成。在治疗前，喉癌病例应当由头颈外科医师、肿瘤内科医师、放疗科医师进行多学科讨论，避免治疗方式有所偏颇。

对于早期喉癌，可以采取单纯放疗或手术治疗治愈。目前，首选放疗以较好地保留患者发声功能，局部区域复发后再考虑手术治疗。而对于进展期喉癌，常需要手术和放疗相结合的综合治疗。术前及术后放疗在喉癌中的作用也有一定争议，RTOG研究结果表明，术后放疗在局部区域控制方面较术前放疗有优势。但总生存没有明显差异。

对于局部进展期的肿瘤，放、化疗也可用于保留喉功能的治疗。在VA研究中，332位Ⅲ~Ⅳ期喉癌患者随机分到2组，一组接受顺铂联合氯尿嘧啶诱导化疗，若肿瘤体积缩小>50%，则序贯放疗，若肿瘤体积缩小不足50%，则进行全喉切除；一组进行全喉切除，后进行放疗。总的保喉率为66%，2组的生存时间没有明显差异。随访12年时，放化疗组61%的患者仍然保留喉，并且总生存率和手术组相同。相较于单纯诱导放疗或单纯诱导化疗，术前同步放、化疗效果更佳。

（亓贞力）

第三节 甲状腺癌

一、概述

甲状腺癌（thyroid carcinoma）是头颈部常见的恶性肿瘤，也是内分泌系统最常见的恶性肿瘤，其病理类型较多，不同类型的肿瘤在临床表现、治疗方法及预后等方面差异较大。甲状腺乳头状癌最常见，占甲状腺癌的60%以上，其治疗以手术为主，预后较好。

（一）形态位置

甲状腺为红棕色质软的腺体，呈"H"型，由左、右两侧叶和峡部构成。约半数存在锥体叶，多起于峡部。侧叶位于喉与气管的两侧，其上极的高度多在环状软骨上方，下极位于第5~6气管软骨环，峡部位于第2~4气管软骨环的前面（图1-3）。

甲状腺侧叶的背面有甲状旁腺，它产生的激素具有调节钙、磷代谢的重要功能。腺叶内侧与喉、气管、下咽和食管相邻，外侧与颈总动脉相邻。喉返神经行于腺叶后内侧的气管食管沟内。

（二）甲状腺的被膜

甲状腺有真假两层被膜，真被膜直接附于腺实质表面，并发出许多小隔伸入腺实质，将甲状腺分隔成许多小叶。假被膜又称外科被膜，为气管前筋膜的延续，假被膜使腺体连于喉和气管上，故甲状腺及其中的肿物可随吞咽运动而上、下移动。真假被膜之间为甲状腺间隙，其中有疏松的结缔组织，甲状腺手术时，从真假被膜之间分离较为容易，而且出血较少。

（三）甲状腺的血管

甲状腺的血液供应很丰富，主要有甲状腺上、下动脉，有时还有甲状腺最下动脉（图1-3）。甲状腺上动脉多数起源于颈外动脉起始部，亦可起自颈总动脉分叉处，该动脉发出后，伴喉上神经喉外支行至甲状腺侧叶上极处分为前、后支进入腺体。甲状腺下动脉起自甲状颈干，经过颈动脉鞘后方至侧叶的外后方进入甲状腺。10%左右的人有甲状腺最下动脉，多数起自头臂干，经气管前方上行，分布于峡部附近。

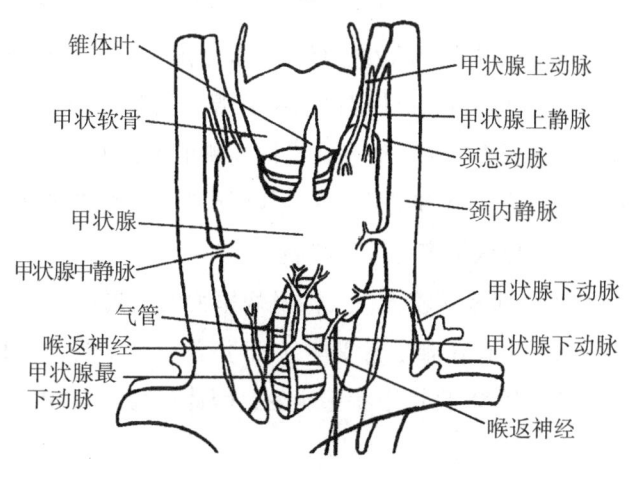

图1-3 甲状腺的解剖和血供

甲状腺的静脉在腺体内形成网状，然后汇合成甲状腺上静脉、中静脉和下静脉。甲状腺上静脉沿甲状腺上动脉外侧上行，汇入颈内静脉，甲状腺中静脉横行注入颈内静脉，有时缺如，甲状腺下静脉一般注入头臂静脉。两侧甲状腺下静脉，在颈段气管前常形成静脉丛。

（四）甲状腺的淋巴引流

甲状腺的淋巴管起源于甲状腺滤泡周围，在腺体内形成丰富的淋巴网，首先注入气管前、喉前和气管旁（Ⅵ区）淋巴结，再流入颈内静脉淋巴结链（Ⅱ、Ⅲ和Ⅳ区）或上纵隔（Ⅶ区）淋巴结。

（五）甲状腺的生理

甲状腺是人体内最大的内分泌腺，成人甲状腺的质量一般为25~30 g。甲状腺滤泡是甲状腺代谢的基本功能单位。甲状腺滤泡上皮细胞具有摄取碘以合成和释放甲状腺素的功能。甲状腺素对调节人体的新陈代谢，维持机体各个系统、器官和组织的正常功能具有重要的作用。

二、病因学

甲状腺癌的病因尚未明确，一般认为甲状腺癌的起病与多种因素有关，包括放射线、遗传易感性、癌基因改变、女性激素、饮食因素和甲状腺良性疾病等。

1. 放射线　甲状腺癌和放射线暴露之间的相关性早已被提出。其后，许多类似的报道均支持放射线致癌的观点。放射线暴露，特别是在儿童和青少年，是导致甲状腺癌的一种终生的危险因素。有学者认为，放射线接触是目前唯一被证明的甲状腺致癌因素。很多研究表明，在暴露于X线和γ射线的人群中，乳头状和滤泡性甲状腺癌的发病率较高。甲状腺乳头状癌特征性的RET和TRK重排可能与放射线诱发的双股DNA链断裂有关。

2. 遗传易感性　众所皆知，部分甲状腺髓样癌有家族遗传性。大约20%的髓样癌属于家族性甲状腺髓样癌（FMTC）或者为多发性内分泌肿瘤综合征（MEN2A或MEN2B）中的一种类型。有研究显示，小部分乳头状和滤泡性甲状腺癌也有家族遗传性，称为家族性非甲状腺髓样癌，其中大部分为乳头状癌。随着分子生物学的发展，对与甲状腺癌发病相关的基因的认识逐渐增加，甲状腺乳头状癌特征性基因突变包括RET和TRK重排等。有研究提示，缺乏这些重排的乳头状癌可能存在BRAF基因的点突变，从而形成了另一个不同的肿瘤发生的通路。研究表明，3号染色体短臂中的基因缺失或重排是甲状腺滤泡性癌中最常见的分子遗传学缺陷。滤泡性癌常伴有RAS基因突变和PAX8-PPARγ基因重排。RET基因的种系突变与遗传性甲状腺髓样癌的发生有关。未分化癌最常见的分子学特征是TP53突变。

3. 碘异常　碘缺乏一直被认为与甲状腺肿瘤包括甲状腺癌的发生有关，因为在严重缺碘的山区，甲状腺癌发病率较高。但流行病学资料显示，即使在沿海高碘地区，甲状腺癌也较常有发生。值得注意的是，甲状腺癌的两种主要类型（乳头状和滤泡性）可能分别与高碘和缺碘饮食有关，即缺碘地区发生的多为甲状腺滤泡性癌，而高碘地区则多为乳头状癌。

4. 性激素　甲状腺癌的发病性别差异较大，女性发病率大约是男性的3倍。性激素可能在病因学中起作用。有研究发现甲状腺组织中存在雌激素受体（ER）及孕激素受体（PR），且甲状腺癌中ER、PR的阳性表达率高于正常甲状腺组织和良性甲状腺病变，因此认为ER、PR可能是影响女性甲状腺癌发病率的一个重要因素。

5. 甲状腺良性病变　甲状腺的一些良性增生性疾病，如结节性甲状腺肿、甲状腺腺瘤和桥本氏甲状腺炎等，可恶变为癌。腺瘤恶变与病理类型有关，胚胎型及胎儿型滤泡性腺瘤较易恶变。

三、病理

(一) 病理类型

甲状腺癌常见的病理类型包括乳头状癌、滤泡性癌、髓样癌和未分化癌，其中乳头状癌和滤泡性癌合称为分化型甲状腺癌（differentiated thyroid carcinoma，DTC）。不少学者提出在分化型甲状腺癌和未分化癌之间存在另一类的甲状腺癌，称为低分化癌（poorly differentiated carcinoma）。

1. 乳头状癌（papillary carcinoma）　乳头状癌指显示滤泡细胞分化的形态和具有特征性核的恶性上皮性肿瘤，其占甲状腺癌的60%～80%。

乳头状癌的组织学亚型包括乳头状微小癌、滤泡型、高细胞型、柱状细胞型和弥漫硬化型癌等。甲状腺乳头状微小癌（papillary micro carcinoma，PMC）是指直径小于1.0 cm的甲状腺乳头状癌，其特点是原发肿瘤隐匿、多灶性，常伴有淋巴结转移，预后极好。

2. 滤泡性癌（follicular carcinoma）　滤泡性癌指具有滤泡细胞分化证据的恶性上皮性肿瘤，但缺少诊断乳头状癌的核特征。其占甲状腺癌的10%～27.8%。滤泡性癌根据侵袭程度可分为微小侵袭和广泛侵袭两种类型。其组织学亚型包括嗜酸性粒细胞和透明细胞亚型两种。甲状腺滤泡性癌的诊断和分类在甲状腺病理学中是最能引起争论的问题之一。滤泡性癌可显示出不同的形态学变化，从含有胶质的完整滤泡到实性或梁状结构。不管是结构上还是细胞的非典型特征本身都不能作为诊断癌的可靠指标。只有伴包膜、血管侵犯或转移才能诊断滤泡性癌。

3. 髓样癌（medullary carcinoma）　髓样癌来源于滤泡旁细胞（C细胞），占甲状腺癌的3%～10%，主要为散发性病例，约占80%，50岁左右多见，单侧为主。遗传性髓样癌，是一种常染色体显性遗传性疾病，约占20%，可单独出现或并发其他内分泌肿瘤。甲状腺髓样癌特征性的形态包括片状、巢状或梁状，由多角形、圆形或梭形细胞组成，被不等量的纤维血管间质分隔，呈小叶状或小梁状排列。一些肿瘤可显示类癌的组织学特征。

4. 低分化癌和未分化癌　低分化癌又称分化差的癌，占所有甲状腺癌的4%～7%。这类滤泡肿瘤细胞显示有限的细胞分化证据，在形态学和生物学行为上介于分化型癌与未分化癌之间，组织学主要包括岛状、梁状和实体性三种形态。

未分化癌又称间变癌，占甲状腺癌的3%～8%，一般认为较多发生自良性肿瘤或由分化型癌间变而成。组织学表现全部或部分地由未分化细胞构成，免疫组化和超微结构特征表明本型肿瘤是上皮分化性的。大多数未分化癌呈广泛侵袭性，由梭形细胞、多形巨细胞和上皮样细胞混合组成。

(二) 扩散与转移

1. 甲状腺内扩散　甲状腺内有丰富的淋巴网，肿瘤可在腺体内扩散。

2. 甲状腺外扩散　肿瘤可突破甲状腺包膜，侵犯甲状腺周围组织，向内、后侵犯气管、食管、喉返神经，向内、上侵犯环状软骨和甲状软骨等。

3. 淋巴结转移　甲状腺癌常可转移至喉前、气管前、气管旁（Ⅵ区）、颈深（上、中、下）组（Ⅱ～Ⅳ区）淋巴结，以气管旁和颈深中、下组为常见；此外，还可以转移至锁骨上和前上纵隔（Ⅶ区）淋巴结。

4. 远处转移　甲状腺癌常可发生远处转移，以肺转移最多，其次为骨转移。

四、临床特点

1. 甲状腺肿物或结节　为常见症状，早期可发现甲状腺内有质硬之结节，随吞咽上下移动。

2. 局部侵犯和压迫症状　肿瘤增大至一定程度时，常可压迫气管，使气管移位，并有不同程度的呼吸障碍症状；侵犯气管时可产生呼吸困难或咯血；压迫食管可引起吞咽障碍；侵犯喉返神经可出现声音嘶哑。

3. 颈淋巴结肿大　当肿瘤发生淋巴结转移时，常可在颈深上、中、下（Ⅱ～Ⅳ区）等处扪及肿大的淋巴结。

不同病理类型的甲状腺癌有各自的临床特点：

1. 乳头状癌　最常见，女性和40岁以下患者较多。恶性度较低，病程发展较缓慢，从发现肿块至就诊，病程最长者可达20年以上。肿瘤多为单发，原发灶可以很小。颈淋巴结转移灶发生率高、出现早、范围广、发展慢、可有囊性变。

2. 滤泡性癌　次常见，平均发病年龄较乳头状癌高，多见于中年女性。恶性程度较高，易发生远处转移，以血行转移为主，常转移至肺和骨。原发瘤一般较大，多为单侧。淋巴结转移一般较迟发生，多为较晚期的表现。

3. 髓样癌　较少见，大多数患者以甲状腺肿块来诊，部分患者以颈淋巴结肿大来诊，病程长短不等。大多数患者无特殊不适，部分可有吞咽障碍、声嘶、咳嗽、呼吸困难等症状，少数患者有远处转移症状。由于来源于甲状腺滤泡旁细胞的癌细胞能产生降钙素（CT）、前列腺素（PG）、5-羟色胺（5-HT）和肠血管活性肽（VIP）等，导致部分患者出现顽固性腹泻、面部潮红和多汗等，称为类癌综合征。

4. 低分化癌和未分化癌　低分化癌常见于女性和50岁以上的老年患者，大都表现为实体性的甲状腺肿块，常有较长期甲状腺结节基础上近期增大加快或者分化型甲状腺癌多次术后复发的病史，且常伴有淋巴结转移，其病情发展介于分化型癌和未分化癌之间。未分化癌是一种高度恶性的肿瘤，其平均发病年龄一般在60岁以上，病情进展迅速为其最主要的临床特征。肿块很快累及邻近组织器官并出现声嘶、咳嗽、吞咽困难及颈部疼痛等症状。检查时可见甲状腺区及颈侧部弥漫性巨大实性肿块，质硬、固定、边界不清，广泛侵犯周围组织。

五、诊断和鉴别诊断

（一）诊断

甲状腺肿瘤的评估方法包括：①病史：甲状腺和区域淋巴结的视诊和触诊等；②可借助喉镜评价声带运动情况；③影像检查可显示肿瘤的范围，协助肿瘤的定位和定性诊断，具体方法包括超声、核素扫描、CT、MRT和PET/CT等；④针刺活检、手术活检或冷冻切片可在治疗前协助明确病理诊断。

1. 病史和体格检查　甲状腺肿物或结节的检出并不难，重要的是如何鉴别结节的性质。

通过病史和体格检查对甲状腺肿物进行评估是最基本的步骤。病史采集中应重点注意患者的年龄、性别，有无头颈部放射线接触史，颈前肿物的大小及增大速度，有无局部压迫和侵犯症状，有无类癌综合征表现，有无甲状腺腺瘤、嗜铬细胞瘤、甲状腺髓样癌或多发性内分泌肿瘤家族史等。

体格检查中应重点注意甲状腺肿物的数目、大小、形态、质地、活动度，表面是否光滑、有无压痛、能否随吞咽上下活动、局部淋巴结有无肿大及声带活动情况等。如有下列情况者，应警惕或考虑为甲状腺癌：①男性与儿童患者，癌的可能性较大，儿童期甲状腺结节50%为癌。②短期内突然增大。甲状腺腺瘤、结节性甲状腺肿等恶变为甲状腺低分化癌或未分化癌时，肿物可短期突然增大。但甲状腺腺瘤等并发囊内出血，也可表现为短期内突然增大，应注意鉴别。③产生压迫症状，如声嘶或呼吸困难。④肿瘤质地硬实，表面粗糙不平。⑤肿瘤活动受限或固定，不随吞咽上下移动。⑥颈淋巴结肿大，某些病例淋巴结穿刺可抽出草绿色液体。

在无局部侵犯和压迫症状及无颈淋巴结肿大的情况下，对甲状腺肿物术前的定性诊断较为困难。在治疗前可进行如下检查以明确甲状腺功能情况、病变的范围及有无侵犯周围器官和组织等，并争取能够定性诊断。

2. 辅助检查

（1）血清学检查：主要包括甲状腺功能检查、血清降钙素等。所有甲状腺肿物患者都应行甲状腺功能检查，包括血清 TSH、T_4、T_3 测定等。甲状腺癌患者的甲状腺功能绝大多数是正常的，但高水平的 TSH 被认为与分化型甲状腺癌风险相关。甲状腺髓样癌患者的血清降钙素水平常有明显升高，有甲状腺髓样癌家族史或多发性内分泌肿瘤家族史者，应检测基础和刺激状态下的血清降钙素水平，以明确是否患有甲状腺髓样癌。甲状旁腺增生或甲状旁腺瘤常常导致甲状旁腺素水平升高，检测甲状旁腺素水平有助于排除部分甲状旁腺疾病。

（2）超声检查：是评价甲状腺肿物的大小和数目较为敏感的方法，可显示甲状腺结节的存在、囊实性及有无钙化等情况。彩超目前已是临床诊断甲状腺结节最常用的诊断手段，彩超可了解肿物及肿大淋巴结内的血流情况，对鉴别良恶性病变很有帮助。超声检查有甲状腺癌可能性的影像学特点包括：①有沙砾样钙化；②结节的回声低；③富血管；④结节边界不规则，并向周围浸润；⑤横截面前后径大于左右径。对有经验的超声医师，其鉴别甲状腺良恶性的准确率可达80%~90%。

（3）核素扫描：大多数分化型甲状腺癌都有摄碘功能，表现为温结节，如有囊性变，则可全部或部分表现为凉结节或冷结节，如临床检查、B超和CT检查等均认为是实性肿物，核素扫描为凉结节或冷结节者应考虑到癌的可能性。另外，核素扫描有助于远处转移灶的定性和定位诊断。

（4）X线检查：包括气管正侧位片、食管吞钡和胸片等。气管正侧位片能显示甲状腺肿瘤内钙化灶、气管受压移位、变窄的情况及椎前软组织影，也可显示肿物下缘向胸骨后及纵隔延伸情况；食管吞钡可了解食管是否受压、侵犯；胸片可了解纵隔及双肺情况。

（5）CT检查：可显示肿物的位置、数目、有无钙化、内部结构情况、边界是否规则等，对甲状腺肿物的定位和定性诊断很有帮助。甲状腺癌在CT上表现为不规则或分叶状的软组织肿物影，大多密度不均，边界不清，可伴有钙化，增强后呈不规则强化。CT检查对病变较大的甲状腺癌的显示较佳，但对于较小病变的定位诊断相对较差。

（6）MRI检查：能行冠状、矢状及横断面多层显像，对软组织肿瘤的显示效果较CT强，虽无定性诊断作用，但对甲状腺癌的定位诊断及其与周围器官、血管和组织的关系显示良好。

（7）PET/CT检查：分化型甲状腺癌细胞分化较好，其摄取 ^{18}F-DG 的能力有限，所以在 ^{18}F-DG-PET 显像中 SUV 值升高不明显，且 PET/CT 对较小癌灶的检出率不高，因此 PET/CT 的假阴性率高，对分化型甲状腺癌的临床诊断指导意义不大；但 PET-CT 在髓样癌、未分化癌的诊断价值较高。

（8）细针穿刺细胞学（fine needle aspiration cytology，FNAC）检查：FNAC 是目前甲状腺结节术前定性诊断最常用的方法，其优点是安全、方便、便宜和准确性性较高。乳头状癌细胞具有较为特异的细胞核特征，FNAC 对于乳头状癌的诊断准确性较高，可达 90% 以上。对于甲状腺结节较小或位置较深在、体表不易定位的病例，可在超声引导下行细针穿刺细胞学检查或活检，提高诊断准确率。

对伴有颈淋巴结肿大的病例可行颈淋巴结细胞学检查或活检。

（二）鉴别诊断

1. 结节性甲状腺肿　很常见，多见于中年以上妇女，病程可长达十几年至数十年，可为单结节或多结节，病变常累及甲状腺双侧叶，结节大小不一，表面光滑，病程长者，可伴有囊性变或钙化，可压迫甲状腺周围器官或侵入胸骨后间隙。

2. 甲状腺腺瘤　多见于 20~40 岁的年轻人，女性较多，多数为生长缓慢的颈前肿块，肿物较小时，无任何症状；有时肿块突然增大并伴有痛，常为囊内出血所致。检查多为单结节，边界清，表面光滑，无颈淋巴结转移和远处转移灶，一般无神经损害症状。

3. 亚急性甲状腺炎　较常见于中壮年妇女，多认为是由于病毒感染所引起，病期数周或数月，发病前常有呼吸道感染病史，伴有轻度发热和其他全身症状，约经数周的病程，可自愈。局部表现为甲状腺的肿大和触痛。

4. 慢性淋巴细胞性甲状腺炎（桥本氏甲状腺炎）　又称自身免疫性甲状腺炎，多发生于 40 岁以上的妇女，为慢性进行性甲状腺双侧或单侧叶肿大，橡皮样硬实，表面有结节感，临床上与癌难于鉴别，血清学显示抗甲状腺球蛋白抗体（TGAb）和抗甲状腺微粒体抗体（TMAb）阳性。桥本甲状腺炎的治疗原则是内科保守治疗，本病对肾上腺糖皮质激素治疗较敏感，但在并发癌症、气管压迫、发展迅速等情况下要行外科处理。有学者认为桥本甲状腺炎并发癌症发生率达 10% 以上，建议桥本甲状腺炎并发甲状腺结节者应积极外科治疗。

5. 纤维性甲状腺炎（慢性木样甲状腺炎）　为慢性纤维增殖性疾病，常发生于 50 岁左右的妇女，病史较长，平均病期 2~3 年，甲状腺呈弥漫性增大，质硬如木样，常保持甲状腺的外形。有进行性发展的倾向，常与周围组织固定并出现压迫症状。确诊依赖手术活检，可行手术探查并切除峡部，以缓解或预防压迫症状。

六、分期

参考国际抗癌联盟（UICC）和美国癌症联合会（AJCC）的甲状腺癌分期病理分期需要应用在临床分期中和手术切除标本的组织学检查中所获得全部信息。对肉眼可见的未完全切除的残留肿瘤还必须包括外科医生的评估。

（一）TNM 分期

（1）原发肿瘤（T）

注：所有的分类可以再分为孤立性肿瘤和多灶性肿瘤（其中最大者决定分期）。

T_x　原发肿瘤无法评估；

T_0　无原发肿瘤证据；

T_1　肿瘤最大径≤2 cm，局限于甲状腺内；

T_2　肿瘤最大径>2 cm，但≤4 cm，局限于甲状腺内；

T_3　肿瘤最大径>4 cm，局限于甲状腺内或任何肿瘤伴有最低程度的甲状腺外侵犯（如胸骨甲状肌或甲状腺周围软组织）；

T_{4a} 肿瘤无论大小，超出甲状腺包膜，侵及皮下软组织、喉、气管、食管或喉返神经；

T_{4b} 肿瘤侵犯椎前筋膜、纵隔血管或包绕颈动脉；

所有的未分化癌属 T_4 肿瘤。

$T_{4a'}$ 局限于甲状腺腺体内的未分化癌——手术可切除；

$T_{4b'}$ 甲状腺外侵犯的未分化癌——手术不可切除。

(2) 区域淋巴结（N）

注：区域淋巴结为颈部正中部、颈侧和上纵隔淋巴结。

N_x 区域淋巴结无法评估；

N_0 无区域淋巴结转移；

N_1 区域淋巴结转移；

N_{1a} Ⅵ组转移（气管前、气管旁和喉前/Delphian 淋巴结）；

N_{1b} 转移至同侧、双侧、对侧颈部或上纵隔淋巴结。

(3) 远处转移（M）

M_x 远处转移无法评估；

M_0 无远处转移；

M_1 有远处转移。

（二）临床分期

(1) 乳头状癌或滤泡癌

a. 45 岁以下：

Ⅰ期　任何 T，任何 N，M_0；

Ⅱ期　任何 T，任何 N，M_1；

b. 45 岁或 45 岁以上：

Ⅰ期　$T_1N_0M_0$；

Ⅱ期　$T_2N_0M_0$；

Ⅲ期　$T_3N_0M_0$，$T_1N_{1a}M_0$，$T_2N_{1a}M_0$，$T_3N_{1a}M_0$；

ⅣA 期　$T_{4a}N_0M_0$，$T_{4a}N_{1a}M_0$，$T_1N_{1b}M_0$，$T_2N_{1b}M_0$，$T_3N_{1b}M_0$，$T_{4a}N_{1b}M_0$；

ⅣB 期　T_{4b}，任何 N，M_0；

ⅣC 期　任何 T，任何 N，M_1。

(2) 髓样癌

Ⅰ期　$T_1N_0M_0$；

Ⅱ期　$T_2N_0M_0$；

Ⅲ期　$T_3N_0M_0$，$T_1N_{1a}M_0$，$T_2N_{1a}M_0$，$T_3N_{1a}M_0$；

ⅣA 期　$T_{4a}N_0M_0$，$T_{4a}N_{1a}M_0$，$T_1N_{1b}M_0$，$T_2N_{1b}M_0$，$T_3N_{1b}M_0$，$T_{4a}N_{1b}M_0$；

ⅣB 期　T_{4b}，任何 N，M_0；

ⅣC 期　任何 T，任何 N，M_1。

(3) 间变癌

注：所有间变癌都属Ⅳ期。

ⅣA期　T_{4a}，任何 N，M_0；
ⅣB期　T_{4b}，任何 N，M_0；
ⅣC期　任何 T，任何 N，M_1。

七、治疗

甲状腺癌的治疗包括手术治疗和非手术治疗。

（一）手术治疗

除了未分化癌外，甲状腺癌的治疗以外科手术为主。根据不同的病理类型和侵犯范围，其手术方式也有所不同。应根据原发肿瘤的大小、病理类型、对周围组织的侵犯程度、有无转移及转移的范围来决定具体的术式。

1. 原发癌的处理

（1）单侧腺叶加峡部切除：肿瘤主要局限于单侧腺体（没有向腺叶外的浸润）、无颈部淋巴结转移、没有颈部放疗史或辐射史的病变可行单侧腺叶加峡部切除。对性质不明的甲状腺内的实质性肿块至少要行单侧腺叶次全加峡部切除术。怀疑甲状腺癌的病例应行单侧腺叶加峡部切除术。

行单侧腺叶切除时应显露并注意保护喉返神经，常规探查气管前和喉返神经旁（Ⅵ区）是否有肿大的淋巴结，若有则清扫该区域的淋巴结。

（2）甲状腺全切除：当甲状腺病灶累及双侧腺叶或甲状腺癌已有远处转移等情况时，需要在手术后行放射性核素治疗时，应先切除甲状腺。行甲状腺全切除术时，应尽量保留至少一个甲状旁腺。

（3）甲状腺扩大切除术：指将甲状腺和受侵犯的组织器官一并切除的术式，当肿瘤侵犯腺体外组织或器官如喉、气管、食管和喉返神经等时，只要患者情况允许，应争取行扩大切除术。有资料显示，手术切除彻底与否影响患者的预后。

2. 区域淋巴结的处理　甲状腺癌的区域淋巴结转移包括颈部和上纵隔的淋巴结转移，临床上颈淋巴结转移较为常见。大多数文献显示颈淋巴结转移对患者的生存无显著性影响，因此对于临床颈淋巴结阴性的病例，一般不主张行选择性颈淋巴结清扫术；而对于临床颈淋巴结阳性的病例，应行治疗性颈淋巴结清扫术。在临床颈淋巴结阴性的甲状腺癌的初次手术中，应常规探查气管前和气管旁（Ⅵ区）是否有肿大的淋巴结，若有则行Ⅵ区淋巴结清扫术，但应注意保护喉返神经和甲状旁腺。有研究发现转移淋巴结包膜外侵犯是影响患者预后的一个不良因素，提示早期发现并处理甲状腺癌的区域淋巴结转移可提高其预后。

分化型甲状腺癌的恶性程度较低，颈清扫的术式以功能性清扫为主，一般清扫范围为Ⅱ～Ⅵ区。对肿瘤侵犯范围大、转移性淋巴结广泛，甚至侵及周围组织、器官者，则应考虑行经典性或者范围更为广泛的颈淋巴结清扫术。

对于有上纵隔淋巴结转移的病例，可采用颈部切口或行胸骨劈开入路行上纵隔淋巴结清扫。

（二）非手术治疗

甲状腺癌的非手术治疗包括内分泌治疗、碘-131（^{131}I）治疗、放射治疗和化学治疗等。

1. 内分泌治疗　内分泌治疗又称为 TSH 抑制治疗。目前的观点仍然认为分化型甲状腺癌是一种激素依赖型肿瘤。垂体分泌的促甲状腺素（TSH）是甲状腺滤泡细胞合成、分泌甲状腺素和甲状腺滤泡细胞增殖、分化的主要因素。自 1957 年 Crile 报道了甲状腺素对部分分化型甲状腺癌病例的显著治疗效果后，分化型甲状腺癌术后行 TSH 抑制治疗（服用甲状腺素）基本上成了常规做法，其理论基础是甲状腺素可抑制 TSH 的分泌从而减少分化型甲状腺癌细胞的增殖和转移，但该治疗方法是否有效，目前尚缺乏有力的临床试验证据。目前推荐用法：术后服用左旋甲状腺素，对于有癌灶残留或中高危患者将 TSH 抑制在<0.1 mU/L 水平，而无病灶残留证据且低危患者将 TSH 控制在 0.1~0.5 mU/L，左旋甲状腺素的具体用量根据血清 TSH 水平调整。

2. ^{131}I 治疗　大部分的分化型甲状腺癌具有摄取 ^{131}I 的功能，^{131}I 发出的射线具有破坏甲状腺滤泡细胞的作用，因此临床上常采用 ^{131}I 来治疗分化型甲状腺癌。根据治疗目的，^{131}I 治疗可分为甲状腺切除术后的消融（ablation）治疗和远处转移灶的内照射治疗两种。消融治疗是指分化型甲状腺癌行甲状腺近全切除术后，应用 ^{131}I 摧毁残留的正常甲状腺组织，达到甲状腺全切除的目的，对于分化型甲状腺癌的远处转移灶和不能手术的原发病灶，只要病变能摄碘均可采用 ^{131}I 行内照射治疗。目前比较公认的 ^{131}I 治疗指征包括：具有远处转移者、肿瘤未完全切除或难以完全切除等患者适合 ^{131}I 治疗。

3. 放射治疗　放射治疗即外照射治疗，分化型甲状腺癌对常规放疗不敏感，而且甲状腺邻近器官如甲状软骨、气管、脊髓等对放射线的耐受性较低，因此，一般情况下不主张单纯行外照射或术后常规辅助放疗。一般认为放射治疗的适应证包括未分化癌、分化型甲状腺癌术后不摄取 ^{131}I 的局部肿瘤残留病灶和远处转移灶。

4. 药物治疗　对于分化型甲状腺癌患者，目前尚缺乏有效的化疗药物，因此临床治疗中，化疗仅有选择性地用于一些晚期无法手术或有远处转移的患者，或者与其他治疗方法相互配合应用；相比较而言，未分化癌对化疗则较敏感，临床上多采用联合化疗。

八、预后

不同类型的甲状腺癌预后差别很大，有的发展缓慢，很少致死，有的进展迅速，死亡率很高。对甲状腺癌的预后有显著影响的因素主要包括病理类型、原发灶大小、分期、远处转移、治疗方式和年龄等。据肿瘤医院资料，分化型甲状腺癌的 5 年、10 年生存率分别为 93.6% 和 87.5%；髓样癌和未分化癌的 5 年生存率分别为 68.75% 和 16.81%；Ⅰ 期、Ⅱ 期、Ⅲ 期和 Ⅳ 期甲状腺癌的 5 年生存率分别为 98.98%、88.92%、79.50% 和 41.51%。另外，有些基因的表达情况对甲状腺癌的预后有影响，如 RET、BRAF 和 p53 等是分化型甲状腺癌的常用的分子预后指标。

（丁　昕）

第四节　听神经瘤

一、概述

立体定向放射神经外科治疗听神经鞘瘤的目的是抑制肿瘤的远期生长，保护耳蜗及其他脑神经功能，维持或改善患者的生活质量。1969 年 Leksell 教授在 Karolinska 医院首次使用伽马刀治疗听神经瘤时，立体定位采用的是气脑造影或空气造影剂对比造影的技术，由此开始了放射神经外科治疗听神经瘤的历程。从 1977 年至 1990 年是 CT 定位时代，在 1991 年以后使用 MRI 进行伽马刀的立体定位。伽马刀放射外科的技术不断发展，反映在先进的剂量计划软件、MRI 定位引导下的剂量计划系统、剂量优化系统及治疗设备的不断升级,其发展已对中小型听神经瘤的诊疗程序产生影响。长期的随访结果表明,伽马刀放射外科同显微外科一样是重要的微侵袭治疗手段。直线加速器放射外科(X 刀,Cyber 刀)和荷电粒子束放射外科(质子刀)与伽马刀放射外科相比较,治疗的病例数量较少且缺乏长期的随访资料,还需要更丰富的循证医学证据来证实长期的临床疗效。因此无论从治疗的适形性和选择性,还是从患者的成本效益比来权衡,伽马刀放射外科目前仍是放射神经外科治疗听神经瘤的金标准。

二、伽马刀放射外科

(一)临床实践

1. 治疗前评估　高分辨率的 MRI(不能行 MRI 检查的患者行 CT 检查)评估肿瘤大小,平均直径一般小于 3 cm(测量标准:X 方向为垂直岩骨最大肿瘤直径,Y 方向为平行岩骨最大直径,Z 方向为冠状面最大肿瘤直径,平均直径为肿瘤三个径乘积的立方根);临床症状上,无明显的脑干受压症状和体征;纯音听力检查阈值(PTA)及语言辨别力得分(SDS)在内的测听试验,听力分级可依照 Silverstein-Norell 分类法的 Gardner-Robertson 修正案或美国耳鼻喉-头颈外科学会指南(Sanna/Fukushima classification of hearing level),面神经功能分级可依照 House-Brackmann 分级标准。其中"有用"的听力(serviceable hearing)可定义为 PTA 低于 50dB,SDS 高于 50%,相当于 Gardner-Robertson 分级 I 或 II 级。

2. 治疗定位　伽马刀治疗过程中,首先在患者头部牢固地安装一个与 MRI 相配的 Leksell 立体定向框架(G 型),头皮局部浸润麻醉,并可辅以静脉注射镇静剂。戴上与立体定向框架相配的标有基准点的图框行高分辨率的 MRI 扫描,采用 3D 梯度回波扫描(1~1.5 mm 层厚,28~36 层),范围包括整个肿瘤及周边重要结构,与 CT 骨窗进行融合并三维重建,或 T_2 加权 MR 扫描(三维重建),有助于观察脑神经及重建内耳结构(耳蜗及半规管)。立体定位图像通过网络传输到装有 Gamma Plan 计划系统的计算机上,并首先被检查是否变形或精确度不够,然后在 MRI 的轴位薄层扫描的图像上结合冠状位及矢状位的图像重建制定计划。

3. 剂量计划　规划计划时,应优先考虑处方剂量曲线完全包裹肿瘤并保护面、耳蜗及三叉神经的功能,保证剂量计划的高适形性和高选择性。对于大体积的肿瘤,也应考虑对脑干功能的保护。尽量选择小口径准直器,采用多个等中心点规划使周边剂量曲线严密地适形于肿瘤。面听神经束常走行于肿瘤腹侧,三叉神经走行于肿瘤上极,且经验表明,脑神经受照射的长度与脑神经损伤有关,故应注意规避。对于内听道部分的肿瘤则可使用一系列 4 mm 准直器,从而减小散射范围,并更适形,耳蜗受照射剂量一般不超过 4~5 Gy。

4. 处方剂量　伽马刀治疗听神经瘤的经典剂量是以 50% 的周边剂量曲线包裹肿瘤,给予周边剂量 12~13 Gy,该剂量既可有很高的肿瘤控制率,且有较低的并发症发生率。较低剂量的放射外科治疗对神经纤维瘤病 II 型患者是比较好的选择,对因其他原因导致对侧耳聋从而使听力保留异常重要的患者来说也是如此。1992 年以前多采用 14~17 Gy 的周边剂量,结果导致较高的并发症发生。

5. 治疗后处理　建议治疗开始前或结束后给予静脉注射甲泼尼龙 40 mg 或地塞米松 10 mg。还有其他中心会在放射治疗前给予 6 mg 地塞米松,并在整个治疗过程中每 3 小时重复一次。治疗结束后立即拆除立体定向头架。患者结束治疗后观察几个小时,一般 24 小时内出院。

6. 治疗后评估　治疗后所有患者均需做增强 MRI 的连续定期随访,建议遵循以下时间表随访:6

个月、12个月、2年、4年、8年和12年。所有保留部分听力的患者在复查MRI的同时，都应做电测听试验（PTA和SDS）。

（二）临床疗效

1. 肿瘤的控制　国内外关于伽马刀治疗听神经鞘瘤的中短期临床疗效已有大量的文献报道，认为伽马刀治疗的中短期肿瘤控制率为85%~100%。对于长期疗效的报道随着时间推移也逐渐增多，认为伽马刀治疗的长期肿瘤控制率为87%~98%。Lunsford等报道了匹兹堡大学829例伽马刀治疗听神经瘤的随访分析，其中随访时间超过10年的252例肿瘤控制率达98%，73%的肿瘤缩小。Hasegawa报道的73例肿瘤，平均随访期135个月，肿瘤控制率为87%，并认为直径小于3 cm或体积小于15 cm^{3}的听神经鞘瘤适合伽马刀治疗。有研究报道一组157例平均随访期6.3年的病例，肿瘤平均体积5.1 cm^3，平均周边剂量12.7 Gy，平均中心剂量28.8 Gy，93例肿瘤缩小（59.2%），48例肿瘤未发展（30.6%），16例出现肿瘤体积增大（10.2%），肿瘤累积控制率3年为94%，5年为92%，10年为87%因此伽马刀放射外科能长期控制肿瘤生长，进而影响听神经鞘瘤的自然病程，使患者实现有质量的、长期的"带瘤生存"，但患者应接受长期乃至终生的追踪随访，以防止肿瘤的远期复发。

2. 听力的保护　多篇文献报道，52%~83.4%的听神经鞘瘤患者伽马刀治疗前后听力水平不变，小体积肿瘤的患者听力保留率更高。与显微外科不同，伽马刀治疗后早期的听力下降不常见（3个月以内），听力损伤一般发生在治疗后6~24个月，其发生与神经性水肿或脱髓鞘有关。放射外科治疗后远期的听力下降的原因还不甚清楚，微血管的逐渐闭塞，神经轴突或耳蜗的直接放射性损伤均可能与之有关。文献报道伽马刀治疗听神经鞘瘤后听力变化的两个趋势，肿瘤越大听力保留率越低，随诊时间越长听力保留率越低。匹兹堡大学的一项长期研究（随访期5~10年）表明，51%的患者治疗后听力无改变。1992年以前肿瘤周边剂量>14 Gy时，5年统计的听力保留率及语言能力的保留率分别为68.8%和86.3%；1992年以后肿瘤的周边剂量为13 Gy时，5年统计的听力保留率及语言能力的保留率分别为75.2%和89.2%。位于内听道内的肿瘤接受周边剂量不超过14 Gy的放射外科治疗后，均能保留有效的听力（100%）。有研究报道听力保留率为71%，听力累积保留率3年为94%，5年为85%，10年为64%；该组60例随访期≥10年的患者，听力保留率60%，随着随访时间的延长，听力保留率逐步下降。

3. 面神经及三叉神经功能保护　文献报道，接受伽马刀治疗的大部分患者的面神经及三叉神经的功能现在都能保留（>95%），但早期伽马刀治疗后脑神经功能障碍发生率较高。Kondziolka比较了用CT定位的55例病例（平均随访时间50个月，平均肿瘤体积3.6 cm^3，边缘剂量18 Gy）和用MRI定位的83例病例（平均随访时间36个月，平均肿瘤体积3.8 cm^3，边缘剂量16 Gy），二组在肿瘤控制率方面无明显差别（98%），而一过性或永久性面神经瘫痪的发生率由49%降至11%（P<0.000 1），一过性或永久性三叉神经损害发生率由40%降至8%（P<0.000 1），听力丧失的风险率下降了1.9倍。有研究报道伽马刀治疗对脑神经功能的长期影响，一过性面神经功能障碍16.6%，一过性三叉神经功能障碍17.8%，轻度面瘫1.3%，面部麻木2.5%，永久的明显的面神经及三叉神经功能障碍发生率为0。

4. 肿瘤中心失增强反应（loss of contrast enhancement，LOE）　伽马刀治疗后的3~18个月内，均匀强化的神经鞘瘤常会在增强MRI上出现肿瘤中心密度明显减低（LOE），T_1WI呈等低信号，T_2WI呈等高混杂信号，多伴有肿瘤的一过性肿胀，12~24个月左右后又转为均匀强化伴逐渐萎缩，36个月后形态变化逐渐稳定。伽马刀治疗可使肿瘤间质血管逐渐闭塞，导致肿瘤细胞缺血缺氧坏死，发生炎性改变或诱导肿瘤细胞凋亡，并逐步被胶原纤维组织所取代，此慢性的心血管效应可能是其病理基础。

5. 大体积听神经瘤的伽马刀放射外科治疗　伽马刀放射外科对于中小体积的听神经瘤的中长期疗效已得到肯定，但对于大体积的听神经瘤的疗效还有待探讨。面对缺乏开颅手术条件的或复发的大体积听神经瘤患者（通常大于 10 cm³），神经外科医生对选择显微外科手术还是伽马刀放射外科颇多争论。有研究观察了一组 28 例伽马刀治疗大型听神经瘤的病例，肿瘤平均体积 14.3 cm³，周边剂量 6~12 Gy，平均随访时间 6.2 年，肿瘤控制率 79%，低于中小型听神经瘤的肿瘤控制率。Hasegawa 指出 >20 cm³ 的听神经瘤绝对不适宜伽马刀放射外科而必须显微外科手术，并认为大体积听神经瘤更易在治疗后发生脑积水。高龄和肿瘤体积巨大并存时（>15 cm³）为高危因素，因此对于肿瘤体积 >10 cm³ 伴有明显的脑室扩张颅内高压的年轻患者，应首选显微外科手术；而对于肿瘤体积 >15 cm³ 伴有明显的脑室扩张颅内高压的高龄患者，不宜积极地实施放射神经外科治疗。但是在临床实践中也发现囊实混合性肿瘤较实性肿瘤在接受照射治疗后更易皱缩，尽管没有统计学支持。因此对于不具备手术条件（高龄或二次以上手术）、大体积囊实混合性肿瘤、无渐进性颅内压增高的听神经瘤患者，也可以尝试放射神经外科单次或分次治疗，以达到长期控制肿瘤并获得较好生存质量的目的。

6. 远期的恶性肿瘤生成　与放射治疗相关的良恶性肿瘤，一般定义为组织学证实且在至少 2 年以后从原放射治疗野发生的与原肿瘤性质不同的新生物，组织学上"良性"的听神经鞘瘤有在治疗后远期转变为恶性的侵袭性的肿瘤的潜在可能。据估计，放射外科治疗后 5~30 年此类肿瘤的发生率大概不超过 1∶1 000（符合与放射治疗相关的恶性肿瘤的概念），远少于优秀的治疗中心显微外科术后的死亡率（一般术后第一个月为 1∶200）。

7. 神经纤维瘤病Ⅱ型（neurofibromatosisⅡ，NF-Ⅱ）　该病为常染色体显性遗传，95% 的患者表现为双侧听神经瘤，致残致死率高，处置复杂。神经纤维瘤病Ⅱ型患者伴发的肿瘤通常呈蔓状结节样生长，并吞噬或浸润蜗神经。完全手术切除一般是不可能的。伽马刀治疗可以安全有效地控制 NF-Ⅱ病情发展，使患者获得较高的生活质量，避免多次开颅手术。伽马刀治疗的肿瘤控制率为 74%~98%，较单侧听神经鞘瘤偏低；有用听力的保留率为 38%~73%，较单侧听神经鞘瘤略低；面神经及三叉神经功能障碍发生率与单侧听神经瘤基本一致。在现代放射外科治疗技术的帮助下，可以控制 NF-Ⅱ患者的肿瘤发展并保留其有用听力，一些中心建议当听力水平尚可时应尽早行放射外科治疗。

8. 并发症　近期的肿瘤一过性肿胀，瘤周水肿，一过性面肌抽搐，一过性面部麻木。远期的听力下降，面部麻木，面部疼痛，面肌无力，脑积水及平衡不稳。

三、其他立体定向放射治疗

（一）X 刀治疗

从 20 世纪 80 年代开始，X 刀开始被应用于治疗听神经瘤。X 刀既可以实施立体定向放射外科治疗（stereotactic radiosurgery，SRS），又可以实施立体定向分次放射治疗（fractionated stereotactic radiotherapy，FSRT）。有学者系统地回顾 9 篇 X 刀 SRS 治疗听神经瘤和 12 篇 X 刀 SRT 治疗听神经瘤的文章，两者的肿瘤控制率基本一致（97.1% vs 98%），但在听力保留率方面后者明显优于前者（66.3% vs 75.3%），其中对于小体积听神经瘤（小于 3 cm³）两者无区别，而对于 3 cm³ 或以上的听神经瘤后者明显优于前者，并且认为老年患者（55 岁或以上）的听力保留率明显低于年轻患者（小于 55 岁）。

（二）Cyber 刀治疗

进入 20 世纪 90 年代 Cyber 刀出现，并应用于听神经瘤的立体定向分次放射治疗。文献报道肿瘤的控制率94%~98%，有效听力保留率90%~93%，几乎无面瘫和新的三叉神经功能受损，但平均随访时间均太短，不能反映长期疗效。有研究报道一组29例Cyber刀分次治疗听神经瘤的随访结果，肿瘤平均体积13.2 cm³，周边剂量15~22.8 Gy/3~4 F，平均随访时间21个月，肿瘤控制率96%，有效听力保留率92%，1例出现暂时性面瘫，6例出现暂时性面部麻木，无永久性面及三叉神经功能受损。

（三）质子刀治疗

质子刀亦出现在20世纪90年代，利用质子射线的Bragg峰型深度剂量曲线进行听神经瘤的治疗，维护成本高且价格昂贵。文献报道肿瘤的控制率84%~98%，有效听力保留率偏低，面神经和三叉神经功能保留率低于伽马刀放射外科。有研究报道一组88例质子刀治疗听神经瘤的随访结果，平均随访时间为38.7个月，2年及5年的肿瘤控制率分别为95.3%和93.6%，有用听力的保留率为33.3%，5年正常的面神经和三叉神经功能保留率分别为91.1%及89.4%。另一研究报道了一组55例质子刀分次治疗听神经瘤的随访结果，平均临床随访期为72个月，平均影像随访期为60个月，5年的肿瘤控制率为98%，有用听力的保留率为42%，正常的面神经和三叉神经功能保留率分别为90.5%及93%。

（李　丹）

第二章 胸部肿瘤

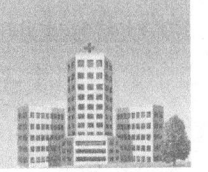

第一节 食管癌

一、概述

我国是世界上食管癌发病率和病死率最高的国家。一般发病率男性明显高于女性。高发年龄为60~64岁，而50~69岁者占60%。食管癌的预后极差，5年生存率为5%~7%，超过90%的诊断病例最终死亡。单独手术2年生存率为25%~30%，5年生存率仅为20%或更低。单独放疗的中位生存时间仅为6~12个月，5年生存率在10%左右，局部复发率高达68%~84%。

二、病理分类

食管肿瘤组织学分类：①鳞状细胞癌，包括疣状（鳞）癌、基底细胞样鳞状细胞癌、梭形细胞（鳞）癌。②腺癌。③腺鳞癌。④黏液表皮样癌。⑤腺样囊性癌。⑥小细胞癌。⑦未分化癌。⑧类癌。⑨平滑肌肉瘤。⑩横纹肌肉瘤。⑪Kaposi肉瘤。⑫恶性黑色素瘤。

三、分期

（一）TNM 分期

（1）原发肿瘤（T）

T_x 原发肿瘤不能评估；

T_0 无原发肿瘤证据；

T_{ia} 重度不典型增生*；

T_a 肿瘤侵犯黏膜固有层、黏膜肌层和黏膜下层；

T_{1a} 肿瘤侵及黏膜固有层或黏膜肌层；

T_{1b} 肿瘤侵及黏膜下层；

T_2 肿瘤侵及固有肌层；

T_3 肿瘤侵犯纤维膜；

T_4 肿瘤侵犯邻近结构；

T_{4a} 肿瘤侵及胸膜、心包和横膈；

T_{4b} 肿瘤侵及其他邻近结构，如主动脉、椎体或气管等。

[注] *：重度不典型增生，包括所有的非侵袭性肿瘤上皮，之前称为原位癌，但原位癌已不再用于胃肠道肿瘤的诊断。

（2）区域淋巴结（N）

N_x 区域淋巴结转移不能确定；

N_0 无区域淋巴结转移；

N_1 1~2个区域淋巴结转移；

N_2 3~6个区域淋巴结转移；

N_3 7个或7个以上区域淋巴结转移。

[注] 必须将转移淋巴结数目与清扫淋巴结总数一并记录。

（3）远处转移（M）

M_0 无远处转移；

M_1 有远处转移。

（二）临床分期

0 期	T_{is}	N_0	M_0
Ⅰ A 期	T_1	N_0	M_0
Ⅰ B 期	T_2	N_0	M_0
Ⅱ A 期	T_3	N_0	M_0
Ⅱ B 期	$T_{1~2}$	N_1	M_0
Ⅲ A 期	T_{4a}	N_0	M_0
	T_3	N_1	M_0
	$T_{1~2}$	N_2	M_0
Ⅲ B 期	T_3	N_2	M_0
Ⅲ C 期	T_{4a}	$N_{1~2}$	M_0
	T_{4b}	任何 N	M_0
	任何 T	N_3	M_0
Ⅳ 期	任何 T	任何 N	M_1

3. 临床病理分期　我国将食管癌分为0~Ⅳ期，见表2-1。

表2-1　我国食管癌的临床病理分期

分期	病变长度	病变范围	转移情况
早期0期	不定	限于黏膜层	无淋巴结转移
Ⅰ期	<3 cm	侵及黏膜下层	无淋巴结转移
中期Ⅱ期	3~5 cm	侵及部分肌层	无淋巴结转移
Ⅲ期	>5 cm	侵及全肌层或有外侵	有局部淋巴结转移
晚期Ⅳ期	>5 cm	有明显外侵	有远处淋巴结或其他转移

四、治疗原则

食管癌确诊时中晚期患者居多，仅20%能行根治切除术，其余的80%将主要依靠放疗为主的治疗方式，故食管癌仍以手术切除及放射治疗为主。随机临床试验显示术前放化疗（CROSS研究）和术后放化疗（MAGIC实验）在很大程度上提高了可切除食管癌患者的生存率。

1. 0期、Ⅰ期　首选手术切除，可在术后给予免疫治疗，不需要术后辅助化疗。

2. Ⅱ期、Ⅲ期　行手术切除，也可先放疗或化疗，或同时放化疗，再争取手术治疗或术后化疗、放疗，以提高切除率和远期疗效。

3. Ⅳ期　患者以化疗和放疗为主，以延长生存期和提高生活质量。

食管下段癌有利于手术切除，上段和中段癌对放疗敏感，但放疗对缩窄型和深溃疡型效果不佳。晚期患者给予化疗和放疗，对缩窄型患者可给予腔内近距离放疗、腔内激光治疗或试用电化学治疗。介入治疗亦在进行研究。为缓解吞咽困难症状，也可向腔内放支架。

国内报道大组食管癌手术的5年生存率为24.9%～40.6%。单纯放射治疗国内资料的5年生存率为8.4%～16.8%。此外，还可进行腔内放疗和腔内激光治疗。放疗加化疗的合并治疗，可提高局部控制率和生存率。

五、综合治疗

1. 化疗与放疗的综合治疗　对增强食管癌局部肿瘤的控制和减少远处转移是有益的。

（1）化疗方案的选择：选择对食管癌有效的和对放射线有增敏作用的化疗药物组成联合化疗方案。

（2）放射治疗的剂量和方法：①根治性放疗，用于病变局限，无转移患者，一般总量给60 Gy。②姑息性放疗，用于病变较长或已有转移患者，一般总量给40～50 Gy。③分割放疗，将放射剂量分割为两段时间进行，可与化疗相互结合。④加速分割放疗，每次2 Gy，1日照射2次（间隔6～8小时），短期内给完总量，也可分为两段进行。化疗加放疗比单放疗对食管鳞癌的局部控制和远期疗效为优。

Al-Sarraf M等采用化疗加放疗与单放疗比较，放化疗组，化疗给予DDP 75 mg/m^2，第1天+5-FU 1 000 mg/m^2，每日1次，第1～4天，3周重复，用2个周期；之后给放疗DT 50 Gy，再给化疗（用药同上）2个周期，治疗62例；单放疗组，放疗DT 64 Gy，治疗62例。结果：中位生存期，放化疗组为14.1个月，单放疗组为9.3个月；5年生存率，放化疗组为27%，单放疗组为0。说明化疗加放疗的生存期明显更长。

2. 同期放化疗　化疗与放疗同期进行时，化疗药在发挥其局部和全身抗癌作用的同时，还对放射线有增敏作用。一般选择具有放射增敏作用的药物，并间歇使用，以减轻两者产生相加的不良反应。常见的不良反应和并发症有骨髓抑制、胃肠道反应、放射性食管炎、气管炎、肺炎、食管穿孔、食管气管瘘和出血。有研究报道174例中晚期患者，放疗（R）总量50～70 Gy；化疗方案为PYM（B）每次10 mg，肌内注射，每周2次，6周，总量120～160 mg；DDP（P）每次20 mg，静脉滴注，每周2次，6周，总量240～260 mg。放化疗同时进行，随机分为4组：Ⅰ组（R），Ⅱ组（B+R），Ⅲ组（P+R）和Ⅳ组（BP+R），治后吞咽困难症状消失和减轻的有效率分别为56%、68%、89%和93%；客观疗效，食管病变恢复正常和显效的有效率分别为43%、60%、68%和78%；正常+显效+改善的有效率分别为83%、90.5%、90%和98%；无瘤生存率分别为20%、36%、57%和58%；1年生存率分别为38%、57%、71%和65%；局部复发率分别为67%、34%、16%和15%；远处转移率Ⅰ组为16%，Ⅱ、Ⅲ、Ⅳ

组为3%。上述结果表明,化疗加放疗的三个组均优于单放组,以BP化疗加放疗组的疗效最好;无瘤生存率和1年生存率,Ⅲ、Ⅳ组均高于Ⅰ、Ⅱ组;局部控制率,化放组好于单放组,而以Ⅲ、Ⅳ组更好;远处转移率,化放组也低于单放组。不良反应,Ⅱ、Ⅳ组[含平阳霉素(PYM)]各有1例合并肺炎。有学者认为DDP加放疗为合理而有效的方案。

Santoro A等采用化疗(5-FU 1 000 mg/m^2,静脉滴注,24小时,第1~4天+DDP 100 mg/m^2,静脉滴注,第1天,4周重复,用4~5周期),同时分割放疗(30 Gy,第1~19天;20 Gy,第67~78天,总量50 Gy),治疗27例,近期疗效完全缓解(CR)率70%,部分缓解(PR)率23%,有效率为93%;中位随诊时间为43个月(3.6年),无病生存率为39%,总生存率为47%。Ⅰ期4例均生存,无病生存43个月。有效的25例中,14例在11个月内复发(局部9例,远处转移5例)。有学者认为上段食管癌局限病变(Ⅰ期),支持做化疗加放疗,而避免做食管和喉切除,局部晚期(Ⅲ期)做化疗加放疗,不做手术也有较好疗效,但局部复发率较高。奥山等用PV方案化疗[DDP 50 mg,静脉滴注,第1、15、29天+长春地辛(VDS)2~3 mg,静脉滴注,第1、15、29天,5周重复]同时加放疗(每次2 Gy,每周5次,总量40~50 Gy),治疗晚期复发患者68例,分为4组:单放组(R)31例、单用DDP组(P)18例、放疗加DDP组(R+P)9例、放疗加DDP+VDS组(R+PV)10例。结果各组的有效率分别为0、11.1%、66.7%和100%;1年生存率为16.3%、10.4%、22.3%和51.4%;2年生存率为3.2%、10.4%、11.2%和0。有学者认为放疗加PV化疗的疗效最好。Buarque EJ等用MBF化疗[甲氨蝶呤(MTX)25 mg/m^2,静脉注射,第1天+博来霉素(BLM)15 mg/m^2,静脉注射,每日1次,第2~4天+5-FU 700 mg/m^{2}静脉滴注,每日1次,第2~6天,3周重复,用1~3周期]。同时放疗(原发肿瘤60 Gy,纵隔40 Gy),治疗41例Ⅲ、Ⅳ期患者(无内脏转移),结果CR 16例(39%),PR 18例(44%),有效率为83%,与治疗有关死亡3例,中位生存期全组14个月,CR病例24个月。认为放化疗合并治疗晚期食管癌,MBF为一种有效方案,提高有效率。Miyata Y等同时放化疗治疗局部晚期食管癌50例,化疗:DDP 40 mg/m^2,静脉滴注,第1、8天+5-FU 400 mg/m^2,连续静脉输注,每日1次,第1~5天,第8~12天,2周重复+放疗(每日2G,15次,用3周),5周重复,总量60 Gy。结果CR 17例(34%),PR 26例(52%),有效率为86%,中位生存时间为9个月,1年生存率为43%,3年生存率为22%。以上资料表明放化疗比单放疗的疗效好,生存期延长。

3. 先化疗后放疗　此法可增加化疗药物的剂量和强度,提高抗癌作用,并可减轻两者毒性的重叠,使患者易于耐受。有研究将患者随机分为两组,放化疗组,先用PPF化疗DDP 50 mg/m^2,静脉滴注,正规水化、利尿止吐,第1、2天+PYM 6 mg/m^2,肌内注射,每周2次,用2周+5-FU 300 mg/m^2,静脉滴注,每周2次,用2周,3周为1周期,用2~3周期,之后给予放疗DT 65~75 Gy,治疗32例;单放疗组,单用放疗DT 65~75 Gy,治疗32例。结果近期疗效、完全缓解率,放化疗组和单放疗组分别为40.6%和21.95%,总有效率为87.5%和81.35%;1年生存率,放化疗组为78.1%(25/32),单放疗组为28.1%(9/32);3年生存率,放化疗组为28.6%(8/28),单放疗组为25.0%(7/28)。随诊3年,放化疗组7例生存,25例死亡;单放疗组1例生存,31例死亡,说明放化疗组的近期完全缓解率和1年生存率均明显优于单放疗组。al-Sarraf M等报道采用化疗加放疗与单放疗做比较研究。放化疗组,化疗(DDP 75 mg/m^2,第1天+5-FU 1 000 mg/m^2,每日1次,第1~4天,3周重复,用2周期)→放疗(DT 50 Gy)→化疗(DDP 75 mg/m^2,第1天+5-FU 1 000 mg/m^2,每日1次,第1~4天,3周重复,用2周期),治疗61例(鳞癌占85%,肿瘤直径≥5 cm,占80%);单放疗组,放疗(64 Gy),治疗62例(鳞癌占90%,肿瘤直径≥5 cm,占90%)。结果放化疗组中位生存时间为14.1

个月，单放疗组为9.3个月；放化疗组的5年生存率为27%，单放疗组为0。全身不良反应（恶心、呕吐、肾功能异常和骨髓抑制）放化疗组较多，局部不良反应两组相似。该学者在另一组报道69例，用同样放化疗治疗结果，中位生存期为17.2个月，3年生存率为30%。认为对局部晚期食管癌采用DDP+5-FU+放疗（50 Gy）方案比标准单放疗方法为好。

4. **术前化疗及术前放化疗** 作用在于：①缩小肿瘤大小和范围，以改善切除的可能性。②早期治疗微小转移灶。③术前疗效评价为术后治疗效果和治疗选择提供依据。对局部晚期患者，术前给予化疗和放疗，可提高手术切除率，加强局部控制和消灭微小转移灶，以提高生存率。但要缩短化疗用药时间，减少放射剂量（一般总量给30 Gy左右），以减少手术并发症。

Bidli等术前放化疗，用PF化疗（5-FU 1 000 mg/m^2，静脉滴注24小时，第1~4天，第29~32天+DDP 100 mg/m^2，静脉滴注，第1、29天）同时放疗（每次2 Gy，每周5次，用2周，总量30 Gy），治疗34例，其中Ⅱ期15例，Ⅲ期19例。近期有效率为79%（27/34），21例CR病例中，6例病理CR，Ⅱ期有效率为87%（13/15），Ⅲ期有效率为74%（14/19）。结果支持对局部晚期食管癌患者做术前化疗加放疗。Griso C等报道无转移的胸段食管鳞癌111例给予术前放化疗同时进行，化疗用DDP 100 mg/m^2，静脉滴注，第1、29天+5-FU 1 000 mg/m^2，连续静脉输注，每日1次，第1~4天，第29~32天+放疗第1~21天，总量30 Gy。完成治疗101例，行手术患者87例，切除率为91%（79/87），根治性切除48例。结果全组2年生存率为30%，5年生存率为16%，中位生存期为14个月。病理有效率为41%（36/87），病理亚组的5年生存率：T_0为35%，T_1为40%，T_2为24%，T_3为10.5%，T_4为0。T_0、T_1和显微镜下有癌残留患者的2年和5年生存率分别为49%和33%，其余病例分别为28%和7%（P=0.006），认为此种多手段治疗是可行的，其有效率和生存率均较高。Kang等报道术前加速分割放疗加化疗，用PF化疗（DDP 100 mg/m^2，静脉滴注，第1天+5-FU 1 000 mg/m^2，静脉滴注，24小时，第1~5天/2周，1周期，DDP 60 mg/m^2，静脉滴注，第1天+5-FU 800 mg/m^2，静脉滴注，24小时，第1~5天/2周，1~2周期），同时放疗（2 Gy，1天2次，每周5次，2周+2Gy每日1次，1周5次，1周，总量40~50 Gy），治疗15例，5例用2周期化疗加放疗，10例用3周期化疗加放疗。结果近期有效率为93%（14/15），中位随诊时间为18.6个月（7~29个月），无病生存率为47%（7/15）。有作者认为本组局部控制率较好，患者一般可耐受，因后期放疗反应，以后改为1.7 Gy，每日2次。另一项随机实验的长期结果显示，术前放化疗，用依托泊苷和顺铂较单纯手术者显著改善食管鳞癌患者的OS和DFS，5年生存率分别为26%和17%。Sjoquist KM等进行的一项Meta分析纳入1 854例患者，12项随机试验用于比较术前放化疗和单纯手术的疗效。显示可切除食管腺癌患者可以获益于术前放化疗。在另一项Ⅱ期临床随机研究中，对于可切除的食管和食管胃连接处的患者，术前行放疗加顺铂和氟尿嘧啶化疗的方案并不比单纯术前化疗的效果好，术前化疗和术前放化疗的无进展生存期分别为26个月和14个月（P=0.37），总生存期为32个月和30个月（P=0.83）。然而HRR为31%和8%（P=0.01）和R1切除率为0和11%（P=0.04），显示术前放化疗的优越性。

5. **术后放化疗** 具有标志性的组间实验SWOG 9008/INT-0116研究，术后给予放化疗对可切除的胃或食管胃交界处肿瘤患者的生存影响。在这项实验中，556例患者（20%患者为食管胃交界处肿瘤）被随机分为术后放化疗组（281例）和单纯手术组（275例），结果显示术后放化疗组改善中位OS分别为36个月和27个月（P=0.005），RFS率为48%和31%，同时也显著降低了局部治疗的失败率（19%和29%），由此可将术后放化疗作为未接受术前治疗的完全切除的胃肿瘤患者的标准治疗。而最近的回顾性分析显示术后放化疗也会使出现淋巴结转移的食管胃交界处腺癌患者在没有接受新辅助化疗的前提下，有效切除后的 DFS 有所改善。

六、肿瘤内科治疗

1. 单药化疗　有效的药物有 DDP、BLM、PYM、丝裂霉素（MMC）、5-FU、MTX、VDS、依托泊苷（VP-16）、长春瑞滨（NVB）、卡铂（CBP）、伊立替康（CPT-11）等，有效率 20% 左右，缓解期 2~5 个月。

2. 联合化疗　目前多用联合化疗，其疗效较单一用药好，缓解期有所延长。DDP 引入联合化疗后疗效有一定提高，有效率为 30%~50%。以顺铂为主的联合化疗方案，还有紫杉类加铂类、依立替康加顺铂的联合化疗、非顺铂为主的联合化疗方案、化疗合并生物反应调节剂等。还有报道紫杉醇（PTX）和 NVB 对食管癌也有效。Ajani JA 等用紫杉醇治疗食管鳞癌和腺癌 50 例，227 疗程，紫杉醇 250 mg/m^2，静脉滴注 24 小时，21 天为 1 个疗程，结果有效率为 32%，其中腺癌 32 例，有效率为 34%；鳞癌 18 例，有效率为 28%，中位缓解期为 17 周，中位生存期为 13.2 个月。

3. 靶向药物治疗　曲妥珠单抗。Cutsem EV 等进行的前瞻性、多中心的 III 期临床实验，对 HER-2 阳性的胃和胃食管交界处腺癌 594 例，随机分为曲妥珠单抗联合顺铂和氟尿嘧啶/卡培他滨方案组和单用化疗组（顺铂和氟尿嘧啶/卡培他滨方案组），3 周为 1 周期，用 6 周期。以后给予曲妥珠单抗单药维持用至疾病进展。结果总有效率分别为 47.3% 和 34.5%，中位无进展生存时间为 6.7 个月和 5.5 个月，中位总生存期为 13.5 个月和 11.1 个月。显示曲妥珠单抗联合化疗用于对 HER-2 阳性的胃和胃食管交界处腺癌可提高有效率和使生存期延长。

七、化疗方案

1. PF 方案一　治疗食管癌的标准一线方案。

DDP 100 mg/m^2 静脉滴注，第 1 天（正规水化、利尿）；

5-FU 1 000 mg/m^2 静脉滴注，每日 1 次，第 1~5 天；

28 天为 1 周期，3~4 周期为 1 个疗程。

疗效：有效率为 47%~66%，中位生存时间为 7~8 个月。

2. PF 方案二

DDP 20 mg/m^2 静脉滴注，每日 1 次，第 1~5 天；

5-FU 1 000 mg/m^2 静脉滴注 8 小时以上或连续滴注 120 小时，第 1~5 天；

28 天为 1 周期，3 周期为 1 个疗程。

疗效：MD Anderson 肿瘤中心曾给予 34 例食管鳞癌患者 6 个周期的 PF 方案化疗，有效率为 66%，中位生存期为 28 个月。

3. TP 两周方案

PTX 90 mg/m^2 静脉滴注 3 小时，第 1 天；

DDP 50 mg/m^2 静脉滴注，第 1 天（正规水化、利尿）；

14 天为 1 周期，6 周期为 1 个疗程。

疗效：Polee MB 等治疗晚期食管、贲门癌 51 例，可评价疗效 51 例，结果 22 例有效（43%），22 例稳定（43%），7 例进展（14%）。中位缓解期为 8 个月。

4. TP 三周方案

PTX 200 mg/m² 静脉滴注 3 小时，第 1 天；

DDP 75~80 mg/m² 静脉滴注，第 1 天（正规水化、利尿）；

21 天为 1 周期，6 周期为 1 个疗程。

疗效：西班牙胃肠道研究组在治疗局部晚期食管癌 29 例，结果 12 例有效（41.4%），11 例病情稳定（37.9%），仅 6 例进展（20.7%）。

5. TCF 方案

PTX 175 mg/m² 静脉滴注 3 小时，第 1 天；

DDP 20 mg/m² 静脉滴注，每日 1 次，第 1~5 天；

5-FU 750 mg/m² 连续静脉输注 24 小时，每日 1 次，第 1~5 天；

28 天为 1 周期，3 周期为 1 个疗程。

疗效：Ilson DH 等应用 TCF 方案治疗初治的，有可测量病灶的晚期或转移性食管癌患者 60 例，结果有效率为 48%，中位缓解期为 5.7 个月，中位生存期为 10.8 个月。

6. GP 方案

吉西他滨（GEM）800 mg/m² 静脉滴注，第 1、8、15 天；

DDP 100 mg/m² 静脉滴注，第 15 天（正规水化、利尿）；

28 天为 1 周期。

疗效：Chansky K 等报道由西南肿瘤组（SWOG）设计的 GP 方案，治疗转移和复发的食管腺癌和鳞癌，结果中位生存时间为 7.2 个月，3 个月生存率为 81%，1 年生存率为 20%。

7. PBF 方案

DDP 50 mg/m² 静脉滴注，4 周重复（正规水化、利尿）；

BLM 20 mg/m² 静脉滴注，2 周重复；

5-FU 330 mg/m² 静脉滴注，每日 1 次，第 1~5 天，第 15~19 天；

21 天为 1 周期，3 周期为 1 个疗程。

疗效：Nakanura 等治疗晚期不能手术的食管鳞癌 12 例，CR 1 例、PR 8 例，有效率为 75%，中数生存时间，有效者为 46.1 周，无效者为 17.9 周。

（高玉杰）

第二节　非小细胞肺癌

一、概述

非小细胞肺癌（non-small cell lung cancer, NSCLC）是起源于肺组织中的一类恶性肿瘤，相对于小细胞肺癌而言，它在肺癌中占据了主导地位。非小细胞肺癌是一个包括多种亚型在内的肺癌类别，主要包括腺癌、鳞癌和大细胞癌。

二、病因与危险因素

非小细胞肺癌的发病原因主要与吸烟、环境污染、遗传因素以及职业暴露有关。吸烟是非小细胞肺癌最常见的危险因素，但近年来也发现在不吸烟的人群中也有一定比例的 NSCLC 病例。因此，其他因素如二手烟、工业废气等环境污染以及遗传因素也可能导致非小细胞肺癌的发生。

三、临床表现

非小细胞肺癌的症状通常在早期并不明显，因此很难进行早期发现和诊断。一旦症状出现，可能已经到了晚期。典型的症状包括咳嗽、咳痰、呼吸困难、胸痛、胸闷、喉咙痛以及声音嘶哑等。

四、诊断

非小细胞肺癌患者在早期可能无明显症状，但随着病情的发展，可能出现咳嗽、咯血、胸痛、呼吸困难等症状。这些症状并非特异性，也可能与其他呼吸系统疾病相似，因此不能仅凭症状就做出诊断。同时，应结合辅助检查以明确诊断。

（一）影像学检查

影像学检查是非小细胞肺癌诊断的重要手段之一。常用的影像学检查方法包括：

1. 胸部 X 光　可以发现肺部肿块或异常阴影，是初步筛查肺癌的常用方法。

2. CT 检查　特别是高分辨率 CT（HRCT），能够更清晰地显示肺部结构，有助于发现早期肺癌，并评估肿瘤的大小、形态、位置以及与周围组织的关系。

3. 磁共振成像（MRI）　在某些情况下，MRI 可以提供比 CT 更详细的软组织信息，有助于评估肺癌的浸润程度和转移情况。

4. PET-CT　正电子发射断层扫描（PET）与 CT 的结合，可以评估肿瘤的新陈代谢活性，有助于区分良性和恶性肿瘤，并检测潜在的转移灶。

（二）病理活检

病理活检是确诊非小细胞肺癌的金标准。通过支气管镜、经皮肺穿刺等方法获取肺部组织样本，然后进行显微镜下的病理检查，可以确定癌细胞的类型和分级。病理活检的结果对于制定治疗方案和评估预后具有重要意义。

（三）肿瘤标志物检测

肿瘤标志物检测可以辅助诊断非小细胞肺癌，但不能单独作为确诊依据。常用的肿瘤标志物包括癌胚抗原（CEA）、神经元特异性烯醇化酶（NSE）等。这些标志物的水平在肺癌患者中可能会升高，但也可能受到其他因素的影响，如炎症、感染等。

（四）基因检测

对于某些特定类型的非小细胞肺癌，如腺癌或肺泡癌，基因检测可以帮助确定是否存在驱动基因突变，如 EGFR、ALK 等。这些基因突变可以作为靶向治疗的靶点，为治疗提供依据。

除了上述检查外，医生还可能根据患者的具体情况进行其他检查，如骨扫描、脑部核磁共振检查、盆腔 B 超检查等，以评估肺癌是否存在骨转移、脑转移或其他部位的转移。

五、分期

TNM 分期

(1) 原发肿瘤（T）

T_X 未发现原发肿瘤，或者通过痰细胞学或支气管灌洗发现癌细胞，但影像学及支气管镜无法发现；

T_0 无原发肿瘤的证据；

T_{is} 原位癌；

T_1 肿瘤最大径≤3 cm，周围包绕肺组织及脏腹膜，支气管镜见肿瘤侵及叶支气管，未侵及主支气管；

T_{1a} 肿瘤最大径≤2 cm；

T_{1b} 肿瘤最大径 2 cm，≤3 cm；

T_2 肿瘤最大径 3 cm，≤7 cm；侵及主支气管，但距隆突 2 cm 以外；侵及腹膜；有阻塞性肺炎或者部分肺不张，不包括全肺不张。符合以上任何一个条件即归为 T_2；

T_{2a} 肿瘤最大径 3 cm，≤5 cm；

T_{2b} 肿瘤最大径 5 cm，≤7 cm；

T_3 肿瘤最大径 7 cm；直接侵犯以下任何一个器官，包括：膈肌、膈神经、心包；距隆突 2 cm（不常见的表浅扩散型肿瘤，不论体积大小，侵犯限于支气管壁时，虽可能侵犯主支气管，仍为 T_1），但未侵及隆突；全肺肺不张肺炎；同一肺叶出现孤立性癌结节。符合以上任何一个条件即归为 T_3；

T_4 无论大小，侵及以下任何一个器官，包括：纵隔、心脏、大血管、隆突、喉返神经、主气管、食管、椎体；同侧不同肺叶内孤立癌结节。

(2) 区域淋巴结（N）

N_X 区域淋巴结无法评估；

N_0 无区域淋巴结转移；

N_1 同侧支气管周围及（或）同侧肺门淋巴结以及肺内淋巴结有转移，包括直接侵犯而累及的；

N_2 同侧纵隔内及（或）隆突下淋巴结转移；

N_3 对侧纵隔、对侧肺门、同侧或对侧前斜角肌及锁骨上淋巴结转移。

(3) 远处转移（M）

M_X 远处转移不能被判定；

M_0 没有远处转移；

M_1 远处转移；

M_{1a} 腹膜播散（恶性腹腔积液、心包积液或腹膜结节）以及对侧肺叶出现癌结节（许多肺癌腹腔积液是由肿瘤引起的，少数患者腹腔液多次细胞学检查阴性，既不是血性也不是渗液，如果各种因素和临床判断认为渗液和肿瘤无关，那么不应该将腔积液考虑入分期的因素内，病人仍应分为 T_{1-3}）；

M_{1b} 肺及腹膜外的远处转移。

六、治疗原则

1. Ⅰ期

(1) ⅠA期（$T_0N_0M_0$）：规范性手术切除后，不推荐化疗。

(2) ⅠB期（$T_{2a}N_0M_0$）：手术切除，有高危因素者（低分化、脉管瘤栓、楔形切除术后、切缘近）可辅助化疗。

2. Ⅱ期　ⅡA、ⅡB期，手术切除，术后辅助化疗；有以下因素者，如纵隔淋巴结清扫不彻底、淋巴结包膜外侵犯、多个肺门淋巴结转移、肿瘤距切缘过近者化疗后加放疗。不可手术的ⅡB期可同步放化疗。

3. Ⅲ期

(1) ⅢA期（$T_3N_1M_0$）：手术治疗，术后化疗加纵隔放疗；ⅢA期不能手术者，同步放化疗或诱导化疗加放疗，疗效好者考虑手术，或根治性同步放化疗后巩固化疗。①肺上沟瘤，术前同步放化疗，手术后化疗；不能手术者行根治性同步放化疗。②胸壁，接近气道或纵隔受侵，首选手术，切缘阴性者化疗，切缘阳性者再次手术切除+化疗，或放化疗加化疗。

(2) ⅢB期：①可切除者，卫星病灶，手术切除，术后化疗；非卫星病灶，手术后根据切缘的病理选择辅助化疗±放疗；或术前诱导化疗/术前同步放化疗，再手术。②不可切除者，同步放化疗后巩固化疗。

4. Ⅳ期　PS评分0~2分者，给予含铂的两药联合化疗或单药化疗；PS评分3~4分者，给予最佳支持治疗。EGFR突变或ALK阳性者，靶向治疗。

七、综合治疗

（一）手术治疗

1. Ⅰ、Ⅱ期患者，无手术禁忌证均应首选手术治疗；病变局限于一侧胸腔的ⅢA期，部分严格挑选的ⅢB期患者，可选择肺叶或全肺切除加肺门纵隔淋巴结清扫。

2. 临床高度怀疑为肺癌或不能排除肺癌可能的病例，又不能获得病理、细胞学或其他方法的肯定诊断，并具备上述条件者，应争取手术探查以明确诊断并做相应治疗者。

3. 原无手术适应证的局部晚期患者，经术前化疗（或）放疗后病变明显缩小、全身情况改善者。

（二）放射治疗

1. 不宜手术的Ⅰ、Ⅱ期患者　如合并严重内科疾病（多为心肺疾病）不能手术者或因高龄、心肺功能储备差，根治性放疗是标准治疗模式。

2. 术后放疗　T_3（胸壁受侵）；未进行系统淋巴结清扫；多个淋巴结转移或淋巴结包膜受侵的患者；术后病理切缘不净或有肿瘤残存者；R1、R2术后的患者；外科医师认为需要放疗者。

3. 局部晚期患者同步放化疗或序贯放化疗　ⅢA期可手术患者，手术后应行化疗放疗的综合治疗；ⅢA期不可手术或ⅢB期患者同步放化疗是标准的治疗手段，结合患者情况也可考虑序贯放疗、化疗。

4. Ⅳ期患者的姑息放疗　脑转移的全脑放疗、骨转移止痛以及化疗后残存病灶的放疗。

（三）辅助化疗

1. 新辅助化疗　适用于不能手术的ⅡB~ⅢA期患者，肿瘤缩小后再手术。

2. 术后辅助化疗　ⅠB期具有高危因素的患者（包括分化差、血管侵犯、楔形切除术后、切缘近等）以及Ⅱ~ⅢA期完全切除的患者。

八、肿瘤内科治疗

（一）转移性NSCLC化疗

1. 单药化疗　治疗有效率：多西紫杉醇（300例）为26%，紫杉醇（317例）为26%，吉西他滨（572例）为21%，长春瑞滨（621例）为20%，长春地辛（370例）为16%，顺铂（305例）为16%，异环磷酰胺（326例）为21%，伊立替康（138例）为27%，长春花碱（22例）为27%，丝裂霉素（88例）为17%。

对体质较差（PS 2）的老年患者，可选单药化疗，以减少毒性。常用药物包括吉西他滨、长春瑞滨、培美曲塞、紫杉类等。对紫杉醇过敏的患者，新型白蛋白紫杉醇也有肯定疗效。

2. 联合化疗　含铂两药联合化疗是NSCLC标准的一线治疗方案。常用联合方案包括DDP+吉西他滨或长春瑞滨，DDP+紫杉醇或多西紫杉醇等，非鳞癌患者可选择DDP+培美曲塞；通常一线治疗的客观缓解率（ORR）为25%~35%，中位TTP为4~6个月，中位OS为8~10个月，2年生存率为10%~15%。对不能耐受DDP者，可换用卡铂，但疗效略低于DDP。不含铂方案如吉西他滨加长春瑞滨或多西紫杉醇也可作为选择之一（根据患者具体情况）。近期FDA批准白蛋白结合型紫杉醇/卡铂方案用于晚期NSCLC治疗，其ORR高于经典的紫杉醇/卡铂方案，神经毒性较轻。

Scagliotti GV等进行的一项前瞻性、随机、Ⅲ期临床试验比较培美曲塞联合顺铂与吉西他滨联合顺铂治疗晚期NSCLC，结果显示两组总生存（OS）相似，但亚组分析发现，在腺癌和大细胞癌亚组，培美曲塞组优于吉西他滨组（OS分别为12.6个月和10.9个月，10.4个月和6.7个月），而鳞癌亚组中，吉西他滨组优于培美曲塞组（OS分别为10.8个月和9.4个月）。基于该研究，美国国立综合癌症网络（NCCN）临床实践指南推荐对非鳞癌NSCLC，培美曲塞/顺铂方案一线治疗优于吉西他滨/顺铂，且毒性更低。目前一线治疗越来越多地采用含培美曲塞的联合方案。

（二）靶向药治疗

1. 表皮生长因子受体酪氨酸激酶抑制剂（EGFR-TKI）

（1）吉非替尼：每次250 mg口服，每日1次。

表皮生长因子受体酪氨酸激酶抑制剂（EGFR-TKI），用于EGFR突变的晚期NSCLC治疗。有一系列可以预测EGFR-TKI对非小细胞肺癌的治疗敏感性的生物因子，其中最有效的分子预测物是EGFR体细胞突变，亚洲人EGFR突变率高，EGFR-TKI疗效好，而吸烟可造成突变率下降，EGFR-TKI疗效也相应下降。其次，EGFR基因拷贝数扩增也是判断EGFR-TKI敏感性的一种有效预测方法。Fukuoka M等进行的I-DEAL1研究，显示吉非替尼二线治疗晚期NSCLC有效率为18.4%，疾病控制率（ORR+SD）为54.4%，症状改善率为40.3%。IDEAL2研究提示吉非替尼三线或三线以上治疗晚期NSCLC有效率为11.8%，症状改善率为43%。约85%有EGFR基因突变的患者可从治疗中受益。

（2）厄洛替尼：每次150 mg口服，每日1次。

表皮生长因子受体酪氨酸激酶抑制剂，用于EGFR突变的晚期NSCLC治疗。Roy S等进行的NCICBR21研究，显示厄洛替尼治疗晚期NSCLC的有效率为8.9%，中位TTP为9.9周，总生存期为6.7个月。2004TRIBUTE研究中，对不吸烟晚期NSCLC患者，一线治疗紫杉醇/卡铂联合厄洛替尼组与紫杉醇/卡铂组比较，OS明显延长（22.5个月和10.1个月）。NCCN指南推荐厄洛替尼可作为一线治疗用于EGFR基因突变的NSCLC患者。

(3) 阿法替尼：每次40 mg口服，每日1次。

阿法替尼是口服的第二代小分子双靶点EGFR/EGFR2-TKI抑制剂。适用于EG-FR19或21外显子突变的晚期NSCLC的一线治疗。Miller VA等在最初的LUX-Lung 1 Ⅱb/Ⅲ期临床研究，入组厄洛替尼和（或）吉非替尼和1~2次化疗治疗失败后的转移性NSCLC，阿法替尼组（50 mg口服，每日1次，390例）与安慰剂组（195例）比较，客观缓解率分别为7%和<1%（$P=0.0019$），PFS为3.3个月和1.1个月（$P<0.0001$），有显著改善；在后续的LUX-Lung 3 Ⅲ期研究中，与一线方案培美曲塞+顺铂比较，Afatinib的客观缓解率分别为56%和23%（$P<0.0001$），PFS为11.1个月和6.9个月（$P=0.0004$）均表现出明显优势；Wu YL等进行的LUX-Lung 6研究，比较一线治疗中Afatinib与吉西他滨+顺铂方案的疗效，两组的客观缓解率分别为66.9%和23.0%（$P<0.0001$），PFS为11.0个月和5.6个月（$P<0.0001$），同样具有更多的获益，但在这3项研究中，患者的OS均无显著差异。阿法替尼常见的毒性主要与抑制EGFR功能相关，如皮肤反应、腹泻等。

(4) 埃克替尼：每次125 mg，口服，每日3次。

埃克替尼是我国自主研发的口服EGFR-TKI抑制剂。临床前研究显示其对EGFR-TKI有高度的特异性和选择性。与其他ECFR-TKI抑制剂最大的差异是半衰期短（6~8小时），而吉非替尼为40小时左右。国内进行的多中心、前瞻、非劣效性Ⅲ期临床研究比较该药与吉非替尼治疗晚期NSCLC结果。既往含铂化疗方案失败的NSCLC患者，随机分组接受埃克替尼125 mg每日3次（研究组，200例）或吉非替尼250 mg每日1次（对照组，199例）至病情进展或不能耐受，研究终点为PFS。结果显示，埃克替尼组中位PFS为4.6个月，吉非替尼组为3.4个月（$P=0.13$），无统计学差异。两药的客观缓解率ORR和中位OS相似，中位PFS分别为27.6%和27.2%；中位OS为13.3个月和13.9个月。对EGFR突变者，埃克替尼的中位PFS、OS和ORR与吉非替尼相似，中位PFS分别为7.8个月和5.3个月（$P=0.32$），OS为20.9个月和20.2个月，ORR为62.1%和53.8%（$P=0.49$）。最常见的不良反应为皮疹和腹泻。埃克替尼组总体的不良反应发生率（61%）低于吉非替尼（70%，$P=0.046$）；埃克替尼组皮疹发生率为41%，吉非替尼组为49%；两组腹泻发生率分别为22%和29%，药物相关性腹泻埃克替尼组（19%）低于吉非替尼组（28%，$P=0.033$）。研究提示埃克替尼的疗效与吉非替尼相似，但不良反应更轻，是既往化疗失败的晚期NSCLC患者的新选择。

2. ALK抑制剂　克唑替尼：250 mg口服，每日2次。

克唑替尼是小分子的ALK和MET酪氨酸激酶抑制剂。ALK是肺癌的驱动基因，EML4-ALK融合基因可见于多种肿瘤，初步的流行病学研究表明，在NSCLC患者中，ALK阳性率为3%~5%，这类患者的特点为腺癌、不吸烟或少吸烟、对EGFR-TKI抑制剂耐药。通常EML4-ALK融合基因与EGFR突变相排斥。克唑替尼是ALK和c-MET基因或其变异体的双重阻断剂。对于ALK阳性的NSCLC患者，克唑替尼具有显著的治疗活性。Camidge R等进行的PROFILE 1001研究，在第2部分扩展队列研究共纳入119例，给予克唑替尼250 mg口服，每日2次，每4周为1周期。结果ORR为61%，中位缓解持续时间为48.1周。PROFILE1005研究（2011年）入组136例既往化疗失败的ALK阳性晚期NSCLC患者（93%的患者至少接受过2个以上化疗方案的治疗），克唑替尼250 mg每日2次，每3周重复。结果显示，患者ORR为50%，中位缓解持续时间为41.9周。两项研究观察到的最常见的不良反应（≥25%）为视力障碍、恶心、腹泻、水肿和便秘。基于以上两项研究结果，2011年8月美国FDA批准克唑替尼用于局部晚期或转移性 ALK 阳性 NSCLC 的一线治疗。

Alice T 等进行的克唑替尼的Ⅲ期临床研究，入组 347 例 ALK 融合基因阳性、既往接受过含铂方案一线化疗的 NSCLC 患者，比较克唑替尼（250 mg 口服，每日 2 次）与培美曲塞（500 mg/m²）或多西他赛（75 mg/m²，每 3 周 1 次）二线治疗的疗效，中期分析时，克唑替尼的 ORR（65%）和 PFS（7.7 个月）明显好于化疗（20%，3.0 个月，$P<0.001$），OS 无显著差异。对于无 EGFR 突变，EM 卫 4-ALK 融合基因阳性患者，克唑替尼可作为二线治疗的首选。

3. 抗血管生成抑制剂

（1）贝伐珠单抗：5~10 mg/kg 静脉滴注，每 2 周 1 次，或 15 mg/kg，每 3 周 1 次，直至疾病进展。

贝伐珠单抗可与血管内皮生长因子（VEGF）结合，阻碍 VEGF 与内皮细胞表面受体结合，阻断肿瘤新生血管形成，减少肿瘤血液供给，抑制肿瘤生长。

贝伐珠单抗联合化疗方案：对 PS 0~1 分非鳞癌患者，可在以上化疗方案中加贝伐珠单抗 7.5 或 15 mg/kg，每 3 周 1 次，直至病情进展。

Sandler A 等进行的 ECOG4599 试验，比较联合组［紫杉醇/卡铂+贝伐珠单抗（每次 15 mg/kg）］与单化疗组（紫杉醇/卡铂）一线治疗ⅢB/Ⅳ期 NSCLC（非鳞癌）患者，贝伐珠单抗持续治疗至病情进展。结果显示，与单化疗组相比，加用贝伐珠单抗后 ORR 提高，分别为 35% 和 15%（$P<0.001$），可延长总生存期（分别为 12.3 个月和 10.3 个月，$P=0.003$），中位 PFS 分别为 6.2 个月和 4.5 个月（$P<0.001$），但也会增加不良反应，如出血（4.4% 和 0.7%，$P<0.001$），发热性粒细胞减少等。2006 年美国 FDA 批准贝伐珠单抗用于晚期非鳞癌 NSCLC 治疗。

随后 Reck M 等进行的 AVAIL Ⅲ期临床试验，比较贝伐珠单抗（7.5 mg/kg 或 15 mg/kg）联合顺铂/吉西他滨组与单用顺铂/吉西他滨组，一线治疗晚期非鳞癌 NSCLC 结果，加用贝伐珠单抗可提高 PFS，7.5 mg/kg 治疗组为 6.7 个月（$P=0.0039$），15 mg/kg 组为 6.5 个月（$P=0.03$），单化疗组 PFS 为 6.1 个月，客观缓解率在 7.5 mg/kg 治疗者为 34.1%，15 mg/kg 治疗者为 30.4%，单化疗组的缓解率为 20.1%，但总生存无差异。贝伐珠单抗两个剂量组的疗效和安全性相似。2014 年 NCCN 指南推荐贝伐珠单抗加化疗适用于 PS 0-1、无 EGFR 基因突变或 ALK 融合基因的晚期非鳞癌 NSCLC 治疗。

（2）重组人血管内皮抑素：7.5 mg/m²+NS 500 mL 静脉滴注，第 1~14 天，21 天为 1 周期。

重组人血管内皮抑素为国内研发的血管抑制类生物制品。其机制是通过抑制血管内皮细胞的迁移来抑制肿瘤新生血管的生成，从而阻断肿瘤的营养供给，达到抑制肿瘤增殖或转移的目的。中国医学科学院肿瘤医院牵头的多中心、随机、双盲Ⅲ期临床试验，化疗加恩度治疗晚期 NSCLC，结果 NP 方案+恩度组与 NP+安慰剂对照组进行比较，两组的 ORR 分别为 35.4% 和 19.5%（$P=0.003$），CBR 分别为 73.29% 和 64.02%（$P=0.035$），中位 TTP 分别为 6.3 个月和 3.6 个月（$P<0.001$）。亚组分析，初治和复治患者都显示联合组优于对照组。基于此研究，我国已批准恩度联合 NP 方案治疗初治或复发的Ⅲ/Ⅳ期 NSCLC。

4. 西妥昔单抗　首次 400 mg/m² 静脉滴注，以后 250 mg/m² 静脉注射，每周 1 次，直至疾病进展或不能耐受。

西妥昔单抗是针对 EGFR 的 IgG1 单克隆抗体。FLEX Pirker R 等的Ⅲ期临床研究，将进展期非小细胞肺癌患者随机分为长春瑞滨+顺铂联合西妥昔单抗组，或顺铂+长春瑞滨化疗组，对 EGFR 阳性的晚期 NSCLC，西妥昔单抗联合长春瑞滨+顺铂组一线治疗较长春瑞滨+顺铂组显著延长总生存期（11.3 个月和 10.1 个月，$P=0.044$），提高有效率（36% 和 29%，$P=0.012$），且所有组织学亚型均可受益。化疗联合西妥昔单抗的疗效不依赖于EGFR或KRAS基因突变。另外，Khambata-Ford S等的BMS-099研究，对于未经选择的晚期NSCLC患者（不检测EGFR），比较卡铂联合紫杉类±西妥昔单抗的疗效，结果发现两组的OS无差异，联合组为9.69个月，化疗组为8.38个月（$P=0.1685$）。目前西妥昔单抗尚未被批准用于治疗晚期NSCLC。

（三）维持治疗

一线治疗肿瘤缩小或稳定后可选择原方案其中一种低毒、方便的药物继续维持治疗，也可换药维持治疗至肿瘤进展或患者不能耐受。常用的维持治疗药物包括培美曲塞、多西他赛、吉西他滨、贝伐珠单抗、爱必妥。对于EGFR突变患者，也可换用特罗凯、易瑞沙等进行维持治疗，延长TTP。具体哪一种药物和模式维持治疗，要看一线方案的疗效、耐受性、肿瘤的特征和患者的治疗意愿。

Ciuleanu TE等进行的随机、双盲、安慰剂对照多中心Ⅲ期临床试验，入组4周期含铂方案化疗后未进展的晚期NSCLC，随机接受培美曲塞+最佳支持治疗（BSC）或安慰剂+BSC。结果培美曲塞组较安慰剂组PFS延长1倍（4.04个月和1.97个月，$P<0.00001$），化疗缓解率（49%和29%，$P=0.001$）也提高。但亚组分析发现非鳞癌NSCLC收益更多。基于该研究，2009年NCCN临床实践指南推荐培美曲塞可用于一线含铂化疗后无进展的晚期非鳞癌NSCLC的维持治疗（2B级推荐）。

九、化疗方案

（一）化疗一线治疗常用方案

1. 铂类药物常用联合化疗方案

（1）NP方案

DDP 75 mg/m² 静脉滴注，第1天（正规水化、利尿），或总量分3天给予；

NVB 25 mg/m² 静脉滴注，第1、8天；

3周为1周期，用4周期。

（2）GP方案

DDP 75 mg/m² 静脉滴注，第1天（正规水化、利尿）；

CEM 1 250 mg/m² 静脉滴注，第1、8天；

3周为1周期。

（3）DP方案

DXr 75 mg/m² 静脉滴注，第1天；

DDP 75 mg/m² 静脉滴注，第1天（正规水化、利尿）；

3周为1周期。

（4）TC方案

PTX 175 mg/m² 静脉滴注，第1天；

CBP AUC5 静脉滴注，第2天；

3周为1周期。

（5）TP方案

PTX 175 mg/m²，静脉滴注，第1天；

DDP 75 mg/m²，静脉滴注，第2天（正规水化、利尿）；

3周为1周期。

(6) PP方案（非鳞癌优选）

培美曲塞 500 mg/m²，静脉滴注，第1天（药前用药：地塞米松、叶酸和维生素 B_{12}）；

DDP 75 mg/m² 静脉滴注，第1天（正规水化、利尿，或总剂量分3天用）；

或 CBP AUC5，静脉滴注，第2天。

3周为1周期。

(7) 白蛋白结合型紫杉醇加卡铂方案

白蛋白结合型紫杉醇 120 mg/m²，静脉滴注，第1、8天；

CBP AUC5，静脉滴注，第2天；

3周为1周期。

2. 非铂类药物常用联合化疗方案

(1) NG方案

NVB 20~25 mg/m²，静脉滴注，第1、8天；

GEM 1 000 mg/m²，静脉滴注，第1、8天；

3周为1周期。

(2) DG方案

DTX 35~40 mg/m²，静脉滴注，第1、8天；

或 60 mg/m²，静脉滴注，第1天；

GEM 1 000 mg/m²，静脉滴注，第1、8天；

3周为1周期。

3. 单药化疗方案　对于PS 2分的患者，可以考虑培美曲塞、长春瑞滨、吉西他滨、紫杉类药物单药化疗或者含卡铂的联合化疗（培美曲塞/紫杉醇+卡铂）。

（二）化疗二线治疗常用方案

单药化疗常用方案

1. 多西他赛　75 mg/m²，静脉滴注，第1天；3周为1周期。

2. 培美曲塞　500 mg/m²，静脉滴注，第1天；3周为1周期。

（三）辅助化疗常用方案

1. NP方案

DDP 75 mg/m²，静脉滴注，第1天（正规水化、利尿），或总量分3天给予；

NVB 25 mg/m²，静脉滴注，第1、8天；

3周为1周期，用4周期。

2. TC方案

PTX 175 mg/m²，静脉滴注，第1天；

CBP AUC，静脉滴注，第2天；

3周为1周期，用4周期。

3. 其他含铂两药联合方案　DDP+培美曲塞（非鳞癌）；DDP+吉西他滨/多西紫杉醇。具体剂量见一线治疗方案。

(四) 同步放化疗方案

1. EP 方案（优选）

DDP 50 mg/m², 静脉滴注, 第 1、8 天（正规水化、利尿）；

VP-16 50 mg/m², 静脉滴注, 每日 1 次, 第 1~5 天；

每 4 周重复, 用 2 周期, 同步放疗。

2. PC 方案

培美曲塞 500 mg/m², 静脉滴注, 第 1 天；

CBP AUC 5, 静脉滴注, 第 1 天, 或 DDP 75 mg/m² 静脉滴注, 第 1 天（正规水化、利尿）；

每 3 周重复, 同步放疗。

（郭　隽）

第三节　小细胞肺癌

一、概述

小细胞肺癌是起源于支气管黏膜上皮或腺上皮的嗜银细胞的一种恶性肿瘤。小细胞肺癌占肺癌总数的 15%~20%, 是肺癌中较为少见但恶性程度极高的一种类型。

二、病因病理

小细胞肺癌的发病原因主要与吸烟、空气污染、电离辐射以及遗传等因素有关。长期吸烟者发病率较高, 且男性患者多于女性。

小细胞肺癌的癌细胞小、胞浆少、细胞核相互挤压, 分化程度低, 恶性程度高。癌细胞生长迅速, 早期即可发生转移, 尤其是脑转移、肝转移等远处转移。

三、临床表现

早期小细胞肺癌症状不明显, 常见的症状有乏力、咳嗽（多为持续性刺激性干咳, 可能伴有咳痰或血痰）、气短、体重下降、疼痛等。

随着病情加重, 可出现胸内扩散症状和肺外转移症状, 如呼吸困难、胸痛加剧、上腹痛、恶心、呕吐、便秘和腹泻等。

晚期患者还可能出现副癌综合征, 如杵状指、内分泌异常等。

四、诊断

1. 胸部 X 线检查　常规筛查肺部疾病的手段之一, 对小细胞肺癌的诊断有一定的帮助。

2. CT 扫描　提供更为详细的图像信息, 有助于发现微小病变及了解肿瘤侵犯范围和淋巴结转移情况。

3. 纤维支气管镜检查　能直接观察到肿块所在部位并获取组织标本做病理切片分析。

4. 痰液脱落细胞学检查　通过检测痰液中的癌细胞来辅助诊断小细胞肺癌。

5. 纵隔镜检查　可直接观察纵隔结构并取活检，有助于确定肿瘤位置与性质。

五、临床分期

小细胞肺癌（SCLC）起源于支气管，沿支气管壁黏膜向腔内浸润生长。SCLC 占肺癌的 15%～20%。

SCLC 的临床分期：通常使用局限期和广泛期。

1. 局限期　病变局限于同侧胸腔，病变能被一个可以耐受的放射野包全，包括同侧纵隔淋巴结、同侧锁骨上淋巴结，不包括血行播散。

2. 广泛期　病变超越局限期范围，包括血行播散。

SCLC 早期病例术前和术后分期用 NSCLC 的 TNM 分期，如ⅠA、ⅠB期，ⅡA、ⅡB期，ⅢA、ⅢB期。非手术病例的分期用局限期和广泛期。

六、治疗原则

SCLC 以化疗和放疗为主要治疗手段。早期病例采取手术+化疗或者化疗+手术的治疗模式。局限期病例行化疗加放疗，或同步放化疗。广泛期病例以化疗为主，依据化疗后疗效评估情况，决定是否给予放疗。

1. 早期病例　由于小细胞肺癌早期易出现转移，所以应谨慎选择手术治疗，能切除者可先行化疗再考虑手术。

2. 局限期病例　局限期 SCLC 占 SCLC 病例的 30%～40%。治疗策略是化疗后合并胸部放疗，或同步放化疗。常用化疗方案（EP 和 EC 方案）4～6 周期。由于本病有高发生率的脑转移，对达到完全缓解的患者应行预防性全脑放疗，可减少脑转移发生率，延长生存意义不大。

3. 广泛期病例　小细胞肺癌是化疗敏感的肿瘤，有时单纯化疗可达治愈。对于化疗后病灶局限的患者行姑息性放疗，改善生活质量。

4. 复发病例　复发病例的治疗预后取决于一线化疗后至复发的时间间隔，分为如下两种：

（1）敏感复发病例：为一线治疗有效且病情稳定至少达 180 天以上患者。这类患者仍可用一线治疗有效的药物或方案。也可选用二线治疗药物，如拓扑替康（TPT）、伊立替康（IRI）、CAV 方案、口服 VP-16、PCT、GEM、VDS 等。

（2）难治复发病例：为一线治疗后在 90 天内复发进展，或一线治疗无效患者。选用二线治疗药物和方案，或使用靶向药物。二线治疗选用与一线治疗无交叉耐药方案，如一线治疗为方案，二线治疗则选用 CAV 或伊立替康的方案。

七、综合治疗

（一）放射治疗

1. SCLC 放化疗的综合治疗　放疗主要用于局限期 SCLC，放化疗联合应用比单化疗或单放疗的生存效益好。国际上对于 SCLC 的治疗没有统一的模式，美国局限期 SCLC 的标准治疗方案为同步放化疗，而序贯放化疗广泛被欧洲国家采用。因为小细胞肺癌化疗敏感，特别强调足量化疗。广泛期患者使用化疗加放疗和减症放疗。

（1）胸部放疗方法：①常规分割放疗，每次 1.8~2.0 Gy，每日 1 次，每周 5 次，连用 5 周，总剂量 45~50 Gy。②超分割放疗，每次 1.5 Gy，每日 2 次，每周 5 天，连用 3 周，总剂量 45 Gy。由于超分割放疗不良反应严重，且生存期也未显示有突出优势，现仍多采用常规分割放疗。对较年轻、体能状态好的患者可考虑使用。

Tumsi AT 等对 417 例局限期 SCLC，随机分为超分割放疗组（每次 1.5 Gy，每日 2 次，每周 5 天，连用 3 周，总剂量 45 Gy）和常规分割放疗组（每次 1.8 Gy，每日 1 次，连用 5 周，总剂量 45 Gy）。所有患者均接受 VP-16+DDP 的 3 周为 1 周期，4 周期化疗，在第 1 周期开始放疗，治疗后完全缓解患者，给予预防性全脑放疗，总剂量 25 Gy，分 10 次。结果两组的中位生存期分别为 23 个月和 19 个月，1 年生存率分别为 47% 和 41%，5 年生存率分别为 26% 和 16%。然而在超分割放疗组的不良反应明显增加，3 度食管炎分别为 26% 和 11%。

（2）放化疗顺序方法：①序贯放化疗，于化疗 4 周期结束后进行放疗，先化疗后放疗。②同步放化疗，从第 1 周期化疗开始，放疗与化疗同时进行。

（3）序贯放化疗与同步放化疗：Perry MC 等对局限期 SCLC 单用化疗与化疗加放疗的疗效比较，分为三组。①单化疗组，单用 CA（CTx+ADM）方案。②早期放疗组，在化疗第 1 周期 CA 化疗的同时加用胸部放疗 45 Gy，即同步放化疗。③后期放疗组，在化疗第 4 周期 CA 化疗后，开始加用胸部放疗 45 Gy，即序贯放化疗。结果 2 年局部控制率：单化疗组为 13%，化放组为 54%，化疗合并放疗组的局部控制率明显升高，对早期放疗组的生存期比后期放疗组延长。

Takada M 等进行的Ⅲ期研究，对局限期 SCLC 228 例，给予 EP（VP-16+DDP）方案 4 周期化疗与同步放疗（每次 1.5 Gy，每日 2 次，3 周，总剂量 45 Gy），随机分为早期同步放化疗组（放疗于化疗的第 1 周期开始同步进行）和后期序贯胸部放疗组（放疗于化疗第 4 周期后进行）。结果两组的中位生存期分别为 27.2 个月和 19.7 个月；2 年生存率为分别 54.4% 和 35.1%；3 年生存率分别分别为 29.8% 和 20.2%，5 年生存率分别为 23.7% 和 18.3%，说明早期同步放化疗比后期序贯放化疗生存期延长，但不良反应也明显增加。

2. 诱导化疗后加同步放化疗　Han JY 等对 35 例初次化疗的局限期 SCLC 患者，用依立替康加顺铂诱导化疗，随后给予 VP-16+DDP 化疗同步每日 2 次放疗。治疗包括两个方案。IP 方案：顺铂 40 mg/m² 静脉注射，第 1、8 天；依立替康 80 mg/m² 静脉注射，第 1、8 天，21 天为 1 周期，用 2 周期。随后给 EP 方案：顺铂 60 mg/m² 静脉注射，第 43 天、第 64 天+VP-16 100 mg/m² 静脉注射，第 43~45 天，第 64~66 天，21 天为 1 周期，用 2 周期。同时给每日 2 次胸部放疗，从第 43 天开始，总量 45 Gy。结果在诱导化疗后的客观有效率为 97%，其中 CR 3 例，PR 31 例。同步放化疗后的客观有效率为 100%，其中 CR 15 例，PR 20 例。全组的中位总生存期 25.0 个月，1 年生存率为 85.7%，2 年生存率为 53.9%，中位无进展生存时间为 12.9 个月，1 年无进展生存率 58.5%，2 年无进展生存率 36.1%。常见毒性为 3、4 度中性粒细胞减少，在化疗诱导期间为 68%，在同步放化疗期间为 100%。发热性中性粒细胞减少，在化疗诱导期间为 20%，在同步放化疗期间为 60%。指出 IP 诱导化疗后，继之给予同步胸部放疗超分割加 EP 化疗显示良好的生存率。足量化疗可提高 5 年生存率 5%~10%，但毒性作用也显著增加。

Joeng J 等对局限期 SCLC，前期用 IP 方案诱导化疗后，改为继续用该方案化疗并同步放疗。结果有效率为 100%，无进展生存时间为 11.6 个月，估计中位生存期为 34.2 个月，1 年生存率为 89.1%，2 年生存率为 60.9%，显示 IP 方案后用 IP 同步放疗治疗局限期 SCLC 有较好疗效。

3. 同步放化疗后巩固化疗

（1）同步放化疗后用 PC 方案巩固化疗：Edelman MJ 等进行的Ⅱ期试验，用 EP 方案同步放化疗，续以 PCT/CBP 方案巩固化疗治疗局限期 SCLC。EP 方案：VP-16 50 mg/m^2 静脉注射，每日 1 次，第 1~5 天，第 29~33 天+DDP 50 mg/m^2 静脉注射，每日 1 次，第 1~5 天、第 29~36 天，同步胸部放疗：总剂量 61 Gy，从化疗第 1 天开始。同步放化疗后使用 CP 方案巩固化疗：CBp AUC 5 静脉注射+ PCT 200 mg/m^2 静脉注射，第 1 天，21 天重复，治疗 3 周期。可评价疗效 87 例。结果 CR 率为 33%，PR 率为 53%，有效率为 86%，中位生存期为 17 个月，1 年生存率为 61%，2 年生存率为 33%，中位无进展生存时间为 9 个月。

（2）同步放化疗后 IP 方案巩固化疗：Mitsuoka S 等进行的Ⅱ期研究，入组 51 例，可评价疗效和毒性患者 49 例。用 EP 方案同步放化疗，续以 IP（IRI+DDP）方案巩固化疗治疗局限期 SCLC。EP 方案：VP-16 100 mg/m^2 静脉注射，每天 1 次，第 1~3 天+DDP 80 mg/m^2 静脉注射，第 1 天。同步胸部放疗：每次 1.5 Gy，每日 2 次，总剂量 45 Gy。同步放化疗后使用 IP 方案：IRI 60 mg/m^2 静脉注射，第 1、8、15 天+ DDP 60 mg/m^2 静脉注射，第 1 天，21 天重复，治疗 3 周期。结果有效率为 87.8%，其中 CR 率为 40.8%，1 年生存率为 86.4%，2 年生存率为 50.7%（中位生存期报道时未达到）。研究显示该方案有较好疗效。

4. 预防性脑照射（prophylactic cerebral irradiation，PCI） 脑转移是 SCLC 治疗失败的重要原因，尸检发现率为 50%~65%，临床 MRI 影像学的检出率为 24%。初治患者达 CR 者，2 年内有 45% 发生脑转移。

（1）PCI 适应证：对局限期 SCLC 首次放化疗后，评价肿瘤 CR，或肿瘤缩小 90% 以上，病情稳定者，给予预防性全脑照射。广泛期患者如化疗后达 CR 且病情稳定，也可行 PCI。脑转移如无症状，全脑放疗可在化疗后进行。PCI 可减少脑转移的发生率和延长生存期。

（2）放疗剂量和方法：每次 2.0 Gy，每日 1 次，每周 5 次，3 周 15 次，总剂量 30 Gy，或每次 2.5 Gy，每日 1 次，每周 5 次，2 周照射 10 次，总剂量 25 Gy，前者疗效较好。上述剂量引起神经系统并发症较少，耐受性较好。

（3）PCI 的疗效：AuperinA 等对局限期 SCLC 987 例，在化疗后获 CR 患者给予预防性全脑照射进行 Meta 分析。结果 PCI 患者的脑转移发生率为 33.3%，未照射患者为 58.6%（$P<0.001$），使脑转移发生率降低 25.3%；3 年生存率分别为 20.7% 和 15.3%，使 PCI 患者生存获益 5.4%。认为诱导化疗结束后早期给予 PCI 比延迟治疗更能降低脑转移危险。

Cao KJ 等对局限期 SCLC 后完全缓解患者，进行预防性全脑照射的长期观察，51 例放化疗后完全缓解患者随机入预防性全脑照射（PCI）组 26 例，对照组 25 例。PCI 组接受预防性脑照射，每次 1.8~2.0 Gy，总剂量 25.2~30.6 Gy。结果：脑转移发生率，PCI 组为 3.8%，对照组为 32.0%（$P=0.02$）。1、3、5 年生存率，PCI 组为 84.6%、42.3% 和 34.6%，对照组为 72.0%、32.0% 和 24.0%（$P=0.13$）。接受预防性脑照射患者未发生严重并发症，表明局限期 SCLC 完成化疗加胸部放疗后，CR 患者进行预防性脑照射能降低脑转移的发生率和改善生存。

（二）外科治疗

SCLC 患者手术治疗不作为常规治疗手段，应谨慎选择适应证，并做好术前和术后的治疗安排。

1. 手术适应证

(1) 根治性手术：①病变局限于一个肺叶，周围型孤立性结节，直径小于 6 cm，无明显肺门和纵隔淋巴结肿大；临床 TNM 分期为 $T_{1-2}N_0M_0$；非常局限的中心型肺病变，肿瘤累及肺段至肺叶支气管，无或仅有肺门淋巴结转移（T_{1-2}）。②一般状况较好。③无脏器功能受损。④PET/CT-代谢/影像改变一致的患者，可能手术更受益。SCLC 早期病例可采用肺癌 TNM 分期。$T_{1-2}N_0$ 患者可行肺叶切除加纵隔淋巴结清扫。

(2) 挽救性手术：姑息减症手术。

2. 分期与手术及术前和术后治疗

(1) ⅠA、ⅠB 期：为手术选择对象，术后化疗，推荐用 EP 方案 4~6 周期。

(2) ⅡA、ⅡB 期：也可考虑手术，术前应给予化疗 2 周期，行肺叶切除加区域淋巴结清扫手术，术后化疗 4 周期。或直接手术，术后再行辅助化疗 6 周期，根据术后病理检查结果加用胸部放疗。

(3) Ⅲ期：不考虑手术。但由于Ⅱ期和Ⅲ期术前不易确定，已手术的Ⅲ期患者，术后应再进行化疗或放化疗。手术对切除混合型肿瘤更有益。

局限病变，放化疗后有病灶残留，也可做病灶肺叶切除。术后病理无淋巴结转移者，术后给予化疗 4~6 周期；有淋巴结转移者术后给予放化疗。

手术前给予化疗或放化疗患者，治疗前必需有病理证据。关于术前化疗，对患者应有好处，但目前尚无定论。Chandra V 等对 SCLC 手术治疗 77 例，术后化疗或放化疗，结果 5 年生存率为 27%，中位生存期为 24 个月，其中Ⅰ、Ⅱ期患者 5 年生存率为 38%。说明早期 SCLC 可以考虑手术，术后化疗或放化疗，能延长生存期。

八、肿瘤内科治疗

（一）按分期化疗

1. 局限期 SCLC 的化疗　EP 方案为局限期小细胞肺癌的一线标准化疗方案。局限期 SCLC 化疗的总有效率为 70%~80%，中位生存期为 12~16 个月。化疗并发放疗后中位生存期延长为 18~20 个月，2 年生存率为 40%，5 年生存率为 15%~25%。

Erpolat OP 等对局限期 SCLC 患者采用 EP 化疗联合放疗，治疗 70 例。结果：平均生存时间为 16 个月。放疗前化疗的客观有效率为 67%（47 例）。中位生存时间：有效患者为 11 个月，无效患者为 6 个月（$P=0.002$），对化疗有效患者的生存时间较长。放射剂量用 50 Gy 以上者对其生存期无好处。在放疗前用 4 周期化疗者生存期有改善，有效和无效的中位生存期分别为 14 个月和 8 个月（$P=0.01$）。在预防性脑照射的生存期分析虽然作用不明显，但对 Cox-回归分析参数生存期有好处。

局限期 SCLC 化疗或放化疗的 3 年生存率：CAE 方案化疗（CTX+ADM+VP-16）为 10%；CAE 方案化疗+序贯胸部放疗为 15%；EP 方案化疗+序贯胸部放疗+预防性全脑照射为 20%；EP 方案化疗+同步胸部放疗+预防性全脑照射为 30%；EP 方案化疗+同步超分割放疗+预防性全脑照射为 37%。

2. 广泛期 SCLC 的化疗　治疗以化疗为主，联合放疗。用于广泛期 SCLC 的有效新药有 TPT、异环磷酰胺（IFO）、IRI、PCT、GEM 等。

(1) 广泛期小细胞肺癌化疗后的中位生存期：广泛期 SCLC 化疗的有效率为 70%，中位生存期为 7~11 个月，5 年生存率为几乎为 0。最好支持治疗为 1.5 个月；CTX 化疗为 4.0 个月；CTX+CCNU+

MTX 化疗为 7.2 个月；CTX+ADM+VCR 化疗为 8.3 个月；DDP +VP-16 化疗为 9.4~10.2 个月。

（2）IP 方案与 EP 方案比较：在日本进行的研究中，IRI+DDP（IP）方案对治疗广泛期 SCLC 患者显示有很好疗效，但在美国的研究中，比较 IRI/DDP 方案与 VP-16/DDP 方案治疗的总生存期未显示有差异。加第三个药与 VP-16/DDP 并发治疗，以及其他三药治疗，结果大多未显示出有更好效果。化疗包括维持治疗、交替给非交叉耐药方案和密集剂量化疗，一般还没有显示增加生存期。

（3）化疗序贯给药和交替给药的疗效比较：Georgoulias V 等进行的Ⅲ期临床研究，对广泛期 SCLC 一线治疗，采用以下两种方案。①序贯方案化疗，用 EP 方案（VP-16 100 mg/m² 静脉滴注，第 1~3 天+DDP 80 mg/m² 静脉滴注，第 1 天，21 天重复），4 周期后，续以 TPT 方案（1.5 mg/m² 静脉滴注，第 1~5 天，21 天重复），4 周期，136 例。②交替方案化疗，EP 方案于 1、3、5、7 周期给药，TPT 于 2、4、6、8 周期给药，136 例。结果两组有效率分别为 56% 和 57%，中位缓解期为 5.5 个月和 5.6 个月，中位肿瘤进展时间为 6.2 个月和 6.9 个月，中位生存期为 10.2 个月和 10.6 个月，1 年生存率为 37% 和 39%。序贯给药和交替给药两组的有效率和生存期相似，毒性反应也无明显差别，说明序贯和交替方案化疗未提高疗效。

3. SCLC 复发病例的化疗

（1）难治复发性 SCLC 二线治疗的有效药物：包括 TPT、IRI、IFO、PCT（PTX）、DCT（DTX）、GEM、氨柔比星等药物。复发病例单药治疗的有效率如下，吉西他滨：对敏感复发病例为 15.4%（4/26）；对难治复发病例为 5.0%（1/20）。长春瑞滨：对敏感病例为 14.7%（5/34）；对难治病例为 12.5%（3/24）。紫杉醇：治疗难治病例为 29.2%（7/24）。多西他赛：对敏感病例为 30%（3/10）。依立替康：对敏感病例为 35.3%（6/17）；对难治病例 3.7% 为（1/27）。

（2）难治复发性 SCLC 二线治疗的联合化疗方案：有 TP（TPT+DDP）、IP（IRI+DDP）、VIP（IFO+VP-16+DDP）方案等。

（二）靶向药治疗

1. 沙利度胺维持治疗　美国 Dowlati A 等进行的Ⅱ期临床试验，对 30 例广泛期 SCLC 经前期化疗有效后无进展病例，用沙利度胺（200 mg 口服，每日 1 次）作为维持治疗，于化疗完成后 3~6 周开始维持治疗，中位维持时间 79 天。结果从诱导化疗开始时间起的中位生存期为 12.8 个月，1 年生存率为 51.7%。毒性较轻，1 度神经毒性为 27%，仅 1 例为 3 度神经毒性。认为维持治疗有一定效果。

法国 Pujol JL 等进行的Ⅲ期随机双盲对照临床试验，对体能状态 PS 评分 2 分以上，70 岁以下的广泛期 SCLC 92 例，在经过 PCDE 方案（CTX+ADM+VP-16+DDP）化疗 2 周期有效后，随机给予 PCDE 4 周期化疗加沙利度胺维持治疗组 49 例和 4 周期 PCDE 化疗加安慰剂维持治疗组 43 例，随访 9 个月。结果两组的总生存时间分别为 11.7 个月和 8.7 个月，显示沙利度胺维持治疗的生存期有延长。但 Lee SM 等进行的Ⅲ期随机双盲对照临床试验，用沙利度胺联合其他化疗药物治疗 SCLC 724 例，结果未显示该治疗可以提高生存率。

2. 贝伐珠单抗

（1）贝伐珠单抗单药维持治疗：Patton JF 等进行的Ⅱ期试验，给予局限期 SCLC 57 例，在诱导化疗后缓解患者贝伐珠单抗维持治疗。结果完全缓解率为 54%，中位生存期为 15 个月。显示贝伐珠单抗维持治疗有一定效果。

（2）贝伐珠单抗联合 VP-16+DDP 方案：Sandler A 等进行的Ⅱ期研究，对既往未治疗的广泛期

SCLC 64 例，用贝伐珠单抗联合 EP 治疗：贝伐珠单抗 15 mg/kg 静脉滴注，第 1 天+DDP 60 mg/m² 静脉滴注，第 1 天+VP-16 100 mg/m² 静脉滴注，每日 1 次，第 1~3 天，21 天为 1 周期，用 4 周期或直至疾病进展。结果可评价疗效的有效率为 69%，存活或 6 个月无进展生存占 33%。显示 EP 方案加贝伐珠单抗可使未治广泛期 SCLC 从中受益。

（3）贝伐珠单抗联合 IP 方案：Ready N 等进行的 Ⅱ 期研究，入组初治广泛期 SCLC 72 例，采用贝伐珠单抗+IP 方案治疗。贝伐珠单抗 15 mg/kg 静脉滴注，第 1 天+VP-16 120 mg/m² 静脉滴注，每日 1 次，第 1~3 天+DDP 60 mg/m² 静脉滴注，第 1 天，21 天重复。结果可评价疗效病例的有效率为 80%，中位无进展生存期为 7.0 个月，中位生存期为 10.6 个月。表明贝伐珠单抗联合 IP 方案化疗对未治广泛期有一定疗效。

（4）贝伐珠单抗联合 PTX。Jalal SI 等用贝伐珠单抗+PTX 治疗复发 SCLC，结果 PR 占 11.1%，病变稳定（SD）占 55.5%，DCR 占 66.6%，有效率为 11.1%，中位无进展生存期为 3 个月，中位生存期为 5 个月。

3. 索拉非尼单药治疗　Gitliz BJ 等用索拉非尼单药治疗复发 SCLC，PR 占 4.9%，SD 占 30.5%，DCR 占 35.4%，中位无进展生存期为 2 个月，一线化疗敏感性和难治性患者的中位生存期为 7 个月和 5 个月。

4. 伊马替尼联合 IC（IRI+CBP）方案　Thompson DS 等用伊马替尼联合 IRI+CBP 方案治疗广泛期 SCLC 68 例，结果 CR 5 例，PR 35 例，有效率为 58.8%，显示治疗 SCLC 可能受益。

5. 替西罗莫司维持治疗　Pandya KJ 等在诱导化疗 EP/CE/IP 4~6 周期后，对无进展的广泛期患者用替西罗莫司维持治疗至疾病进展，用低剂量（25 mg 静脉注射，每周 1 次）44 例和高剂量组（250 mg 静脉注射，每周 1 次）42 例。结果总体中位生存期为 19.8 个月，其中用低剂量的中位生存期为 16.5 个月，高剂量为 22.9 个月，总的中位疾病无进展时间为 5.5 个月，其中低剂量组为 4.7 个月，高剂量组为 6.3 个月。显示替西罗莫司高剂量维持治疗可使生存期延长，但毒性反应较重。

6. 舒尼替尼维持治疗　Lubiner ET 等的 Ⅱ 期研究，对 34 例初治广泛期 SCLC，在前期用 IC 方案 6 周期化疗后，继续用舒尼替尼 25 mg 口服，每日 1 次维持治疗，经过中位 25 周随访，31 例仍健在。结果有效率为 47%，肿瘤进展时间为 7.6 个月，未发现明显不良反应，说明舒尼替尼维持治疗有效。

7. 凡德他尼维持治疗　ArnoldAIM 等的 Ⅱ 期试验，对诱导化疗有效的 SCLC 患者给予凡德他尼维持治疗，局限期 46 例，广泛期 61 例，分为维持治疗组（凡德他尼 300 mg 口服，每日 1 次）和安慰剂对照组。结果 2 组的无进展生存时间为 2.8 个月和 2.7 个月，中位生存期为 11.9 个月和 10.6 个月，亚组分析显示，在凡德他尼维持治疗组中，局限期患者的中位生存期比广泛期患者更长。认为局限期患者用凡德他尼维持治疗可能受益。

总之靶向药物对 SCLC 的治疗作用，尚需进一步研究。

（三）自体外周血干细胞移植结合高剂量化疗

在 G-CSF 保护下化疗，可提高 1.5~2.5 倍化疗剂量。在自体外周血干细胞移植下，对化疗敏感的 SCLC 可使化疗剂量增加到原来剂量的 3~7 倍。故采用高剂量化疗，结合自体外周血干细胞移植解救下，可最大程度提高疗效，同时减少对正常组织的杀伤，有效恢复骨髓功能和免疫功能，提高患者的有效率和生存期。欧洲血液和骨髓抑制中心报道 15 个医院 65 例 SCLC，进行自体外周血干细胞移植和高剂量化疗，总有效率为 86%，51% 的患者达到完全缓解，局限期病例的中位生存期为 18 个月，广泛期为11个月，治疗相关死亡率为9%。Ferscher T 等报道30例常规化疗有效患者再进行高剂量化疗和干细胞移植，结果局限期患者的中位生存期为26个月，5年生存率为50%，广泛期患者的中位生存期为8个月，5年生存率为0。Ziske C 等在自体干细胞移植支持下行高剂量化疗治疗局限期 SCLC 与常规剂量化疗比较，未见明显生存受益。

九、化疗方案

（一）一线或二线化疗方案

1. EP 方案和 CE 方案　为局限期 SCLC 的一线治疗的标准方案。

（1）EP 方案：依托泊苷+顺铂。

VP-16 100 mg/m^2 静脉滴注，每日1次，第1~3天；

DDP 75 mg/m^2 静脉滴注，第1天（正规水化、利尿）；

21天为1周期，用5周期。

（2）EC 方案：依托泊苷+卡铂。

CBP AUC5 静脉滴注，第1天；

VP-16 100~120 mg/m^2 静脉滴注，每日1次，第1~3天；

28天为1周期，用4~6周期。

2. CEV 方案和 CAP 方案

（1）CEV 方案：环磷酰胺+表阿霉素+长春新碱；

CTX 500 mg/m^2 静脉冲入，第1、8天；EPI 50 mg/m^2 静脉冲入，第2天；

VCR 2 mg/次静脉冲入，第1、8天；

21天为1周期，用4~6周期。

（2）CAP 方案：环磷酰胺+阿霉素+顺铂。

CTX 500 mg/m^2 静脉冲入，第1、8天；ADM 40 mg/m^2 静脉冲入，第2天；

DDP 30 mg/m^2 静脉滴注，每日1次，第3~5天（适当水化、利尿）；

21天为1周期，用4~6周期。

EP 方案对局限期 SCLC 完全缓解率为50%~70%，5年生存率为20%。早年报道，CAV 方案治疗局限期 SCLC 的有效率为50%~70%，中位生存期为12~15个月，为当时较好的有效方案。对 EP 方案一线治疗后复发的 SCLC 患者，用 CAV 方案治疗仍有效，有效率为13%~28%。

EP 方案与 CAV（COA）方案的疗效比较：Sundstrom S 等的Ⅲ期临床试验，比较了 EP 和 CAV 方案的疗效。EP 方案：VP-16 100 mg/m^2 静脉滴注，第1天+DDP 75 mg/m^2 静脉滴注，第1天+VP-16 胶囊 200 mg/m^2 口服，每天1次，第2~4天，21天为1周期，5周期。CAV 方案：CTX 100 mg/m^2 静脉冲入，第1天+EPI 50 mg/m^2 静脉冲入，第1天+VCR 2毫克/次静脉冲入，第1天，21天为1周期，5周期。结果 EP 组中位生存期分别为14.5个月和9.7个月，2年生存率分别为25%和8%，5年生存率分别为10%和3%。表明 EP 方案优于 CAV 方案，有较高疗效。

CEV 方案和 EP 方案在一线和二线化疗中交替使用：Sundastrem S 等将患者分为观察组，对复发 SCLC 120例接受二线治疗，其中56例一线治疗用 CEV 方案，复发后使用 EP 方案化疗；52例先用 EP 方案化疗，复发后使用 CEV 方案化疗，还有12例则采用原方案化疗；对照组，接受最佳支持治疗，

166 例。结果二线治疗组和最佳支持治疗组的中位生存期分别为 5.3 个月和 2.2 个月（$P<0.001$），而交叉化疗的两组间中位生存时间为 3.9 个月和 4.5 个月（$P=0.71$），生存无明显差异。

3. CAE（CDE）方案与 CP 方案

(1) CAE 方案：环磷酰胺+阿霉素+依托泊苷。

CTX 1 000 mg/m² 静脉冲入，第 1 天；ADM 45 mg/m² 静脉冲入，第 1 天；

VP-16 100 mg/m² 静脉滴注，每日 1 次，第 1~3 天；

21 天为 1 周期。

(2) CT 方案：卡铂+紫杉醇。

CBP AUC 5 静脉滴注，第 1 天；

PCT 175 mg/m² 静脉滴注，第 1 天；

21 天为 1 周期。

Smit EM 等的Ⅲ期研究，对广泛期 SCLC 用 CAE 方案（98 例）和 CT 方案（99 例），中位治疗 5 周期，两组治疗中近半数患者需减量。结果 CAE 方案和 CT 方案的有效率分别为 64%和 67%，中位无进展生存时间为 4.1 个月和 3.4 个月，中位生存期为 6.5 个月和 6.7 个月。显示两组均有效。文献报道当 CAE 方案治疗失败后，用 CT 方案治疗仍有效。

4. TP 方案拓扑替康+顺铂

TPT 2.0 mg/m²，静脉滴注，每日 1 次，第 1~3 天；

DDP 60 mg/m²，静脉滴注，第 4 天（正规水化、利尿）；

3 周为 1 周期。

Lassen U 等对一线治疗 43 例广泛期 SCLC，采用 TP 方案治疗。结果有效率为 74%，其中 CR 占 16%，PR 占 58%，中位进展时间为 7.3 个月，中位生存期为 10.3 个月。3、4 度粒细胞减少占 25%，3、4 度血小板减少占 6%，非血液学毒性较轻。

Quoix E 等用 TPT 静脉给药与 DDP 或 VP-16 联合使用，对未治的广泛期 SCLC 患者 82 例，随机分为 TP 方案和 TE 方案。TP 组：41 例，TPT 每日 1.25 mg/m² 静脉滴注，每日 1 次，第 1~5 天+DDP 50 mg/m² 静脉滴注，第 5 天。21 天为 1 周期。TE 组：41 例，TPT 每日 0.75 mg/m² 静脉滴注，每日 1 次，第 1~5 天+ VP-16 60 mg/m² 静脉滴注，每日 1 次，第 1~5 天，21 天为 1 周期。结果有效率：TC 组有效率为 63.4%（26 例）；TE 组有效率为 60.9%（25 例）；中位生存期：TC 组为 9.6 个月，TE 组为 10.1 个月。结果显示 TP 方案和 TE 方案对广泛期 SCLC 患者均有效和可耐受，TC 方案的毒性比 TE 方案略低。

TP 方案和 EP 方案的疗效比较：Eckarol JR 等对广泛期 SCLC，比较 TP 方案 220 例（TPT 1.7 mg/m² 口服，每日 1 次，第 1~5 天+DDP 60 mg/m² 静脉滴注，第 5 天，21 天重复）和 EP 方案 251 例（VP-16 100 mg/m² 静脉滴注，每日 1 次，第 1~3 天+DDP 80 mg/m² 静脉滴注，第 5 天，21 天重复）。结果两组的有效率分别为 63%和 68.9%，中位肿瘤进展时间分别为 24.1 周和 25.1 周，中位生存期分别为 39.3 周和 40.3 周，1 年生存率均为 31.4%。说明 TP 和 EP 方案一线治疗广泛期 SCLC 的疗效相似。

5. TE 方案拓扑替康+依托泊苷

TPT 1 mg/m² 静脉滴注，每日 1 次，第 1~5 天；

VP-16 75 mg/m² 静脉滴注，每日 1 次，第 8~10 天；

28 天为 1 周期，最多给 6 周期。

Reck M 等以无铂方案，TE 方案作为广泛期 SCLC 的一线治疗 28 例。结果 CR 1 例，PR 12 例，SD 5 例，总有效率为 46.4%。中位有效时间为 7.9 周，中位生存时间为 29.9 周。说明 IE 方案作为一线治疗广泛期小细胞肺癌是有效和可耐受的。药物作用是拓扑异构酶Ⅰ和Ⅱ抑制剂的联合使用，给予 TPT 和 VP-16 治疗可以增加疗效。

6. 含伊立替康联合化疗方案

（1）IP 方案：伊立替康+顺铂。NCCN 指南已将 IP 方案列为广泛期 SCLC 的一线治疗方案。

IRI 60 mg/m^2 静脉滴注，第 1、8、15 天；

DDP 60 mg/m^2 静脉滴注，第 1 天（正规水化、利尿）；

28 天重复，用 4 周期。

日本 Noda K 等的 JCOG 9511 研究，对广泛期小细胞肺癌用 IP 方案治疗（见上）77 例，与 EP 方案（VP-16 100 mg/m^2 静脉滴注，每日 1 次，第 1~3 天+DDP 80 mg/m^2 静脉滴注，第 1 天，21 天重复，4 周期）77 例比较。结果两组的有效率分别为 84% 和 64%，中位生存期分别为 12.8 个月和 9.4 个月（$P=0.002$），无进展生存时间分别为 6.9 个月和 4.8 个月（$P=0.003$），2 年生存率分别为 19.5% 和 5.2%。显示生存期 IP 方案比 EP 方案延长。

Hanna N 等（北美/澳大利亚）Ⅲ期试验，对既往未治的广泛期 SCLC 用 IP 方案与 EP 方案比较，为了改善剂量强度和减轻不良反应对方案进行修改。IP 方案，221 例：IRI 65 mg/m^2 静脉滴注，第 1、8、15 天；DDP 30 mg/m^2 静脉滴注，第 1、8 天，21 天为 1 周期，至少 4 周期。EP 方案，110 例：Vp-16 120 mg/m^2 静脉滴注，每天 1 次，第 1~3 天+DDP 60 mg/m^2 静脉滴注，第 1 天，21 天为 1 周期，至少 4 周期。结果两组的缓解率分别为 48% 和 43.6%，疾病进展时间分别为 4.1 个月和 4.6 个月，中位生存期分别为 9.3 个月和 10.3 个月。显示两方案疗效无明显差异。

美国 Natale RB 等进行的Ⅲ期试验，对既往未治的 SCLC，采用与日本 JCOG9511 研究相同的方案随机入组，IP 组 336 例，EP 组 335 例。结果两组的中位无进展生存时间分别为 5.7 个月和 5.2 个月（$P=0.07$），中位生存时间分别为 9.9 个月和 9.1 个月（$P=0.71$）。显示两组生存期无明显统计学差异。

（2）IC 方案：伊立替康+卡铂。

IRI 175 mg/m^2 静脉滴注，第 1 天；

CBP AUC 4 静脉滴注，第 1 天；

21 天为 1 周期，用 4 周期。

Hermes A 等进行的Ⅲ期临床试验，将广泛期小细胞肺癌患者，随机分两组：IC 方案（同上，105 例）和 EC 方案（104 例）。VP-16 120 mg/m^2 口服，每日 1 次，第 1~5 天；CBP AUC 4 静脉滴注，第 1 天，21 天为 1 周期，用 4 周期。结果 2 组的中位生存期分别为 8.5 个月和 7.1 个月（$P=0.002$），1 年生存率分别为 35% 和 28%，完全缓解分别为 18 例和 7 例（$P=0.002$）。两组的 3~4 度血液学毒性无明显区别，IC 方案的 3~4 度腹泻较多，而 IC 方案疗效较好。

（3）ICE 方案：伊立替康+卡铂+依托泊苷。

IRI 120 mg/m^2 静脉滴注，第 2 天；CBP AUC5，静脉滴注，第 1 天；

VP-16 75 mg/m^2 口服，每日 1 次，第 1~3 天；

21 天为 1 周期。

Syeigos K 等进行的Ⅱ期试验，对广泛期 SCLC 用以上方案治疗 46 例，结果总有效率为 52.2%，中位生存期为 16.3 个月，1 年生存率为 43.5%。表明本方案有效和可耐受。

(4) IE 方案：伊立替康+依托泊苷。两药无交叉耐药，且有一定协同作用。

IRI 60 mg/m² 静脉滴注，第 1、8、15 天；

VP-16 80 mg/m² 静脉滴注，每日 1 次，第 2~3 天；

4 周为 1 周期，用 4 周期。

Kudoh S 等用 IE 方案治疗 50 例既往未治的广泛期 SCLC。结果 CR 5 例，PR 28 例，总有效率为 66.0%，中位生存时间为 11.5 个月，1 年生存率为 43.2%，2 年生存率为 14.4%。指出 IE 方案是治疗广泛期 SCLC 的有效方案，且毒性可耐受。

(5) AI 方案：氨柔比星联合伊立替康。

Nagami N 等进行的 II 期试验，用氨柔比星+IRI 治疗初治 31 例和复治 28 例 SCLC 患者，结果初治病例的有效率为 74%（23 例），中位生存期为 14.9 个月，无进展生存时间为 5.3 个月；复治病例的有效率为 43%（12 例），中位生存期为 10.2 个月，无进展生存时间为 5.1 个月，显示该方案对 SCLC 初治和复治患者均有效。

(6) LI 方案和 LE 方案：洛铂联合 IRI 方案与洛铂联合 VP-16 方案的疗效比较。

1) LI 方案

洛铂 30 mg/m² 静脉滴注，第 1 天；

IRI 60 mg/m² 静脉滴注，第 1、8、15 天；

28 天为 1 周期。

2) LE 方案

洛铂 30 mg/m² 静脉滴注，第 1 天；

VP-16 100 mg/m² 静脉滴注，每日 1 次，第 2~3 天；

21 天为 1 周期。

付强等对 45 例初治或复治的广泛期 SCLC，分别给予 LE 方案（见上）25 例和 LI 方案（见上）20 例。结果全组的 CR 2 例，PR 24 例，SD 15 例，PD 4 例，总有效率为 57.8%。其中 LE 方案 RR 为 48.0%（12/25），LI 方案 RR 为 70.0%（14/20）（$P>0.05$）。两组的总生存期分别为 8.0 个月和 7.0 个月。显示 LE 和 LI 方案对广泛期 SCLC 均有较好疗效，不良反应可耐受。

7. 培美曲塞（Alimta）加铂类方案　培美曲塞单药治疗 SCLC 一线治疗的有效率为 16%~21%。

(1) PP（AP）方案

培美曲塞 500 mg/m²，静脉滴注，第 1 天；

顺铂 75 mg/m²，静脉滴注，第 1 天（正规水化、利尿）；

21 天为 1 周期。

(2) PC（AC）方案

培美曲塞 500 mg/m² 静脉滴注，第 1 天；

卡铂 AUC5 静脉滴注，第 1 天，21 天为 1 周期；

Socinski M 等的 II 期试验，对广泛期 SCLC 随机分为：培美曲塞联合 DDP 组，可评价疗效 37 例；培美曲塞联合 CBP 组，可评价疗效 35 例，方案见上。两组有效率分别为 48.6% 和 48.6%，中位疾病进展时间分别为 4.9 个月和 4.3 个月，中位生存期分别为 7.9 个月和 10.8 个月，1 年生存率分别为 28.8% 和 43.0%。显示 PP 和 PC 方案一线治疗广泛期 SCLC 均为安全有效。

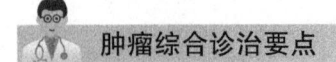

8. AP 方案 氨柔比星联合顺铂

氨柔比星每日 40 mg/m² 静脉冲入，每日 1 次，第 1~3 天；

DDP 60 mg/m² 静脉滴注，第 1 天（正规水化、利尿）；

3 周为 1 周期。

Ohe Y 等用氨柔比星和顺铂治疗既往未治疗的广泛期小细胞肺癌。剂量水平 1：氨柔比星每日 40 mg/m² + DDP 60 mg/m²。剂量水平 2：氨柔比星每日 45 mg/m² + DDP 60 mg/m²。氨柔比星静脉冲入，每日 1 次，第 1~3 天；DDP 60 mg/m² 静脉滴注，第 1 天，3 周为 1 周期。结果氨柔比星的最大耐受量确定为 45 mg/m²，推荐剂量确定为 40 mg/m²。治疗 41 例，疗效在推荐剂量下的有效率为 87.8%，中位生存时间为 13.6 个月，1 年生存率为 56.1%。3、4 度中性粒细胞减少占 95.1%，白细胞减少占 65.9%。结果显示 AP 方案用于既往未治的广泛期 SCLC，可获得显著的有效率和中位生存时间，但血液毒性较大。

9. SP 方案 沙柔比星联合顺铂。

沙柔比星 80 mg/m² 静脉注射，第 1 天；

DDP 50 mg/m² 静脉滴注，第 1 天（正规水化、利尿）；

21 天为 1 周期。

Coznely A 等的 Ⅱ 期临床研究，对 25 例广泛期 SCLC 用第三代蒽环类药物沙柔比星联合 DDP 方案（见上）一线治疗。结果 CR 1 例，PR 18 例，SD 4 例，PD 1 例，有效率为 76%，肿瘤进展时间为 6.5 个月，中位总生存时间为 11.6 个月。不良反应为胃肠道反应、心毒性和血液学毒性。显示 SP 方案有较好疗效并可耐受。

10. BP 方案 伯洛替康联合顺铂。

伯洛替康每日 0.5 mg/m² 静脉注射，每日 1 次，第 1~4 天；

DDP 60 mg/m² 静脉滴注，第 1 天（正规水化、利尿）；

21 天为 1 周期。

伯洛替康是一种新的喜树碱衍生物。用 BP 方案治疗 SCLC，可评价疗效 SCLC 50 例，初治的有效率为 69%，二线治疗的有效率为 33.3%。不良反应主要为 3~4 度中性粒细胞减少（占 73.2%）和血小板减少（占 25.3%）。

11. VIP 方案 异环磷酰胺 + 依托泊苷 + 顺铂。

IFO 1.2 g/m² 静脉滴注，每日 1 次，第 1~4 天（加美司钠解救）；

VP-16 75 mg/m² 静脉滴注，每日 1 次，第 1~4 天；

DDP 20 mg/m² 静脉滴注，每日 1 次，第 1~4 天；

21 天为 1 周期，用 4 周期。

Lechrer PJ Sr 等对广泛期 SCLC 使用 VIP 方案（见上）与 EP 方案并比较疗效：VP-16 75 mg/m² 静脉滴注，每日 1 次，第 1~4 天；DDP 20 mg/m² 静脉滴注，每日 1 次，第 1~4 天，21 天为 1 周期，用 4 周期。结果中位生存期：VIP 方案为 9 个月，EP 方案为 7.3 个月（$P=0.045$）。

（二）复发病例和难治复发性病例的治疗药物和化疗方案

1. 复发病例和难治复发性病例的单药治疗

（1）拓扑替康（TPT）：拓扑替康每次 1.5 mg/m² 口服，每日 1 次，第 1~5 天，3 周为 1 周期。

拓扑替康被美国FDA推荐用于SCLC复发病例的二线化疗药物。采用拓扑替康治疗，对化疗敏感性复发病例的有效率为14%~38%，中位生存期（MST）为25~36周，而对难治性复发病例，有效率仅为2%~7%，中位生存期为16~27周。

1）拓扑替康的单药治疗：O'BrienME等的Ⅲ期试验，比较141例SCLC口服与最佳支持治疗的效果，两组的中位生存期分别为25.9周和13.9周，表明拓扑替康二线治疗SCLC可延长生存，但骨髓抑制较重，3~4度贫血占61%，中性粒细胞减少占38%，血小板减少占25%。CurTis KK等对SCLC用单药拓扑替康4 mg/m² 静脉滴注30分钟，第1、8天，3周为1周期，可明显减轻骨髓抑制。

2）拓扑替康口服与静脉给药的疗效比较：Eckardt JR等比较PTP口服与静脉给药对广泛期SCLC二线治疗的疗效，入组患者为一线治疗达CR或PR，且复发间隔时间90天以上者。静脉组：1.5 mg/m²，每日1次，第1~5天，3周为1周期。口服组：2.3 mg/m²，每日1次，第1~5天，3周为1周期。结果两组的有效率分别为21.9%和18.3%，中位疾病进展时间为14.6周和11.9周，中位生存时间为35周和33周，显示两组的疗效和毒性相似。

3）拓扑替康单药治疗SCLC脑转移：Korfel A等进行的Ⅱ期研究，应用TPT单药治疗既往化疗后复发的SCLC 30例，22例患者使用TPT（1.5 mg/m² 静脉推注，每日1次，第1~5天，21天为1周期），治疗中有8例出现血小板减少，减量为1.3 mg/m²。结果脑转移缓解率为33%（10/30），全身缓解率为29%（7/24）。TPT能快速透过血脑屏障，对有脑转移的SCLC更具优势，若化疗和全脑放疗同时进行，可采用TPT单药口服。

（2）伊立替康：IRI 100 mg/m² 静脉滴注，第1、8天，3周为1周期，对EP治疗失败的SCLC，用伊立替康单药治疗，有效率为47%。

（3）氨柔比星：氨柔比星每次40 mg/m² 静脉冲入，每日1次，第1~3天，3周为1周期。

1）氨柔比星单药：Onoda S等对复发性SCLC患者，在一线化疗敏感复发36例和难治复发14例，用氨柔比星单药治疗（见上），中位治疗4周期。结果两者的有效率为52%和50%，无病生存期为4.2个月和2.6个月，中位生存期为11.6个月和10.3个月。氨柔比星对一线化疗敏感和难治性复发病例均显示出较好疗效。

Kaira K等对SCLC用氨柔比星35 mg/m² 静脉输注，每日1次，第1~3天，3周为1周期。治疗一线化疗敏感和难治性复发病例的有效率分别为60%和37%，中位生存期分别为12个月和11个月。可有3~4度不良反应，中性粒细胞减少占42%。说明氨柔比星对敏感和难治性复发SCLC病例均有效。

2）氨柔比星和拓扑替康的疗效比较：Inoue A等对一线治疗失败的SCLC 59例，其中敏感复发者36例，难治复发者23例，分别给予氨柔比星和拓扑替康治疗。结果有效率分别为38%和13%，其中对敏感复发病例的有效率，氨柔比星为53%，拓扑替康为21%；对难治复发病例的有效率，氨柔比星为17%，拓扑替康为0。表明氨柔比星均显著高于拓扑替康的疗效。

Jotte R等对已经过铂类一线治疗的广泛期SCLC，用氨柔比星与拓扑替康单药治疗进行比较，氨柔比星（40 mg/m² 静脉注射，每日1次，第1~3天，21天为1周期）治疗50例和拓扑替康（1.5 mg/m² 静脉滴注，每日1次，第1~5天，21天为1周期）治疗26例。结果无进展生存时间分别为4.3个月和3.5个月，中位生存期分别为9.3个月和8.9个月。显示两药均有效，血液毒性均较重。

（4）洛铂：洛铂30 mg/m²+5%葡萄糖液500 mL静脉滴注2~3小时，第1天，21天为1周期。

有研究对初治和复治的SCLC 34例，采用单药洛铂（LBP）治疗。结果PR 13例，NC 16例，PD 5例，有效率为38.2%。表明洛铂对SCLC的疗效较好。

（5）替莫唑胺：替莫唑胺150~200 mg/m² 口服，每日1次，第1~5天，28天为1周期。

Pietanza MC 等用替莫唑胺单药治疗25例复发的SCLC，结果PR 3例，SD 6例，有效率为12%，其中13例有脑转移，治疗后5例脑转移病灶缩小，说明替莫唑胺对SCLC脑转移有效。

2. 复发病例和难治复发性病例的联合化疗方案

（1）TP方案：拓扑替康+顺铂。

TPT 2.0 mg/m² 静脉滴注，每日1次，第1~3天；

DDP 60 mg/m² 静脉滴注，第3天（正规水化、利尿）；

21天为1周期，用4周期。

TPT+DDP 方案用于SCLC二线治疗的有效率为61%。Ardizxoni A 等进行的Ⅱ期研究，用TPT+DDP方案二线治疗SCLC，可评价110例。结果对一线化疗耐药复发病例的有效率仍有24%。

Christodoulou C 等用TPT 0.9 mg/m² 静脉滴注，每日1次，第1~3天+DDP 20 mg/m² 静脉滴注，每日1次，第1~3天，3周为1周期。治疗SCLC复发患者34例。结果CR 2例（5.9%），PR 4例（11.8%），SD 6例（18%），PD 14例（41%），有效率为17.6%，8例（23%）未评价疗效。其中21例敏感复发患者，CR 2例（9.5%），PR 3例（14.3%），有效率为23.8%；13例抵抗复发患者，CR 0例，PR 1例（7.7%），有效率为7.7%。中位生存期：全部患者为6.5个月，其中敏感复发患者为7.8个月，抵抗复发患者为6.2月。中位进展时间：全部患者为4.4个月，其中敏感复发患者为5.9个月，抵抗复发患者为3.2个月。结果显示，此3天用药方案耐受良好，有一定有效率，在复发SCLC的敏感和抗拒复发患者，两者均有生存受益。

（2）TE方案：拓扑替康+依托泊苷。

TPT 1.2 mg/m² 静脉滴注，每日1次，第1~3天；

VP-16 60 mg/m² 静脉滴注，每日1次，第2~5天；

3周重复，用4周期。

（3）TC方案：紫杉醇+卡铂。

PTX 175 mg/m² 静脉滴注，第1、8天；

CBP AUC2 静脉滴注，第1、8天；

3周重复，用5周期。

Groen HX 等报道的Ⅱ期研究，对CAV治疗失败的难治复发SCLC 35例，用PTX+CBP方案二线治疗，结果有效率为73.5%，1年生存率为9%。

（4）含IRI的联合化疗方案

1）IP方案：伊立替康+顺铂。

IRI 60 mg/m² 静脉滴注，第1、8、15天；

DDP 60 mg/m² 静脉滴注，第1天（正规水化、利尿）；

4周为1周期，用4周期。

Ando M 等用IP方案对EP方案失败SCLC 25例进行二线治疗。结果PR率为80%，中位肿瘤进展时间为3.6个月，中位生存期为7.9个月。显示IP方案治疗SCLC有效。

2）IC方案：伊立替康+卡铂。

a. IC方案1

IRI 50 mg/m² 静脉滴注，第1、8天；

CBP AUC 5 静脉滴注，第 1 天，3 周为 1 周期。

Hirose T 等进行的Ⅱ期研究，对 24 例复发性 SCLC 用 IC 方案治疗，结果 PR15 例，总有效率为 62.5%，中位生存时间为 6.5 个月，其中 13 例敏感复发性病例的有效率为 92.3%，9 例难治复发性病例的有效率为 33%。

b. IC 方案 2

IRI 50 mg/m^2 静脉滴注，第 1、8、15 天；

CBP AUC 2 静脉滴注，第 1、8、15 天；

4 周为 1 周期。

Naka N 等进行的Ⅱ期研究，对 29 例难治和复发性 SCLC 用 IC 方案每周给药治疗，结果 PR 9 例，有效率为 31.0%，中位进展时间为 3.5 个月，中位生存期为 6.1 个月。

3）IT 方案：伊立替康+紫杉醇。

IRI 50 mg/m^2 静脉滴注，第 1、8 天；

PCT 75 mg/m^2 静脉滴注，第 1、8 天；

21 天为 1 周期。

Owonikoko TK 等进行的Ⅱ期试验，对 55 例复发 SCLC 用以上方案治疗，可评价疗效 32 例，结果 CR 1 例，PR 9 例，SD 8 例，总缓解率为 31%，中位生存期为 19.6 周，1 年生存率为 15%，认为有效并能耐受。

4）IE 方案：伊立替康+依托泊苷。

IRI 100 mg/m^2 静脉滴注，每日 1 次，第 1、8 天；

VP-16 60 mg/m^2 静脉滴注，每日 1 次，第 2~5 天；

3 周重复，用 4 周期。

IRI 和 VP-16 两药无交叉耐药，还有一定协同作用。一项Ⅱ期研究，用该方案治疗 25 例 EP 治疗失败患者，结果 CR 为 12%，PR 为 60%，有效率为 72%，中位无进展生存期为 24.6 个月，中位生存期为 9.0 个月。1 年生存率为 28%。

5）IEP（CEP）方案：伊立替康+依托泊苷+顺铂。

IRI 60 mg/m^2 静脉滴注，第 1、8 天；

VP-16 50 mg/m^2 静脉滴注，每日 1 次，第 1~3 天；

DDP 60 mg/m^2 静脉滴注，第 1 天（正规水化、利尿），21 天重复，从第 9 天开始，给予 G-CSF 直至中性粒细胞恢复正常。

Kimura H 等进行的Ⅱ期试验，对 23 例复发或难治性 SCLC，所有患者接受至少 2 周期含铂为主方案治疗，有 17 例接受过胸部放疗。给予 IEP 方案，加 G-CSF 治疗。入组患者中，有 10 例为难治性复发病例，7 例为耐药性复发病例，6 例为敏感性复发病例。结果全组缓解率为 39.1%，其中 CR 1 例，PR 8 例。在 10 例难治性病例中，PR 7 例。中位进展时间为 17 周，中位总生存期为 30 周。

Koichi G 等进行的Ⅱ期研究，对 40 例复发性 SCLC，采用 IEP 方案每周给药，并加 G-CSF 支持。IEP 方案：DDP 25 mg/m^2 静脉滴注，每周 1 次，用 9 周；VP-16 60 mg/m^2 静脉滴注，第 1~3 天，于第 1、3、5、7 和 9 周给药；IRI 每次 90 mg/m^2 静脉注射，于第 2、4、6 和 8 周给药。中位总生存期为 11.4 个月，认为该方案对复发性 SCLC 有较好疗效。

6) IIP（CIP）方案：伊立替康+异环磷酰胺+顺铂。

IRI 60 mg/m² 静脉滴注，第1、8、15天；

IFO 1.5g/m² 静脉滴注，每日1次，第1~4天（加美司钠解救）；

DDP 20 mg/m² 静脉滴注，每日1次，第1~4天，4周重复；

于第5~18天给予G-CSF皮下注射，但IRI给药日不给G-CSF。

Fujita A等研究纳入既往用过含IDDP或CBP方案治疗的难治和复发性SCLC 18例，15例为在最初化疗后复发者，另3例化疗后未缓解。采用G-CSF支持下用IRI联合IP方案治疗，其中10例化疗后减量，DDP为15 mg/m²，IRI为50 mg/m²。结果CR 1例，PR 16例，总缓解率为94.4%，中位生存期为11.3个月，1年生存率为47.5%。认为用CIP方案治疗难治和复发性SCLC有较好疗效。

7) IG方案：伊立替康+吉西他滨。治疗难治性或复发的SCLC。GEM与IRI合用对SCLC细胞株有增效作用。

IRI 150 mg/m² 静脉滴注，第1、15天；

GEM 1 000 mg/m² 静脉滴注，第1、15天；

28天为1周期。

Nishio M等进行的Ⅱ期试验，对30例复发SCLC用上方案治疗，结果总有效率为39.3%，其中敏感复发病例中位生存期为14.4个月，难治复发病例为7.4个月，认为有效并能耐受。

CastellanoDE等进行的Ⅱ期试验，对28例既往用过VP-16联合DDP/CBP化疗的难治或敏感复发SCLC用IG 2周方案治疗，IRI 175 mg/m² 静脉滴注，第1天+GEM 2 000 mg/m² 静脉滴注，第1天，2周重复。22例可评价疗效。结果CR 1例，PR 10例，缓解率为50%，疾病进展时间为8个月，中位生存期为8.5个月。认为IG方案对难治或敏感复发SCLC是有效和可耐受的。

Schuette W等对既往化疗方案失败患者35例，其中15例为抗拒病例，20例为敏感病例。用IG方案治疗：GEM 1 000 mg/m² 静脉滴注，第1、8天+IRI 100 mg/m² 静脉滴注，第1、8天，21天为1周期，最多用6周期。结果CR 2例，PR 4例，SD 7例，PD 22例，有效率为17%，中位疾病进展时间为3.4个月，中位生存期为5.8个月，1年生存率为34%。显示IG方案治疗复发SCLC，作为二线化疗有效，尤其对抗拒病例有效。

8) IL方案

IRI 100 mg/m² 静脉滴注，第1、8天；

洛铂 35 mg/m² 静脉滴注，第1天；

21天为1周期。

有研究对复发的广泛期SCLC 40例，用上方案治疗。结果PR 14例，SD 12例，PD 14例，有效率为35%，疾病控制率为65%，中位无进展生存期为4.2个月，中位生存期为7.9个月，1年生存率为35%。

（三）老年小细胞肺癌的化疗

在SCLC新发病例中65岁以上老年患者超过50%。由于老年人的特殊病理生理特点，对于老年患者放疗和化疗的毒性均会增加。故在选择治疗时要缜密考虑，给予支持治疗，并对毒性反应及时处理和调整用药，根据患者状况应适当减量，但也不能过分减量，而使治疗不足，影响治疗效果，当然不可过度治疗。美国临床肿瘤学会（ASCO）会上报道一项回顾分析，10 428例≥65岁SCLC，其中接受化疗者占67.1%，接受放疗者占39.1%，接受手术者占3.4%，未接受任何治疗者占21.8%。认为老年患者接受化疗还是受益的。

1. EP方案　依托泊苷联合顺铂。

Ardizzoni A 等对95例≥70岁患者，随机给予以下化疗方案。①足量顺铂联合VP-16方案：DDP 40 mg/m² 静脉滴注，每日1次，第1~2天；VP-16 100 mg/m² 静脉滴注，每日1次，第1~3天，3周为1周期，加用G-CSF支持。②减量顺铂联合VP-16方案：DDP 25 mg/m² 静脉滴注，每日1次，第1~2天；VP-16 60 mg/m² 静脉滴注，每日1次，第1~3天，3周为1周期。结果两组的有效率分别为69%和39%，总生存时间分别为41周和31周。表明足量化疗的疗效较好，两组均可耐受，但足量组的血液学毒性更明显，3~4度毒性为120%和0%，应注意观察和处理。

2. CE方案和EP方案的疗效比较　Okamoto H 等进行的Ⅲ期试验，将初治广泛期SCLC、≥70岁体能状态评分（PS）0~2分或<70岁 PS 3分患者220例，随机分为CE方案，CBP AUC 5 静脉滴注，第1天；VP-16 80 mg/m² 静脉滴注，每日1次，第1~3天，21天为1周期；EP方案，VP-16 80 mg/m² 静脉滴注，每日1次，第1~3天；DDP 25 mg/m² 静脉滴注，每日1次，第1~3天，21天为1周期，4周期。结果EC方案和EP方案的有效率均为73%，中位无进展生存时间分别为5.3个月和4.7个月，中位生存期分别为10.6个月和9.8个月，1年生存率分别为41%和35%。显示两方案疗效相似，治疗老年患者有效且可耐受。

3. IP方案　伊立替康联合顺铂。

IRI 60 mg/m² 静脉滴注，第1、8、15天；

DDP 60 mg/m² 静脉滴注，第1天（正规水化、利尿）；

3周为1周期。

Lee G 对≥65岁广泛期SCLC 43例，用IP方案治疗。结果总有效率为81.4%，其中完全缓解率为23.3%，中位无进展生存期为8.3个月，中位生存期为10.3个月，1年生存率为31.8%，2年生存率为3.4%。体能状态为2分者的中性粒细胞减少明显高于体能状态为0~1分者，显示IP方案对老年广泛期SCLC有效，但须密切观察不良反应并及时处理。

4. IC方案　IRI联合CBP。Murata Y 等≥70岁老年SCLC 30例，用IC方案治疗。结果缓解率为83.3%，中位总生存期为14个月。不良反应：3~4度中性粒细胞减少占83%，贫血占60%，血小板减少占47%，感染占23%，腹泻占20%。认为IRI联合CBP方案对老年患者有效，但应及时处理不良反应。

5. AC方案　氨柔比星联合卡铂。

氨柔比星 35 mg/m² 静脉冲入，每日1次，第1~3天；

CBP AUC 4 静脉滴注，第1天；

21天为1周期。

Inoue A 等对≥70岁的既往未接受化疗的老年SCLC 36例，用AC方案治疗。结果有效率为89%，中位无进展生存期为5.8个月，中位总生存期为18.6个月，但出现3~4度中性粒细胞减少和中性粒细胞减少。该方案对老年患者有效，但需调整用药，以减轻骨髓抑制。

6. EL方案　依托泊苷联合洛铂。

Vp-16 100 mg/m² 静脉滴注，每日1次，第1~3天；

洛铂 30 mg/m² 静脉滴注，第1天；

21 天为 1 周期。

有研究对 56 例 SCLC65 岁以上患者，随机分为 EL 方案（见上）治疗 4 周期以上组和 EP 方案组：VP-16 100 mg/m² 静脉滴注，每日 1 次，第 1~3 天；DDP 75 mg/m² 静脉滴注，第 1 天，21 天为 1 周期，治疗 4 周期以上。结果有效率分别为 71% 和 68%，疾病控制率分别为 89% 和 86%（$P>0.05$），两组疗效相当，EL 方案的消化道反应较轻，耐受较好。认为 EL 方案尤其适用于老年或用过 DDP 为主联合方案后复发的患者。

（戴志坚）

第四节　纵隔及胸壁肿瘤

一、纵隔肿瘤

（一）概述

纵隔是胸部一个重要的解剖部分，包括从胸廓入口至膈肌。纵隔是许多局部疾患发生之处，然而，也与一些系统性疾病有关，局部疾患包括气肿、出血、感染及各种原发性肿瘤和囊肿。系统性疾患包括转移癌、肉芽肿、其他全身性感染。源于食道、大血管、气管和心脏的疾病均可表现为纵隔块影或引起与压迫或侵蚀邻近纵隔组织相关的症状。

（二）历史回顾

气管内麻醉和胸腔闭式引流技术出现以前，由于手术进入胸膜腔具有一定危险性，主要是气胸和随后的呼吸衰竭，所以很少有人尝试手术介入纵隔。开始是针对前纵隔，通过各种经胸骨的方法来暴露。Bastianelli 在 1893 年劈开胸骨柄以后摘除了一个位于前纵隔的皮样囊肿。Milton 在 1897 年报道了从一例患纵隔结核年轻人的前纵隔切除了两枚干酪样淋巴结。

随着气管内麻醉的应用，安全的经胸膜手术已成为可能。Harrington 在 1929 年、Heuer 和 Andrus 在 1940 年报道了首批病例，验证了经胸膜途径手术治疗各种纵隔疾患的安全性和有效性。Blalock 在 1936 年报道为一重症肌无力的患者进行了胸腺摘除，后来该患者症状明显缓解。这次手术成功地开创了重症肌无力外科治疗的新途径。

（三）纵隔解剖及分区

纵隔是两侧纵隔胸膜之间、胸骨之后、胸椎（包括两侧脊柱旁肋脊区）之间的一个间隙，上为胸廓入口，下为膈肌。纵隔内有心脏、大血管、食管、气管、神经、胸腺、胸导管、丰富的淋巴组织和结缔脂肪组织。

为了便于标明异常肿块在纵隔内的所在部位，临床常将纵隔划分为若干区。最早的定位将纵隔分为 4 个区域：上纵隔，前纵隔，中纵隔和后纵隔。上纵隔从胸骨角至第四胸椎下缘作一横线至胸廓入口；前纵隔自上纵隔至膈肌及胸骨至心包；后纵隔包括自心包后方的所有组织；中纵隔包含前纵隔至后纵隔内所有的结构。

Shields 分区法临床也被应用，即将纵隔划分成前纵隔（anterior compartment）、内脏纵隔（visceral compartment）和脊柱旁沟（paravertebral sulci）三个区。所有划区均自胸廓入口至膈肌。前纵隔包括自胸骨后缘至心包及大血管前面。内脏纵隔亦称中纵隔,自胸廓入口,屈曲下延,包括上纵隔的后方至椎体的前方。脊柱旁沟(亦称脊肋区)是脊柱两侧,紧邻肋骨的区域,为一潜在的间隙,与前述的后纵隔相同。

(四)纵隔肿瘤的好发部位

纵隔内组织器官较多,其胎生结构来源复杂,所以纵隔内就可以发生各种各样的肿瘤,并且这些肿瘤都有其好发部位。但是,也有少数例外的情况。譬如,前纵隔内偶尔可看到神经源性肿瘤,而异位甲状腺肿也可在后纵隔发现。同时,由于纵隔划分是人为的,其间没有真正的解剖界线,因此当肿瘤长大时,它可占据一个以上的区域。牢记上述好发部位和了解有少数例外情况,对术前正确的诊断和外科治疗是有很大帮助的。

(五)临床表现

纵隔肿瘤的患者大约 1/3 无症状,系因其他疾病或健康查体时 X 线检查而发现。症状和体征与肿瘤的大小、部位、生长方式和速度、质地、性质、是否并发感染、有无特殊的内分泌功能以及相关的并发症状等有关。良性肿瘤生长缓慢,大多无明显的症状,而恶性肿瘤侵袭程度高,进展迅速,故肿瘤较小时即可出现症状。

1. 常见的症状　有胸痛、胸闷,刺激或压迫呼吸系统、大血管、神经系统、食管的症状。此外,还可出现与肿瘤性质有关的特异性症状。

2. 刺激或压迫呼吸系统　可引起剧烈的刺激性咳嗽、呼吸困难甚至发绀。破入呼吸系统可出现发热、脓痰甚至咯血。

3. 压迫大血管　压迫上腔静脉可出现上腔静脉压迫综合征;压迫无名静脉可致单侧上肢及颈静脉压增高。

4. 压迫神经系统　如压迫交感神经干时,出现 Horner 综合征;压迫喉返神经出现声音嘶哑;压迫臂丛神经出现上臂麻木、肩胛区疼痛及向上肢放射性疼痛。哑铃状的神经源性肿瘤有时可压迫脊髓引起截瘫。

5. 压迫食管　可引起吞咽困难。

6. 特异性症状　对明确诊断有决定性意义,如胸腺瘤出现重症肌无力;生殖细胞肿瘤咳出皮脂样物或毛发;神经源性肿瘤出现 Horner 综合征、脊髓压迫症状等。

(六)诊断

纵隔肿瘤的诊断除根据病史、症状和体征外,还要结合患者的实际情况有选择性地应用以下各项无创或有创检查。

1. 胸部 X 线检查　是诊断纵隔肿瘤的重要手段,亦是主要的诊断方法。胸部 X 线片可显示纵隔肿瘤的部位、形态、大小、密度及有无钙化。X 线透视下还可观察块影有无搏动,是否随吞咽动作上下移动,能否随体位或呼吸运动而改变形态等。根据上述特点,多数纵隔肿瘤均可获得初步诊断。

2. CT 扫描　CT 扫描现已成为常规。它能提供许多胸部 X 线片所不能提供的信息。首先能准确地显示肿块层面结构及其与周围器官或组织的关系;其次,在脂肪性、血管性、囊性及软组织肿块的鉴别上,CT 扫描有其优越性;此外,CT 扫描能显示出肿瘤所侵及的邻近结构、胸膜及肺的转移情况,据此可初步判断肿块的性质。

3. 磁共振检查(MRI)　MRI 在肿瘤与大血管疾病鉴别时不需要造影剂;MRI 除横断面外,还能提供矢状面及冠状面的图像。因此，对纵隔内病变的显示较 CT 更为清楚；在判断神经源性肿瘤有无椎管内或硬脊膜内扩展方面，MRI 优于 CT。

4. 同位素扫描　可协助胸骨后甲状腺肿的诊断。

5. 活组织检查　经上述方法无法满足临床诊断的患者，可考虑应用细针穿刺、纤维支气管镜、食管镜、纵隔镜或胸腔镜等进行活组织检查，以明确诊断，确定治疗方案。

（七）治疗

手术可以明确诊断，防止良性肿瘤恶变，解除器官受压和"减负荷"，为放、化疗创造条件。因此，除恶性淋巴源性肿瘤适用化放射治疗外，绝大多数原发性纵隔肿瘤只要无其他手术禁忌证，均应首选外科治疗。

总的原则：①切口：应选择暴露好、创伤小、便于采取应急措施的切口。一般来说，前纵隔肿瘤采用前胸切口；后纵隔肿瘤采用后外侧切口；位置较高的前上纵隔肿瘤及双侧性前纵隔肿瘤，采用胸正中切口。胸内甲状腺肿可采用颈部切口，必要时劈开部分胸骨。②麻醉：一般采用静脉复合麻醉。③手术操作一定要仔细：纵隔肿瘤所在部位复杂，常与大血管、心包、气管、支气管、食管、迷走神经等器官发生密切关系，所以手术时损伤这些重要脏器的机会较大。因此，操作务必仔细、轻柔。④对于不能完全切除或不能切除的纵隔恶性肿瘤，术后应行放疗或化疗。放疗或化疗后有些患者还可以二次开胸探查，将肿瘤切除。

注意事项：①肿瘤与重要脏器粘连时，应仔细分离，防止损伤，必要时可残留部分肿瘤或包膜。②术中要确切止血，出血量多者应补充血容量。③对巨大肿瘤剥离时慎防气道和心脏受压，必要时应该由助手托起瘤体、有明显包膜者可先行包膜外快速剥离，取出瘤内容，待改善暴露后再切除包膜。无明显包膜的实质性肿瘤可分次切除，暴露最差的蒂部留最后处理。④对双侧胸膜腔打开，手术时间长、大量出血及输血，一侧膈神经损伤和重症肌无力者，术后应予呼吸机辅助呼吸。

1. 胸腺肿瘤　胸腺是人体的重要免疫器官，分泌胸腺素，包括几种胸腺多肽类激素，它们作用于淋巴干细胞、较成熟的淋巴细胞及 T 淋巴细胞亚群，使这些细胞分化成熟为有免疫活性的 T 淋巴细胞。以前认为，凡是来源于胸腺的肿瘤，统统归类于胸腺瘤，现在它被分为几个临床病侧分类不同的肿瘤，如胸腺瘤、胸腺癌、胸腺类癌、胸腺脂肪瘤、胸腺畸胎瘤等。

（1）胸腺的解剖：胸腺位于前纵隔的大血管前方。胸腺的左右两叶并不融合，并易于解剖分开，两叶并不对称、一般右叶大于左叶。胸腺在青春期最大，重约 30 g，至成人期胸腺逐渐缩小。胸腺的血液供应，动脉来自胸廓内动脉，同时亦可来自上、下甲状腺动脉；静脉回流通过头臂及胸内静脉，并可与甲状腺静脉相交通。淋巴引流入内乳、前纵隔及肺门淋巴结。

（2）胸腺瘤：30~50 岁多见，男、女发病率相当，位于前纵隔，右侧多于左侧，双侧少见，少数可异位发生于颈部、肺门、肺、心膈角及气管内。术中如见肿瘤包膜不完整或浸润邻近组织，显微镜下见肿瘤浸润包膜均视为恶性表现，有复发可能。临床恶性行为尚表现为肿瘤可有胸内扩散至胸膜、心包种植及肺转移，锁骨上和腋下淋巴结转移，约 3% 患者有远处转移。1985 年，Marino 等提出分为皮质型、髓质型和混合型。虽然免疫组化和电镜研究有进展，但细胞学上"良性"表现和临床上恶性生物学行为之间至今找不出肯定的关系。临床上常常根据术中肿块是否有包膜及其生长方式来确定其良恶性。

决定治疗方针和预后的临床病理分期有多种。按 Trastek 和 Payne 分期如下：Ⅰ期：包膜完整，无包膜浸润。Ⅱ期：浸润入周围脂肪组织，纵隔胸膜。Ⅲ期：浸润入邻近器官（如心包、大血管和肺）。Ⅳa期：胸膜、心包转移。Ⅳb期：淋巴性或血源性转移。

手术切除为首选治疗。适应证：①Ⅰ期、Ⅱ期病变。②部分Ⅲ期病变，有条件作扩大性切除。③可行减容术，术后加行放、化疗。④并发有重症肌无力。⑤少数完全切除后有局部复发可行再切除；⑥全身情况及心肺功能可以耐受胸部大手术者。

禁忌证：①肿瘤广泛浸润，估计不能切除者。②不能耐受开胸手术者。③已有双侧膈神经麻痹。④Ⅳ期病变。

常用手术径路为正中胸骨劈开行肿瘤及全胸腺切除。少数低位一侧胸内肿瘤可采取前胸切口，后外侧切口适用于一侧胸内巨大肿瘤。对Ⅱ期、Ⅲ期病变（完全或不完全切除）术后均应加放疗，以防复发。对不能手术及局部复发者，放疗也可明显延长生存时间。近年发现以顺铂为主的化疗方案有一定效果，可使胸腺瘤的综合治疗趋向完善。

（3）胸腺癌：指肿瘤细胞有异形、核分裂等恶性表现。Hartman等报道，文献记录约100例，可分为8个亚型：鳞状细胞癌（最多）、淋巴上皮瘤样癌、Bassloid癌、黏液表皮样癌、肉瘤样癌、小细胞-未分化鳞状细胞混合癌、透明细胞癌和未分化癌。大多数预后差，能完全切除机会少，适合放、化疗。

2. 胸腺瘤并发重症肌无力　重症肌无力是神经肌肉接头间传导功能障碍所引起的疾病，主要累及横纹肌，休息或抗胆碱酯酶药物可使肌力恢复到一定程度。现认为是一种自身免疫疾病。

（1）病因与发病机制：重症肌无力是神经肌肉传导的自身免疫疾病，在患者体内产生抗乙酰胆碱受体抗体，破坏了自身神经肌肉接头处的乙酰胆碱受体。这种自身免疫侵袭神经肌肉连接部的机制尚未明确，但知胸腺起了主导作用。首先，文献报道有50%~60%的胸腺瘤患者伴发重症肌无力，10%~25%的重症肌无力患者中经检查可发现胸腺瘤，而无胸腺瘤的重症肌无力患者在切除的胸腺中大多数也可见到滤泡性淋巴样增生改变，约占所有患者的60%。淋巴样滤泡含有B淋巴细胞。对乙酰胆碱受体产生抗体。其次，在肌无力患者的胸腺中观察到有乙酰胆碱抗体（William）。可认为患者自身抗体的抗原来自胸腺的肌样体细胞（Myoid cell）。最后，胸腺在重症肌无力发病机制的重要性，可在手术切除胸腺后见效所支持，多数患者在胸腺手术切除后，症状缓解率可达60%~80%。

（2）临床表现：重症肌无力可发生于任何年龄，但绝大多数始发于成年期，常在35岁以前，约占90%。少数患者在1岁至青春期内发病（少年型肌无力）。女性发病率高于男性，比例约为3∶2。早期表现为运动或劳累后无力，休息后可减轻，常晨轻暮重。累及的肌肉及部位随受累的时间程度轻重不一，临床表现也各不相同。典型症状开始时仅有短暂的无力发作，之后呈渐进性，随时间增长而逐渐加重。开始时受脑神经支配的肌肉最先受累，如眼肌、咀嚼肌。病情进展累及全身肌肉，主要累及近端肌群，并常呈不对称表现。

按改良Osserman分型，重症肌无力可分为：

Ⅰ型：主要为眼肌型，症状主要集中在眼肌，表现为一侧或双侧上睑下垂，有复视或斜视现象。

Ⅱ型：累及延髓支配的肌肉，病情较Ⅰ型重，累及颈、项、背部及四肢躯干肌肉群，据其严重程度可分为Ⅱa与Ⅱb型。Ⅱa型：轻度全身无力，尤以下肢为重，登楼抬腿无力，无胸闷或呼吸困难等症状。Ⅱb型：有明显全身无力，生活尚可自理，伴有轻度吞咽困难，有时进流质不当而呛咳，感觉胸闷，呼吸不畅。

Ⅲ型：急性暴发型，出现严重全身肌无力，有明显呼吸道症状。

Ⅳ型：重度全身无力，生活不能自理，吞咽困难，食物易误入气管。症状常呈发作性，缓解、复发和恶化交替出现。若有呼吸道感染、疲劳、精神刺激，以及处于月经周期或分娩阶段，可加剧病情发展，并累及全身。也可短期内迅速恶化，呈暴发性发作，出现严重全身无力，有明显呼吸道症状，治疗效果差。

（3）诊断：除病史和体征外，抗胆碱酯酶药物试验、电生理和免疫生物学检查可帮助诊断重症肌无力。90%以上的患者，乙酰胆碱受体抗体和调节抗体水平升高。部分患者横纹肌抗体水平升高。所有诊断为重症肌无力的患者，均应定期行胸部X线和CT检查。以确定是否有胸腺瘤或发生了胸腺瘤。

重症肌无力应该与肌无力综合征相鉴别，后者为一种罕见的神经肌肉传导障碍，常并发小细胞肺癌，通常称为Lambert-Eaton综合征，多见于40岁以上的男性患者，主要表现为四肢近侧肌群的无力和容易疲劳，不累及眼球肌，可伴有深肌腱反射的减弱或消失。

（4）治疗：重症肌无力的治疗包括给予抗乙酰胆碱酯酶药物——新斯的明、溴吡斯的明（吡啶斯的明），免疫抑制疗法，血浆置换和中医中药治疗的内科治疗以及通过胸腺切除的外科治疗。

自1939年Blalock等对重症肌无力患者施行胸腺切除术后，外科治疗逐渐作为重要治疗手段。胸腺切除术治疗重症肌无力的临床效果较肯定，但机制尚不完全清楚，手术死亡率为0%~2%，并发症发生率为2%~15%。除Ⅰ型药物治疗可控制者，急性感染、肌无力危象未获控制外，只要全身情况允许胸部大手术的重症肌无力患者均可考虑行胸腺切除术。

术前应用抗胆碱酯酶药和皮质激素3~8周，待全身情况稳定后手术。手术当天晨仍需给药。术后按呼吸及肌无力情况决定气管插管辅助呼吸撤除时间。术后用药一般同于术前，一旦出现肌无力危象需重新气管插管辅助呼吸。出院后半年至1年开始逐步减少用药直至全停药。围手术期中应特别注意两种危象的鉴别和处理：因抗胆碱酯酶药不足的重症肌无力危象表现为瞳孔不缩小、心率快、口干痰少、腹胀肠鸣音弱和Tensilon试验阳性。而因抗胆碱酯酶药过量的胆碱危象则表现以瞳孔缩小、心率慢、眼泪、唾液和痰多、腹痛肠鸣音亢进和Tensilon试验阴性。

3. 神经源性肿瘤　神经源性肿瘤是纵隔内常见肿瘤之一，占18%~30%。女性患者略多于男性。任何年龄都可以发生，但儿童神经源肿瘤恶性率较高，成人在10%以下。纵隔神经源肿瘤绝大多起源于脊神经和椎旁的交感神经干，来自迷走神经和膈神经的神经源肿瘤比较少见。更为少见的是副神经节来源的肿瘤，可在主动脉根部、心包甚至心脏本身发现。

大多数成人神经源肿瘤患者没有症状，常常是在常规X线查体时发现的。有症状者，表现为咳嗽、气短、胸痛、声音嘶哑或有Horner综合征，少数患者（3%~6%）有脊髓压迫的表现。儿童神经源肿瘤，不论是良性还是恶性，其症状明显，如胸痛、咳嗽、气短、吞咽困难等。

成人神经源肿瘤在X线片上的表现为脊柱旁的块影，可呈圆形、半圆形，有的为分叶状。密度均匀一致，但可以有钙化。肿瘤邻近的骨质可有改变，如肋骨或椎体受侵，椎间孔扩大。骨质改变并不意味着肿瘤为恶性，可以是肿瘤生长过程中局部压迫所致。所有神经源肿瘤患者，无论有无症状，均应行CT检查，以确定肿瘤是否侵入椎管内。磁共振检查不仅可以确定椎管内有无受侵，还能了解受侵的程度。

儿童神经源肿瘤的X线表现与成人相似。但多数儿童神经源肿瘤的体积常大于成人，少数儿童的肿瘤可占据一侧胸腔。因生长较快，边界多不像成人清楚，而且肿瘤中心供血不足和坏死及由此而造成的钙化，儿童较成人多见。

根据肿瘤分化的程度不同及组成肿瘤的细胞多样性，神经源肿瘤分为以下几种类型：

（1）神经鞘细胞起源的肿瘤：良性肿瘤为神经鞘瘤和神经纤维瘤。少见的是有黑色素沉着的神经鞘瘤及粒细胞瘤。恶性肿瘤为恶性神经鞘瘤或神经肉瘤。

1) 神经鞘瘤：来自神经鞘的施万细胞，生长缓慢，包膜完整，多见于30~40岁成人，偶见于儿童。肿瘤多来自肋间神经，并且可经过椎间孔侵入椎管内，形成哑铃形肿瘤。神经鞘瘤多为单发，少数为多发。大多数神经鞘瘤患者早期无症状，系体查发现，肿瘤较大时，可表现为胸痛、咳嗽、呼吸困难和吞咽困难等。当有神经系统症状时，如脊髓受压、声嘶、Horner综合征、肋间神经痛或臂丛神经痛，并不意味着其为恶性。X线胸片可发现位于后纵隔圆形或卵圆形密度均匀边缘锐利的团块影，部分肿瘤影内可见局灶性钙化和囊性变，有时侵犯肋骨或椎骨。胸部CT能显示肿瘤大小、部位以及胸壁、纵隔受侵的程度，也可显示其通过肋间隙或椎间隙呈哑铃形的形态。磁共振能从三维方向显示肿瘤与周围脏器的关系，有特殊的价值。

2) 神经纤维瘤：神经纤维瘤是由神经细胞和神经鞘两者组成，多见于后纵隔，呈良性生长方式，由于生长缓慢多为体查时偶然发现，其临床表现亦同神经鞘瘤。

3) 神经源肉瘤（恶性施万细胞瘤）：成人神经源肿瘤中，神经源肉瘤不超过10%，多见于10~20岁的年轻人或60~70岁的老人。肿瘤附近的结构常受侵犯，并能发生远处转移。显微镜下可看到细胞数异常增多，核异型性及有丝分裂。

治疗：有效的治疗为手术切除，可通过后外侧切口开胸完成，小的、无椎管内受侵的肿瘤也可在电视胸腔镜下切除。不论采用哪种途径，都要先切开肿瘤表面的胸膜，然后钝性及锐性分离肿瘤。有时要切断一根或几根肋间神经或交感神经干。少数情况下要牺牲肋间动脉。对向椎管内生长的哑铃型肿瘤，应同神经外科医生一起进行手术。先打开椎板，游离椎管内肿瘤，然后再游离胸腔内部分。胸腔内的部分可通过标准后外侧切口完成。也可通过小切口、胸膜外径路或电视胸腔镜下完成。对于恶性神经肉瘤术后应行放疗。

术后最常见的并发症是Horner综合征，特别是后上纵隔的肿瘤。椎管内生长的哑铃型肿瘤术后应注意有无椎管内出血造成的脊髓压迫。手术死亡率为1%~2%。瘤体很大或恶性肿瘤会增加手术的风险和难度。良性肿瘤预后很好，而肉瘤多半在术后一年内死亡。

(2) 神经节细胞起源的肿瘤：神经节细胞起源的肿瘤包括节细胞神经瘤、节细胞神经母细胞瘤和神经母细胞瘤。

1) 节细胞神经瘤：节细胞神经瘤为良性肿瘤。儿童神经源肿瘤中，节细胞瘤最多。较大的儿童、青壮年也能见到。肿瘤包膜完整，常常与交感神经干或肋间神经干相连。椎管内生长呈哑铃状者也多见。

2) 节细胞神经母细胞瘤：节细胞神经母细胞瘤也称部分分化的节细胞神经瘤，最多见于年轻人。因为是恶性肿瘤，故易产生临床症状。

3) 神经母细胞瘤：神经母细胞瘤（成交感神经细胞瘤）是高度恶性的肿瘤，好发于儿童，尤其是3岁以下的儿童，占儿童纵隔内神经源肿瘤的50%，胸内神经母细胞瘤又占儿童全部神经母细胞瘤的20%。成人中少见，肿瘤边界不规整，易侵及邻近结构。向椎管内生长呈哑铃状者也不少见。常发生骨骼及其他脏器的远处转移。临床上可表现为咳嗽、气短、胸痛、Horner综合征、截瘫、发热、倦怠。部分患儿可出现舞蹈眼、小脑共济失调、斜视眼痉挛和眼球震颤，这可能是抗体产物或免疫反应所致。在肿瘤切除后，婴儿眼睛的异常运动随之消失。少数患者会出现出汗、皮肤发红等症状，尿中儿茶酚胺的降解产物（香草基扁桃酸VMA及高香草酸HVA）升高。这与肿瘤分泌儿茶酚胺，肾上腺素和肾上腺素有关，肿瘤切除后，尿中儿茶酚胺的降解产物下降至正常。肿瘤复发时，会再度升高。还可并发腹泻、腹胀综合征，与肿瘤分泌血管活性肠多肽激素有关。

4) 影像学诊断：神经节细胞起源的肿瘤X线表现因肿瘤分化程度不同而异。良性节细胞瘤表现为脊柱旁沟的实性块影，界线清楚，部分患者可见点状钙化，骨质因肿瘤压迫而有改变。神经母细胞瘤和节细胞神经母细胞瘤X线上的肿块影界线不太清楚，多数病例能见点状钙化。至于肿瘤附近骨质的改变及椎管内侵犯，神经母细胞瘤较节细胞神经母细胞瘤多见。

5) 治疗：节细胞神经瘤的治疗为手术切除，与神经鞘瘤和神经纤维瘤相同。神经母细胞瘤和节细胞神经母细胞瘤的治疗随肿瘤浸润范围而有所不同。未越过中线的肿瘤应尽可能地手术切除；越过中线及发生远处转移的肿瘤应予化疗加放疗，偶尔也辅以外科治疗。

(3) 副神经节细胞起源的肿瘤：包括嗜铬细胞瘤和化学感受器瘤，发生在纵隔者非常少见，多数发生于有化学感受器的组织部位。

1) 嗜铬细胞瘤：纵隔内嗜铬细胞瘤，亦称肾上腺外嗜铬细胞瘤或有功能的副神经节细胞瘤，临床少见，主要症状包括阵发性或持续性高血压、代谢亢进、糖尿病，部分患者可以无症状。由于肿瘤能分泌肽激素，少数患者还有Cushing综合征、红细胞增多、高血钙及分泌性腹泻等表现。影像学表现为脊柱旁沟的块影。怀疑本病时，应测定血和尿的儿茶酚胺，24小时尿的VMA（香草基扁桃酸）水平。

手术切除纵隔内嗜铬细胞瘤，具有切除其他部位嗜铬细胞瘤相同的危险，应准备好一切药物，以控制剧烈的血压波动。术中操作要小心谨慎，防止过多挤压肿瘤组织，导致高血压危象。良性嗜铬细胞瘤切除术后预后良好，恶性者差。

2) 非嗜铬副神经节细胞瘤：此类肿瘤少见。大多为良性，恶性占10%。多在脊柱旁沟及内脏纵隔主动脉弓附近发现。肿瘤质软并有广泛的血供。治疗为手术切除。如果肿瘤血运十分丰富，以致手术十分危险时，则仅能简单地进行活检。恶性肿瘤术后应行放疗。

4. 生殖细胞肿瘤　纵隔生殖细胞肿瘤主要包括畸胎类肿瘤、精原细胞瘤和内胚窦瘤、胚胎性癌和绒毛膜上皮癌等。临床以畸胎类肿瘤最为多见。

纵隔畸胎类肿瘤是常见的原发性纵隔肿瘤，有些报道占原发性纵隔肿瘤的第一位，以往以实质性者称为畸胎瘤，囊性者称皮样囊肿，实际上大多数肿瘤为实性及囊性成分同时存在，它们都含有外、中、内3种胚层来源的组织，只是各胚层组织的构成含量不同，没有本质的区别，现在统称为畸胎类肿瘤。

畸胎瘤是由不同于其所在部位组织的多种组织成分构成的肿瘤，含有三种胚层的成分，通常外胚层成分占较大的比例，约占全部畸胎瘤的70%，可有皮肤、毛发、毛囊、汗腺、皮脂样物、神经胶质组织或牙齿。中胚层成分主要包括平滑肌、软骨和脂肪。内胚层成分主要是呼吸道和消化道的上皮以及胰腺组织等。

大多数畸胎类肿瘤是良性的，少数实质性畸胎瘤可发生恶变，视恶变组织成分产生相应的癌或肉瘤。良性畸胎瘤主要由成熟的，上皮、内皮和间皮组织组成，它占纵隔畸胎类肿瘤的50%~75%，但也有相当比例的畸胎瘤包含有不成熟的成分或分化不良的组织，含有这些不成熟组织的畸胎瘤有一定的恶性，预后亦差。

畸胎瘤发病的高峰年龄为20~40岁，大多见于前纵隔，症状主要由肿瘤压迫和阻塞邻近器官所致，临床上患者出现咳出毛发和油脂样物，提示畸胎瘤已破入支气管；当破入心腔时可造成急性心包填塞；破入胸膜腔可致急性呼吸窘迫，主要表现为胸痛、咳嗽、前胸部不适、呼吸困难，多因肿物刺激胸膜或因肿块压迫支气管致远端阻塞性肺炎。当支气管有阻塞时，肺内有哮鸣音、湿性啰音、发绀和患侧叩诊浊音。当肿瘤压迫上腔静脉时可出现上腔静脉梗阻综合征，极少数畸胎瘤穿破皮肤可形成窦道。

X线检查是诊断畸胎瘤的重要方法。平片上可见前纵隔肿块影，其轮廓清晰，可突向右或左侧胸腔，密度不匀，内有钙化是其特征性表现，可发现牙齿或骨骼。胸部CT可以帮助肿瘤的定位，肿瘤内脂肪的密度有助于术前正确诊断。超声波检查可以鉴别肿瘤是囊性、实性或囊实性。

一般来讲，纵隔畸胎瘤一经诊断即需择期手术切除。当畸胎瘤破入心包腔发生急性心包填塞时则应急诊手术。畸胎瘤并发感染，应进行一段时间的抗感染治疗，使感染得到有效的控制，但不宜拖延太久，不宜等体温完全恢复正常再行手术，应争取在并发症出现以前及时手术。

5. 纵隔淋巴瘤　淋巴瘤是原发于淋巴结和淋巴组织的恶性肿瘤，也称恶性淋巴瘤，是一种全身性疾病，恶性程度不一。淋巴瘤分类法众多，最常用的分类法是将其分为霍奇金病和非霍奇金淋巴瘤。

（1）霍奇金病：本病发病的平均年龄是30岁，儿童发病少见，且多为男孩。95%的霍奇金病为结节硬化型，颈部淋巴结常同时受累，早期患者无症状，随着病情进展出现局部症状和全身症状，前者如胸痛、胸闷、咳嗽，甚至上腔静脉阻塞综合征，后者如发热、盗汗、食欲减退、乏力、消瘦等。X线上常表现为前纵隔或（和）内脏纵隔的块影，胸部CT可显示肿块边缘是不规则的，密度是不均匀的，周围的血管结构或周围组织被块影推移或被包绕的影像。

确诊依靠活检，方法包括经皮穿刺活检、颈部或腋下淋巴结切除活检、纵隔镜、胸腔镜或开胸活检。诊断确立后应化疗或（和）放疗，长期生存率可达70%～80%。

（2）非霍奇金淋巴瘤：非霍奇金淋巴瘤侵犯纵隔较霍奇金病少，分别为5%和75%。非霍奇金淋巴瘤累及腹腔淋巴结和头颈部Waldeyer环淋巴组织者多。纵隔内可发现许多类型的非霍奇金淋巴瘤，常见的包括：①大细胞淋巴瘤。②淋巴母细胞淋巴瘤。

1）大细胞淋巴瘤：这类淋巴瘤是由中心滤泡细胞、T淋巴母细胞、B淋巴母细胞等不同类型的细胞组成。好发于年轻人，临床上较早出现气短、胸痛、咳嗽、疲劳、不适、体重下降或上腔静脉综合征。X线上表现为前纵隔或前上纵隔的不规则块影，常能看到肺实质的改变和胸腔积液的征象。胸部CT显示肿块密度不均，大血管常被肿瘤包绕，压迫甚至闭塞，以及胸腔、心包积液等。活检可以证实诊断。腹部CT和骨髓穿刺有助于分期。确诊后应化疗。55%～85%的患者治疗初期反应良好，但只有50%的患者才能获得2年以上的无病生存。放疗适用于病灶巨大者，因为巨大病灶者化疗后易复发。

2）淋巴母细胞淋巴瘤：好发于胸腺区域。20岁以下的青年人多见，约占这个年龄组淋巴瘤的33%。症状严重者会出现急性呼吸困难。X线和CT表现与其他类型的非霍奇金淋巴瘤相似。确诊后给予联合化疗，多数患者最初的反应良好，但缓解的时间较短，预后差。

6. 胸内甲状腺肿瘤　甲状腺肿瘤是内分泌腺肿瘤中最为常见的疾病之一，位于颈部者临床易被发现。胸腔内甲状腺肿为胸骨后或纵隔单纯甲状腺肿大或甲状腺肿瘤，因其位于胸骨后或纵隔内，不易被发现，给诊断和治疗带来一定困难，占纵隔肿瘤的1%～5%。

（1）病因与发病机制：胸腔内甲状腺肿可部分或全部位于胸腔内，依其生成的来源将其分为两类：

1）胸骨后甲状腺肿：它与颈部甲状腺有直接联系，又称继发性胸骨后甲状腺肿，此病变占胸内甲状腺肿的绝大多数。其发生的原因往往是原来的颈部甲状腺肿，位于颈前两层深筋膜之间，两侧有颈前肌群限制，加之甲状腺本身的重力，故较易向下发展。接触到胸廓入口后，又受到胸腔负压的吸引，于是促使肿大的甲状腺向胸内坠入。此类胸内甲状腺肿亦称为坠入性胸内甲状腺肿，根据其坠入程度，又可分为部分型或完全型，其血供主要来源于甲状腺下动脉及其分支。

2）真性胸内甲状腺肿：由于胚胎期部分或全部甲状腺胚基离开原基并在纵隔内发育而成。此类型称为迷走性胸内甲状腺肿，血供主要来源于胸部的血管。临床上比较少见。

（2）临床表现：胸内甲状腺肿占甲状腺疾病的9%~15%，占纵隔肿瘤的5.3%。女性多于男性，男女之比为1:（3~4），发病年龄高，40岁以上最多。临床症状主要是由肿块压迫周围器官引起，如压迫气管引起呼吸困难、喘鸣；压迫上腔静脉引起上腔静脉综合征；压迫食管引起吞咽困难；压迫胸导管引起乳糜胸或乳糜心包等。症状的轻重与肿块的大小、部位有关。大约1/3的患者无症状，个别患者因肿块嵌顿在胸廓入口处或自发性、外伤性出血而引起急性呼吸困难。坠入性胸内甲状腺肿，行体格检查时可在颈部触及肿大的甲状腺，并向胸内延伸，往往触不到下极。

（3）诊断

1）胸内甲状腺肿：以女性为多，仔细询问病史及临床表现，注意了解患者过去有无颈部肿物自行消失史。

2）X线检查：胸部X线检查为首选，通常可见上纵隔增宽或前上纵隔椭圆形或圆形阴影，上缘可延伸至颈部，阴影内有钙化点，部分病例可见气管受压移位。10%~15%的胸内甲状腺肿位于后纵隔、下纵隔甚至接近膈肌水平。胸内甲状腺肿虽然来源于甲状腺左右两叶的机会相等，但由于下降的甲状腺肿在左侧遇到锁骨下动脉、颈总动脉及主动脉弓的阻挡，而在右侧只有无名动脉，其间隙较宽无阻挡，故以右侧较多。

3）CT扫描：可以更加详细地了解肿块的情况，典型的征象如下：①与颈部甲状腺相连续。②边界清晰。③伴有点状、环状钙化。④密度不均匀，伴有不增强的低密度区。⑤常伴有气管移位。⑥CT值高于周围肌肉组织。

4）放射性核素^{131}I扫描：可帮助确定肿块是否为甲状腺组织，也可确定其大小、位置或有无继发甲亢的热结节。

5）MRI和B超：可进一步了解肿块与周围组织关系，显示肿块与甲状腺的血供有关的"血流"排泄，提示肿块的内在本质，排除血管瘤的可能；B超可以明确肿块是囊性或实性。

（4）治疗：胸内甲状腺肿多有压迫症状，部分有继发性甲状腺功能亢进症状，其恶变的倾向较大，故胸内甲状腺肿一旦诊断明确应尽早手术治疗。手术方法可因肿块的部位、大小、形状、深度及周围器官的关系而定。对有继发性甲亢者，术前应充分行抗甲亢药物治疗，待准备充分后方可手术。

术后主要并发症是出血、喉返神经损伤及气管梗阻。无论采用何种切口，只要注意从被膜内钝性分离肿物就能避免损伤喉返神经。甲状腺下动脉结扎牢靠，肿物切除后缝合残留的被膜囊，可有效防止术后出血。造成术后气道梗阻的原因除局部出血压迫外，主要是因气管壁软化而导致管腔狭窄。术中如遇到上述情况，除采取相应措施外，术后可酌情延长气管内插管的停留时间，必要时行气管切开术。

7. 纵隔间叶性肿瘤　纵隔间叶性肿瘤包括脂肪源肿瘤、血管源肿瘤、淋巴源肿瘤、肌源性肿瘤和纤维组织源肿瘤。这类肿瘤约占纵隔肿瘤的5%，男、女差别小，且恶性率较低。

（1）脂肪源肿瘤

1）脂肪瘤：成人男性稍多。50%无症状，组织学上由成熟脂肪细胞构成。常延伸入颈部或肋间、椎管内。密度淡，外周模糊，有时体积很大，手术切除不困难。

2）脂肪肉瘤：40岁以上多见，无包膜，常有明显胸痛，边界不清晰。切除不完全时易复发，放、化疗疗效差，故复发时有条件患者可再次手术。

3）脂肪母细胞瘤：婴儿多见，由不成熟脂肪细胞组成，有浸润、复发恶性行为，尽量完全切除为首选治疗。

4）冬眠瘤：少见，前纵隔肿瘤起源于棕色脂肪残体，多可手术切除。

(2) 血管源肿瘤：临床多见于前纵隔，90%属良性，按 Bedros 意见分成两大类如下：

1) 由血管增生形成：90%为血管瘤和毛细血管瘤，腔静脉型和血管肉瘤少见。①血管瘤：肿瘤紫红色，质软，不定形态，无完整包膜，多见于内脏区或椎旁沟，偶扩展到胸壁、颈部及椎管内，少数有出血表现。虽为良性，手术切除仍有必要，放疗不敏感。②血管肉瘤：可起自心脏、大血管和心包。

2) 由血管外、中、内膜细胞增生形成：①血管外皮细胞瘤：老年多见，肿块实质性，界限清楚，偶见起自心包，良性或恶性均有，应尽量手术切除。②血管内皮细胞瘤：组织学表现介于血管瘤和血管肉瘤之间，属低度恶性，手术也应广泛切除，对复发者有作者采用放疗。③平滑肌瘤和平滑肌肉瘤：起自血管中膜的平滑肌细胞，肺动脉和肺静脉多见，手术切除或放疗（肉瘤）。

(3) 淋巴管源肿瘤：少见，多为颈部向纵隔延伸，发病多为成年，多见于内脏区或椎旁沟，包膜可不完整，可深入器官间隔中，X 线可呈现骨侵蚀，偶表现有乳糜胸。手术切除为有效治疗。

(4) 肌源性肿瘤：除上述平滑肌性肿瘤外尚有横纹肌瘤和横纹肌肉瘤，胸内的仅占全身横纹肌瘤的 2%，亦可位于肺内，争取手术切除，不能完全切除的考虑放、化疗。

(5) 纤维组织源肿瘤：临床少见。①局限性纤维瘤：良或恶性，多能切除。②纤维瘤和纤维瘤病：指起自纤维母细胞的肿瘤，边缘不清楚，有局部复发但无转移。③纤维肉瘤：恶性，巨大瘤可伴有低血糖症状，能完全切除者少，预后差。④恶性纤维组织细胞瘤：高龄者多，切除后尚需放疗。

(6) 其他：软骨瘤、软骨肉瘤、骨肉瘤、滑膜肉瘤、脑膜瘤、黄色瘤和多能间叶瘤（良、恶性等）。

二、胸壁肿瘤

胸壁肿瘤包括各种各样的骨骼及软组织肿瘤，其中包括原发性和转移性骨骼及软组织肿瘤，以及邻近器官如乳腺、肺、胸膜和纵隔的原发性肿瘤直接侵犯胸壁形成的肿瘤，但不包括皮肤、皮下组织及乳腺的肿瘤。

（一）胸壁的解剖

胸骨、肋骨及胸椎等构成的支架为胸廓。胸廓外被肌肉，内衬胸膜，共同构成胸壁。胸廓上口由胸骨、锁骨、第 1 肋骨及第 1 胸椎围成，有气管、食管及大血管通过。胸廓下口由膈肌封闭，仅有三个裂孔分别供主动脉、下腔静脉和食管通过。

1. 主要肌群

(1) 胸前外侧肌群

1) 胸大肌（pectoralis major）：起于锁骨内侧半和胸骨前面及第 1~5 肋软骨，止于肱骨大结节嵴，使肩关节内收、屈、旋内。

2) 胸小肌（pectoralis minor）：起于第 3~5 肋，止于肩胛骨喙突，拉肩胛骨向前下有提肋功能。

3) 前锯肌（serratus anterior）：起于上 8 肋外面，止于肩胛骨内侧缘，固定肩胛骨于胸廓。

(2) 背部浅层肌

1) 斜方肌（trapezius）：起于上项线、枕外隆突、项韧带和全部胸椎脊突，止于锁骨中外 1/3、肩峰、肩胛冈，上部肌束收缩提肩，中部肌束收缩使肩胛骨靠近中线，下部肌束收缩降肩。

2) 背阔肌（latissimus dorsi）：起于下 6 胸椎棘突、腰椎棘突、骶中嵴、髂嵴后部，止于小结节嵴。使肩关节内收、内旋、后伸。

3）菱形肌（rhomboideus）：起于第6、7颈椎棘突，上4胸椎棘突，止于肩胛骨内侧缘下部，上提和内旋肩胛骨。

2. 肋骨和肋间隙

（1）肋骨（costal bone）：共12对，后端由肋骨小头和肋骨结节与椎体和横突相连；前端为肋软骨，第1~7直接与胸骨相连，称为真肋；第8~10肋与上一肋软骨相连，构成肋弓，称为假肋；第11、12肋前端游离，称为浮肋。

（2）肋间肌肉、血管和神经：①肋间外肌：起于上位肋骨上缘，止于下位肋骨上缘，纤维方向斜向前下方，作用为上提肋骨助吸气。②肋间内肌：起于下位肋骨上缘，止于上位肋骨肋沟的外下方，纤维方向斜向前上，作用为降肋助呼气。③肋间血管、神经：肋间动脉除最上两条发自锁骨下动脉的甲状颈干以外，其余均发自胸主动脉并进入相应肋间隙。在肋角之前，肋间血管、神经行于肋沟；肋角之后，则行于肋间隙中间。肋间动脉在近肋角处常分出一副支，沿下位肋骨上缘前行。肋间动脉在肋间隙前部与胸廓内动脉的肋间支吻合，从而在每个肋间隙形成一个动脉环。④胸廓内动脉起自锁骨下动脉，位于肋软骨后方，距胸骨外侧1~2 cm处下行。

（二）胸壁肿瘤的分类

胸壁肿瘤的分类方法繁多，临床实用的分类方法如下：①原发性：约占60%，包括良性与恶性肿瘤。②继发性：约占40%，继发性肿瘤几乎都是转移瘤。多半是乳腺、肺、甲状腺、前列腺、子宫或肾等的转移瘤或胸膜恶性肿瘤直接扩散而来。胸壁肿瘤的症状与体征在早期可能没有明显的症状，有时在体检时才发现胸壁有肿块，症状的轻重与肿瘤的早晚、大小、发生的部位及病理类型有关。常见的症状是局部有疼痛和压痛，一般为持续性钝痛，如肿瘤累及肋间神经可出现肋间神经痛。晚期恶性肿瘤可有全身症状，如消瘦、贫血、呼吸困难或胸腔积液等表现。由于胸膜间皮瘤常累及胸壁引起疼痛症状较明显，此处将作重点介绍。

1. 胸膜间皮瘤　胸膜间皮瘤是一种少见肿瘤。1937年，Klemperer和Rabin将间皮瘤分为局限型及弥漫型两种；1942年，Stout和Murray通过细胞培养证实肿瘤起源于间皮组织。

病理将胸膜间皮瘤分为两大类：①良性间皮瘤，多数是（纤维）无细胞型。②恶性间皮瘤，通常又分为上皮型、（纤维）肉瘤型和混合型（双相细胞分化）3种类型。临床上将胸膜间皮瘤分为两种：①局限型间皮瘤，多数是良性，少数为恶性。②弥漫型间皮瘤均为恶性。

（1）局限型胸膜间皮瘤：局限型胸膜间皮瘤属少见肿瘤。本病与接触石棉无关，男、女发病率相同。

1）病理学特征：局限型胸膜间皮瘤通常为有包膜的实质性肿瘤，其特点是成纤维细胞样细胞与结缔组织无规则混合体，是由原始间皮层下的间充质细胞发生的，而不是由间皮细胞本身发生的。

局限型胸膜间皮瘤既可以是良性的，也可以是恶性的。良性胸膜间皮瘤通常是由壁层胸膜发生的带蒂肿瘤，一般小于10 cm，细胞成分相对较少，且有少数有丝分裂像。偶尔良性局限型胸膜间皮瘤可以长得很大，充满整个胸膜腔。

2）临床表现：大多数患者为体检发现胸腔肿块，少数患者临床表现为咳嗽、胸痛、呼吸困难，部分患者有低血糖，其机制还没有完全了解，可能与胰岛素类多肽的分泌及高血糖素的减少有关。一旦切除肿瘤，血糖即完全恢复正常。胸腔积液和杵状指是局限型胸膜间皮瘤的常见体征，但仅见于3%~31%的患者。一般认为只有恶性局限型胸膜间皮瘤才出现咯血，肺性骨关节病仅和良性局限型胸膜间皮瘤有关。

3）治疗：彻底的手术切除是唯一的治疗手段。手术越早，切除的越彻底，效果越好。如果肿瘤切除不完全，不但会局部复发，而且会发生广泛播散性转移，且在确诊后2~5年内死亡。即使肿瘤巨大，也应争取手术切除。术中可能因失血多，创伤大，肿瘤挤压，心脏负担过重而出现严重并发症。所以，术前须做好充分准备，术中加强监护，术后注意护理。局限型胸膜间皮瘤可以是良性，也可以是恶性。良性间皮瘤术后也可以复发。复发多见于术后5年，最长者为术后17年，但仍可切除而获得良好效果，偶见复发多次后变成恶性者。恶变者可加用放疗和化疗。

（2）弥漫型胸膜间皮瘤

1）流行病学特征：弥漫型胸膜间皮瘤是一种恶性肿瘤，它较局限型胸膜间皮瘤更常见，主要高发期在60~69岁。恶性间皮瘤主要是一种成年疾病，因为从接触致病因素到发病有很长潜伏期，但儿童偶尔也可患病，恶性胸膜间皮瘤有时在青年时期发生。

2）致病因素：石棉与恶性胸膜间皮瘤密切相关，1960年首次明确了弥漫型恶性胸膜间皮瘤的流行病学，证实石棉接触是诱发恶性胸膜间皮瘤的主危险因素。还有一些少见致病因素，包括放射线接触史、天然矿物纤维、有机化合物、病毒、非特殊工业接触、复合致癌因素、遗传易感因素等。

3）病理学特征：胸膜间皮瘤由多能性间皮或浆膜下层细胞发生，这些细胞可发展为上皮性或肉瘤样肿瘤。与局限型胸膜间皮瘤相反，弥漫型胸膜间皮瘤几乎总有上皮成分，然而其组织学图像多种多样，经常为上皮和肉瘤样成分的混合物。免疫组化分和电镜检查才是标准的诊断手段。

4）临床表现：呼吸困难和胸痛是最常见的症状，见于90%的患者。少部分患者有体重减少、咳嗽、乏力、厌食和发热，极少有咯血、声音嘶哑、吞咽困难、Horner综合征和呼吸困难（由自发性气胸引起）。体格检查通常无阳性发现，仅表现为受累胸廓叩诊呈实音和呼吸音减弱。局部晚期肿瘤患者可触及肿块、胸壁弥漫性肿瘤浸润，以及罕有锁骨上淋巴结肿大。

5）诊断：胸膜间皮瘤是相对少见的肿瘤。胸膜间皮瘤缺乏特征性症状和体征，所以对有胸闷、胸痛、咳嗽、气短和（或）伴有胸腔积液的患者要想到此病，有必要做进一步检查。

胸部CT检查：胸部CT是目前最准确的无创性检查方法，用于疾病分期、疗效判断和监测术后复发情况。恶性胸膜间皮瘤的影像学表现多变且无特异性。大量胸腔积液常常是早期胸膜间皮瘤的唯一表现，CT可见胸膜上出现多发的分散的肿块。以后肿块变得清晰，并常与多发性包裹性积液混合存在。也有开始表现为一个明显的胸膜肿物，最终广泛受累，最后形成厚厚的不规则胸膜外壳包围肺，胸膜腔消失。肿瘤局部扩散可以出现纵隔淋巴结肿大，肿瘤直接侵犯纵隔，心包受侵伴心包积液，侵及胸壁或穿透膈肌。

细胞学检查：由于大多数患者有胸腔积液，胸膜腔穿刺常是最初的诊断手段。只有30%~50%患者胸腔积液细胞学检查可检出恶性细胞。

活组织检查：经皮穿刺胸膜活检有1/3的病例可以诊断出恶性，对于确诊有极其重要的意义，但此方法通常不能给病理学家提供足够大的标本进行免疫组化或电镜研究。胸腔镜是最合适的诊断方法，因为至少80%的患者可以得到明确诊断，而且手术创伤较小。

6）治疗：同其他恶性肿瘤一样。恶性胸膜间皮瘤的治疗方法包括手术、放疗、化疗、免疫治疗等综合治疗。但是，治疗方法的选择受一些不同于其他恶性肿瘤的因素影响。如肿瘤的位置和范围以及患者的一般情况。

放疗：单纯放疗由于受诸多条件，如患者年龄偏大、纵隔内重要脏器不能耐受大剂量放射等的限制，因此放疗的应用受到限制，一般单侧胸廓的放疗剂量应控制在 4 500cGy 以下，以免损伤心脏、食管、肺及脊髓。中等剂量的放疗有助于控制疼痛胸膜扩散，但其对恶性胸膜间皮瘤的疗效较差，不能令人满意。与化疗联合应用，疗效好。

化疗：可用于治疗恶性胸膜间皮瘤的化疗药物包括多柔比星、环磷酰胺、顺铂、卡铂、氨甲蝶呤、5-阿糖胞苷及5-氟尿嘧啶等，化疗的有效率约为20%。不能证明联合化疗优于单药化疗。顺铂与多柔比星联合化疗的有效率为13%，而顺铂与丝裂霉素联合化疗的有效率为28%。现在一种新的抗肿瘤药培美曲塞（力比泰）联合顺铂化疗能有效提高患者的生存率。但是，化疗作为术后的辅助治疗，可望提高患者术1年及2年的生存率。

免疫治疗：已有临床及动物实验证实干扰素对恶性胸膜间皮瘤有一定的作用。如干扰素可直接抑制体外培养的胸膜间皮瘤细胞的增殖；干扰素α1与丝裂霉素C联合应用治疗裸鼠的间皮瘤细胞种植，有一定疗效。

手术指征：多数学者认为年龄在60岁以下，能耐受胸膜全肺切除的Ⅰ期患者是手术适应证。术前选择应注意：①CT扫描和MRI检查显示单侧胸腔肿瘤能完全切除。②肺功能测定 $FEV_1>1L/s$。③患者无手术禁忌证和其他脏器疾病者。对于Ⅱ、Ⅲ、Ⅳ期患者，明确诊断后采用放射治疗和化疗，可缓解疼痛，延长寿命。

有关恶性胸膜间皮瘤的诊断、分期以及治疗还处于探索阶段，该病的自然病史不甚清楚，可能与早期诸多文章把转移性腺癌误认为间皮瘤有关，增加了对该病评价的困难性。依靠光学显微镜不能诊断该病，必须通过手术或胸腔镜获得大样本，依据电子显微镜及免疫组化分析才能确诊。病史中，约一半的患者有石棉接触史，近1/4的病例影像学特征为一侧胸廓变小且伴有胸膜结节肿物，胸腔镜若发现肿物位胸膜基底部，可能有助于诊断。除手术外，控制局部复发及远处转移仍是探索治疗恶性胸膜间皮瘤的方向。

2. 常见胸壁肿瘤

（1）胸壁软组织肿瘤

1）脂肪瘤和脂肪肉瘤：脂肪瘤为胸壁常见的良性肿瘤，由成熟脂肪细胞组成，有完整的包膜，肿瘤内有纤维束间隔与皮肤、筋膜相粘连，好发于皮下，亦可见于肌间。脂肪肉瘤属恶性肿瘤，主要由不成熟脂肪母细胞构成。来自胸壁深层脂肪组织或乳腺，质稍硬，包膜不完整，多分叶结节状，周围呈浸润性生长。切面有时在脂肪组织中有黏液性变和出血。转移途径以血行为主，易转移至纵隔、肺和肝。手术切除是治疗脂肪瘤的主要方法。脂肪肉瘤对放疗、化疗不敏感。手术中应彻底切除，防止复发。

2）纤维瘤与纤维肉瘤：原发于胸壁深部筋膜，肌腱或骨膜比较少见，纤维瘤常有恶变可能。纤维瘤常发生于皮下浅表组织中，质地较硬，大小不等，多与肌长轴固定，在横轴方向可活动。纤维瘤生长缓慢，疼痛不明显。纤维肉瘤多发生于深部，生长快，有剧痛，瘤体表面皮肤发热，浅表静脉扩张。切面呈均匀粉红色，致密的鱼肉状。晚期可发生转移，转移途径经血行和淋巴途径，临床以血行为主，转移率可高达25%。手术后局部复发率更为常见，可达30%~60%。故首次手术治疗的彻底性是治愈的关键，早期做根治性切除，部分患者可获治愈，对放疗及化疗均不敏感。

3）神经源性肿瘤与神经纤维肉瘤：多见于后纵隔，亦可发生在胸壁上，沿肋间神经及其分支分布，常见有神经纤维瘤、神经鞘细胞瘤及神经节细胞瘤三种。发生在胸壁的肿瘤多为孤立圆形或椭圆形，有包膜，以神经纤维瘤多见。一般症状不明显，瘤体增大压迫神经时可出现相应的症状。神经纤维肉瘤多发生在30岁以后，生长较快、受累的神经支配范围感觉障碍及疼痛，晚期亦可发生转移。对单个孤立的神经源性肿瘤,应手术切除;对神经纤维肉瘤应早期作根性切除。

(2) 胸壁骨骼肿瘤

1) 良性肿瘤

骨纤维结构发育不良及骨化性纤维瘤:骨纤维结构不良又称为骨纤维异常增殖症,是肋骨常见的良性肿瘤,占20%~35%,好发于中、青年,骨化性纤维瘤又称骨纤维瘤或纤维性骨瘤,亦属骨纤维性发育不良,是骨内纤维组织增生改变,两者在临床和X线片表现十分相似、不易鉴别。多认为是同一种疾病,也有人认为骨化性纤维瘤是骨纤维结构不良的亚类,在组织形态学上两者有一定区别。前者纤维性骨小梁一般不形成板状骨,小梁边缘无成排的骨母细胞,临床好发于肋骨;而后者的骨小梁周围则围着成排的骨母细胞,并有板状骨形成,临床好发于颅骨。临床症状一般不明显,主要表现为病变压迫肋间神经时可引起胸疼不适。诊断主要靠X线片和病理检查,X线片表现为肋骨病变处膨大,呈纺锤形或圆形,骨皮质薄,病变中心具有疏松的骨小梁结构,与恶性巨细胞瘤或肉瘤的鉴别有一定困难,需病理检查诊断。

手术切除病变的肋骨,可完全治愈;多发性的肋骨病变不宜全部切除,因本病的恶性变不常见,可选择切除疼痛明显的肋骨,可能会缓解疼痛。

骨软骨瘤:为常见肋骨良性肿瘤。常见于青少年,多发生在肋骨、肋软骨的交界处或胸骨软骨部,生长缓慢,有恶性变可能。起源于骨皮质、由松质骨、软骨帽及纤包膜组成,临床为无痛性肿块,表面光滑或呈结节状,质地坚硬,可向内或向外生长。X线常见顶部为圆形或菜花状,边界锐利,带有长蒂或宽阔基底的肿块阴影,且有不规则的钙化软骨帽,瘤体内有松质及软骨,有不规则密度减低区,无骨膜反应。

治疗:须做广泛切除,切除不彻底时易复发。

2) 恶性肿瘤

a. 软骨肉瘤:在胸壁恶性骨骼肿瘤中软骨肉瘤是常见的一种,占45%~60%。临床表现与软骨瘤相似。生长缓慢,多数人认为,开始即是恶性,但也有人认为是在良性软骨瘤的基础上恶变而成。软骨肉瘤常侵犯邻近组织,但极少向远处转移。

诊断:仍以X线片为主要手段。X线片和CT片的特征性改变是肋骨有破坏透亮的同时,半数以上伴有点状斑点状钙化灶,可有骨膜反应机化而致皮质增厚。

治疗:手术治疗是主要方法,手术切除不彻底易复发,故应彻底切除。术前设计好胸壁重建的材料。若术后复发可再次切除,也可获得长期存活。

b. 骨肉瘤:过去称为成骨肉瘤,不及软骨肉瘤常见,是一种比软骨肉瘤更为恶性的病变,约占胸壁恶性肿瘤的15%,好发年龄在11~30岁。多发于四肢长骨,亦发生在胸骨,瘤细胞可直接产生肿瘤性骨质,多数骨肉瘤穿透骨皮质,侵犯邻近软组织,早期即可发生血行转移,最常见转移到肺。

临床症状明显,主要为疼痛和肿胀,剧烈的疼痛有时难以忍受,夜间尤甚。如肿瘤侵袭脊椎或神经丛时,可有相应的脊髓受压及上肢神经痛症状。全身症状出现早,可消瘦、乏力、食欲减退、贫血、血沉快、白细胞增多及血清碱性磷酸酶增高等,可有"跳跃"病灶。局部有肿胀、皮肤发热、变红、压痛明显,瘤体软硬不定。

X线的影像改变,取决于骨肉瘤的组织类型是以何种成分为主,组织学上主要成分可以是纤维性、软骨性或骨性。可分三型:①溶骨型:以纤维性成分为主,表现为骨小梁破坏消失,侵蚀穿破骨皮质,进入骨膜下继续生长,形成Codman三角,伴有软组阴影。②成骨型:以骨性成分为主,表现呈广泛致密阴影，无骨小梁结构，无明显边界，可侵入软组织，伴明显的骨膜反应，从骨膜到肿瘤表面，有呈放射状排列的新生状骨小梁。③混合型：介于两者之间，溶骨和成骨表现同时存在，骨膜反应明显。

治疗：应尽早手术治疗，做胸壁广泛切除，胸壁重建，对放疗和化疗不敏感，预后不佳。

（吴玲敏）

第五节　乳腺癌

一、概述

乳腺癌是女性中常见的恶性肿瘤，世界上乳腺癌的发病率及死亡率有明显的地区差异。欧美国家高于亚非拉国家。在我国京、津、沪及沿海一些大城市的发病率较高，上海市的发病率居全国之首。上海市女性乳腺癌发病率为29.8/10万，为全部恶性肿瘤中的6.3%，占女性恶性肿瘤中的14.9%，是女性恶性肿瘤中的第一位。

二、病因

乳腺癌大都发生在41~60岁、绝经期前后的妇女，病因尚未完全明了，但与下列因素有关。①内分泌因素：已证实雌激素中雌酮与雌二醇对乳腺癌的发病有明显关系，黄体酮可刺激肿瘤的生长，但亦可抑制脑垂体促性腺激素，因而被认为既有致癌，又有抑癌的作用。催乳素在乳腺癌的发病过程中有促进作用。临床上月经初潮早于12岁，停经迟于55岁者的发病率较高；第一胎足月生产年龄迟于35岁者发病率明显高于初产在20岁以前者；未婚、未育者的发病率高于已婚、已育者。②饮食与肥胖：影响组织内脂溶性雌激素的浓度，流行病学研究脂肪的摄取与乳腺癌的死亡率之间有明显的关系，尤其在绝经后的妇女。③放射线照射以及乳汁因子：与乳腺癌的发病率亦有关。此外，直系家属中有绝经前乳腺癌患者，其姐妹及女儿发生乳腺癌的机会较正常人群高3~8倍。

三、临床表现

乳腺癌最常见的第一个症状是乳腺内无痛性肿块，大多是患者自己在无意中发现的。10%~15%的肿块可能伴有疼痛，肿块发生于乳房外上象限较多，其他象限较少，质地较硬，边界不清，肿块逐步增大，侵犯库柏韧带（连接腺体与皮肤间的纤维束）使之收缩，常引起肿块表面皮肤出现凹陷，即称为"酒窝征"。肿块侵犯乳头使之收缩，可引起乳头凹陷，肿块继续增大，与皮肤广泛粘连，皮肤可因皮下淋巴的滞留而引起水肿，由于皮肤毛囊与皮下组织粘连较紧密，在皮肤水肿时毛囊处即形成很多点状小孔，使皮肤呈"橘皮状"。癌细胞沿淋巴网广泛扩散到乳房及其周围皮肤，形成小结节，称为卫星结节。晚期时肿瘤可以浸润胸肌及胸壁，而与其固定，乳房亦因肿块的浸润收缩而变形。肿瘤广泛浸润皮肤后融合成暗红色。

弥漫成片，甚至可蔓延到背部及对侧胸部皮肤，形成"盔甲样"，可引起呼吸困难；皮肤破溃，形成溃疡，常有恶臭，容易出血，或向外生长形成菜花样肿瘤。

有5%~10%患者的第一症状是乳头溢液，有少数患者可以先有乳头糜烂，如湿疹样，或先出现乳头凹陷。少数患者在发现原发灶之前先有腋淋巴结转移或其他全身性的血道转移。

癌细胞可沿淋巴管自原发灶转移到同侧腋下淋巴结，堵塞主要淋巴管后可使上臂淋巴回流障碍而引起上肢水肿。肿大淋巴结压迫腋静脉可引起上肢青紫色肿胀。臂丛神经受侵或被肿大淋巴结压迫可引起手臂及肩部酸痛。

锁骨上淋巴结转移可继发于腋淋巴结转移之后或直接自原发灶转移造成。一旦锁骨上淋巴结转移，则癌细胞有可能经胸导管或右侧颈部淋巴管进而侵入静脉，引起血道转移。癌细胞亦可以直接侵犯静脉引起远处转移，常见的有骨、肺、肝等处。骨转移中最常见是脊柱、骨盆及股骨，可引起疼痛或行走障碍；肺转移可引起咳嗽、痰血、胸腔积液；肝转移可引起肝大、黄疸等。

四、分期

分类中区域淋巴结包括：①腋淋巴结：指腋静脉及其分支周围的淋巴结及胸大、小肌间的淋巴结，可以分成三组：第1组（腋下群）：即胸小肌外缘以下的淋巴结；第2组（腋中群）：指胸小肌后方及胸肌间的淋巴结（即 Rotter 淋巴结）；第3组（腋上群）：胸小肌内侧缘以上，包括腋顶及锁骨下淋巴结。②内乳淋巴结。

（一）TNM 分期法

（1）原发肿瘤（T）

T_x　原发肿瘤情况不详（已被切除）；

T_0　原发肿瘤未扪及；

T_{is}　原位癌：指管内癌，小叶原位癌，乳头帕哲病乳管内未扪及肿块者（Pagets 病乳房内扪及肿块者依照肿瘤大小分期）；

T_1　肿瘤最大径小于 2cm；

T_2　肿瘤最大径>2cm，<5cm；

T_3　肿瘤最大径>5cm；

T_4　不论肿瘤任何大小，已直接侵犯胸壁或皮肤；

T_{4a}　肿瘤直接侵犯皮肤；

T_{4b}　乳房表面皮肤水肿（包括橘皮征），乳房皮肤溃疡或卫星结节，限于同侧乳房；

T_{4c}　包括 T_{4a} 及 T_{4b}；

T_{4d}　炎性乳腺癌。

注：①炎性乳腺癌指皮肤广泛浸润、表面红肿，但其下不一定能扪及肿块，如皮肤活检时未发现有癌细胞，则 T 可以定为 PT_x，若活检时发现有癌细胞，临床分期为 T_{4d}。②皮肤粘连，酒窝征、乳头凹陷、皮肤改变，除了 T_{4b} 及 T_{4c} 外可出现于 T_1、T_2、T_3 中，不影响分期。③胸壁指肋骨、肋间肌、前锯肌，不包括胸肌。

（2）区域淋巴结（N）

N_x　区域淋巴结情况不详（已被切除）；

N_0　无区域淋巴结转移；

N_1　同侧腋淋巴结转移，但活动；

N_2　同侧腋淋巴结转移，互相融合，或与其他组织粘连；

N_3　转移至同侧内乳淋巴结。

(3) 远处转移（M）

M_x 有无远处转移不详；

M_0 无远处转移；

M_1 有远处转移（包括皮肤浸润超过同侧乳房）。

临床检查与病理检查间有一定的假阳性或假阴性，因而术后病理检查时分期较临床分期更为准确。

（二）临床分期

0 期　$T_{is}N_0M_0$

Ⅰ 期　$T_1N_0M_0$

Ⅱ 期 A　$T_0N_1M_0$

　　　　$T_1N_1M_0$

　　　　$T_2N_0M_0$

Ⅱ 期 B　$T_2N_1M_0$

　　　　$T_3N_0M_0$

Ⅲ 期 A　$T_0N_2M_0$

　　　　$T_1N_2M_0$

　　　　$T_2N_2M_0$

　　　　$T_3N_{1,2}M_0$

Ⅲ 期 B　T_4 和任何 NM_0

　　　　任何 T 和 N_3M_0

Ⅳ 期　任何 T，任何 N，M_1

五、病理分型

国内将乳腺癌的病理分型如下：

1. 非浸润性癌

(1) 导管内癌：癌细胞局限于导管内，未突破管壁基底膜。

(2) 小叶原位癌：发生于小叶，未突破末梢腺管或腺泡基底膜。

2. 早期浸润性癌

(1) 导管癌早期浸润：导管内癌细胞突破管壁基底膜，开始生芽，向间质浸润。

(2) 小叶癌早期浸润：癌细胞突破末梢腺管或腺泡壁基底膜，开始向小叶间质浸润，但仍局限于小叶内。

3. 特殊型浸润癌

(1) 乳头状癌：癌实质主要呈乳头状结构，其浸润往往出现于乳头增生的基底部。

(2) 髓样癌伴大量淋巴细胞增生：癌细胞密集成片，间质少，癌边界清楚，癌巢周围有厚层淋巴细胞浸润。

(3) 小管癌：细胞呈立方或柱状，形成比较规则的单层腺管，浸润于基质中，引起纤维组织反应。

(4) 腺样囊性癌：由基底细胞样细胞形成大小不一的片状或小梁，中有圆形腔隙。

(5) 黏液腺癌：上皮黏液成分占半量以上，黏液大部分在细胞外，偶在细胞内。

(6）大汗腺癌：癌细胞大，呈柱状，可形成小巢、腺泡或小乳头。主、间质常明显分离。

(7）鳞状细胞癌：可见细胞间桥、角化。

(8）乳头湿疹样癌：起源于乳头的大导管，癌细胞呈泡状，在乳头或乳晕表皮内浸润。几乎常伴发导管癌。

4. 非特殊型浸润癌

(1）浸润性小叶癌：小叶癌明显向小叶外浸润，易发生双侧癌。

(2）浸润性导管癌：导管癌明显向实质浸润。

(3）硬癌：癌细胞排列成细条索状，很少形成腺样结构，纤维间质成分占2/3以上，致密。

(4）单纯癌：介于硬癌与髓样癌之间，癌实质与纤维间质的比例近似。癌细胞形状呈规则条索或小梁，有腺样结构。

(5）髓样癌：癌细胞排列成片状或巢状，密集，纤维间质成分少于1/3，无大量淋巴细胞浸润。

(6）腺癌：癌实质中，腺管状结构占半数以上。

5. 其他罕见癌 有分泌型（幼年性）癌、富脂质癌（分泌脂质癌）、纤维腺瘤癌变、乳头状瘤病癌变等。

六、临床检查和诊断

乳腺是浅表的器官，易于检查，检查时置患者于坐位或卧位，应脱去上衣，以便作双侧比较。

1. 视诊应仔细检查观察 ①双侧乳房是否对称、大小、形状，有无块物突出或静脉扩张。②乳头位置有无内陷或抬高，乳房肿块引起乳头抬高，常是良性肿瘤的表现；如伴乳头凹陷则以恶性可能大。此外，观察乳头有无脱屑、糜烂、湿疹样改变。③乳房皮肤的改变，有无红肿、水肿凹陷、酒窝征。嘱患者两手高举过头，凹陷部位可能更明显。

2. 扪诊 由于月经来潮前乳腺组织常肿胀，因而最好在月经来潮后进行检查。乳腺组织的质地与哺乳有关，未经哺乳的乳腺质地如橡皮状，较均匀；曾哺乳过的乳腺常可能触及小结节状腺体组织；停经后乳腺组织萎缩，乳房可被脂肪组织代替，扪诊时呈柔软，均质。

一般在平卧时较易检查，并与坐位时检查做比较。平卧时，肩部略抬高，检查外半侧时应将患者手上举过头，让乳腺组织平坦于胸壁；检查内半侧时手可置于身旁。用手指掌面平坦而轻柔地进行扪诊，不能用于抓捏，以免将正常乳腺组织误认为肿块。应先检查健侧，再检查患侧乳房。检查时应有顺序地扪诊乳腺的各个象限及向腋窝突出的乳腺尾部，再检查乳头部有无异常以及有无液体排出。检查动作要轻柔，以防挤压而引起癌细胞的播散。最后检查腋窝、锁骨下、锁骨上区有无肿大淋巴结。

检查乳房肿块时要注意：①肿块的部位与质地，50%以上的乳腺肿瘤发生在乳腺的外上方。②肿块的形状与活动度。③肿瘤与皮肤有无粘连，可用手托起乳房，有粘连时局部皮肤常随肿瘤移动，或用两手指轻轻夹住肿瘤两侧稍提起，观察皮肤与肿瘤是否有牵连。④肿瘤与胸肌筋膜或胸肌有无粘连，病员先下垂两手，使皮肤松弛，检查肿瘤的活动度。然后嘱两手用力叉腰，使胸肌收缩，做同样检查，比较肿瘤的活动度。如果胸肌收缩时活动减低，说明肿瘤与胸肌筋膜或胸肌有粘连。⑤有乳头排液时应注意排液的性质、色泽。如未能明确扪及乳房内肿块时，应在乳晕部按顺时针方向仔细检查有无结节扪及或乳头排液。排液应做涂片细胞学检查。⑥检查腋淋巴结，检查者的右手前臂托着病员的右前臂，让其右手轻松地放在检查者的前臂上，这样可以完全松弛腋窝。然后检查者用左手检查患者右侧腋部，可以扪及腋窝的最高位淋巴结，然后自上而下检查胸大肌缘及肩胛下区的淋巴结。同法检查对侧腋淋巴结，如果扪及肿大淋巴结时要注意其大小、数目、质地、活动度以及与周围组织粘连等情况。⑦检查锁骨上淋巴结，注意胸锁乳突肌外侧缘及颈后三角有无肿大淋巴结。

3. 其他辅助检查方法　与病理检查比较，临床检查有一定的误差，即使是丰富临床经验的医师，对原发灶检查的正确率也仅为70%～80%，临床检查腋窝淋巴结约有30%假阴性和30%～40%假阳性，故尚需其他辅助诊断方法，以提高诊断的正确率。常用的辅助诊断方法如下：

(1) 乳腺的X线摄片检查：是乳腺疾病诊断的常用方法，有钼靶摄片及干板摄片两种，均适用于观察乳腺及软组织的结构，其中以钼靶摄片最为常见。

乳腺癌X线表现有直接征象或间接征象。直接征象有：①肿块或结节明显：表现为密度高的致密影，边界不清或结节状，典型者周围呈毛刺状，肿瘤周围常有透明晕，X线表现的肿块常较临床触及的为小。②钙化点：有30%～50%的乳腺癌在X线表现中可见有钙化点，其颗粒甚小，密度不一致，呈点状、小分支状或泥沙样，直径5～500 μm，良性病变也有钙化点，但常较粗糙，大多圆形，数量较少。乳晕下肿块可引起乳头凹陷，X线片上可表现为漏斗征。间接征象有乳房导管影增生，常表现为非对称性，乳腺结构扭曲变形，肿瘤周围结构有改变，肿瘤浸润皮肤或腋淋巴结导致淋巴回流受阻引起皮肤增厚等。

X线检查也用做乳腺癌高发人群中普查，可以查出临床上摸不到肿块的原位癌，表现为导管影增粗及微小钙化点，可经立体定位下插入金属有钩的针，确定部位后切除，切除的标本应做X线检查以观察病灶是否已被切净。

乳腺X线摄片可用以临床鉴别肿块的良、恶性，也可用于作为发现临床不能触及的肿块，临床常用于：①乳腺癌术前检查，明确是否有多发性病灶或对侧乳房有无病灶。②乳腺病变的鉴别诊断。③乳头排液、溃疡、酒窝皮肤增厚和乳头凹陷的辅助诊断。④高危人群的普查应用。

(2) B型超声波检查：可以显示乳腺的各层结构、肿块的形态及其质地。恶性肿瘤的形态不规则，回声不均匀，而良性肿瘤常呈均匀实质改变。复旦大学肿瘤医院应用超声波诊断乳腺恶性肿瘤的正确率达97%。超声波检查对判断肿瘤是实质性还是囊性较X线摄片为好，超声显像对明确肿块大小较准确，可用以比较非手术治疗的疗效。

(3) 近红外线检查：近红外线的波长为600～900 μm，易穿透软组织，利用红外线穿过不同密度组织，可显示各种不同灰度，从而显示肿块。此外，红外线对血红蛋白的敏感度强，乳房内血管显示清晰。乳腺癌癌周的血运常较丰富，血管较粗，近红外线对此有较好的图像显示，有助于诊断。

(4) 乳管导管镜检查：对有乳头溢液的病例可通过0.4～0.75 mm的乳腺导管管插入溢液的导管进行检查，可在直视下观察到导管内的病变，还可以做脱落细胞学检查，同时可通过导管镜的检查发现一些早期的导管内癌。乳腺导管镜检查便于对病灶的体表定位，以利于手术时正确选择手术切口。

(5) CT检查：可以作为乳腺摄片的补充，因而不作为常规应用。CT可用于临床未能扪及的病灶的术前定位，确定肿瘤的术前分期，以及了解乳腺、腋下及内乳淋巴结有无肿大，有助于制订治疗计划。

(6) 磁共振检查：可以作为术前诊断及钼靶X线摄片的补充。浸润性导管癌的磁共振检查表现为边界不清、不规则毛刺的低信号强度的肿块，不能显示微小钙化点，但对肿块周围的浸润情况表现较好；有助于保留乳房手术前明确手术切除的范围。

(7) 脱落细胞学检查：有乳头排液可做涂片检查，一般用苏木-伊红或巴氏染色。有乳头糜烂或湿疹样改变时，可订印片细胞学检查。

肿瘤性质不能明确时，可用6.5号或7号细针穿刺肿块，抽吸组织液，内含有细胞，可做涂片细胞学检查，其正确率可达85%左右。而细针抽吸引起肿瘤播散的机会不大，但对小于1 cm的肿块，检查成功率较小。

（8）切除活组织检查：病理检查是最可靠的方法，其他检查不能代替。做活检时应将肿块完整切除，并最好在肋间神经阻滞麻醉或硬脊膜外麻醉下进行，避免局部麻醉下手术，以减少肿瘤的播散，同时做冰冻切片检查。如果证实为恶性肿瘤，应及时施行根治性手术。

七、治疗

乳腺癌的治疗方法包括手术、化疗、放疗、内分泌以及近年来的免疫治疗等。

1. 治疗原则　按照临床部位及瘤期，治疗方法的选择大致按如下原则：

（1）临床0期、Ⅰ期、Ⅱ期及部分ⅢA期：以手术为首选治疗方法，手术以根治或改良根治术为主，部分病例可行保留乳房的手术方式，术后应用放射治疗。病灶位于内侧及中央时可考虑同时处理内乳淋巴结。术后根据淋巴结转移情况及其他预后指标决定是否需要补充化疗及放疗。

（2）临床Ⅲ期早：以根治性手术为主，手术前、后根据病情应用化疗或放疗。

（3）临床Ⅲ期晚：又称局部晚期乳腺癌，常先应用化疗或同时放疗，根据肿瘤的消退情况，再决定手术方式，手术仅作为综合治疗的一个组成部分。

（4）临床Ⅳ期：以化疗及内分泌等治疗为主。

2. 手术治疗　自从1894年Halsted创立了乳腺癌根治术以来，该术式一向被认为是典型的常规手术。1948年Handley在第2肋间内乳淋巴结的活检手术中，证实该淋巴结亦是乳腺癌的第一站转移途径，从而开展了各种清除内乳淋巴结的扩大根治手术。以后又有人倡立了许多超根治手术，将切除范围扩大到锁骨上及前纵隔淋巴结，但由于其并发症多和疗效未有提高而又放弃应用。1970年以后较多采用是改良根治术，20世纪70年代后期以来对一些早期的病例采用了缩小手术范围及肿瘤的局部切除合并放疗的方法。缩小手术范围的原因除了发现的病例病期较早外，由于放疗及化疗的进步，应用直线加速器可使到达肿瘤深部的剂量增加，局部得到足够的剂量而减少皮肤反应，术后患者能有较好的外形。同时多年来对乳腺癌的生物学特性的研究认识到乳腺癌是容易转移的肿瘤，即便手术范围扩大，治疗效果并未明显改变，而治疗的失败原因主要是血道播散。即使临床Ⅰ期的病例手术治疗后仍有10%~15%因血道播散而失败。因而认为乳腺癌一开始就有波及全身的危险，区域淋巴结对肿瘤发展并无屏障作用。淋巴结转移与机体免疫功能有关，而肿瘤的淋巴结和血道转移主要与其病期有关。原位癌的手术治愈率可达100%，随着病期的发展，其区域淋巴结及血道转移的机会也随之增加。清除的淋巴结中有微小转移灶的预后与无转移者相似，但在明显转移时，患者的生存率随淋巴结转移数及转移部位增多而降低。手术的目的：①控制局部及区域淋巴结，以减少局部复发。②了解原发灶的病理类型、分化程度、激素受体测定结果、淋巴结转移以及其转移部位和程度等，以帮助选用手术后综合治疗的方案。

（1）手术方式

1）乳腺癌根治术：最常用亦是最经典的肿瘤外科治疗的术式。手术一般可在全身麻醉或高位硬脊膜外麻醉下进行，可根据肿瘤的小同部位采用纵形或横形切口，皮肤切除范围可在肿瘤外3~4 cm，皮瓣剥离时在肿瘤周围宜采用薄皮瓣法，将皮下脂肪组织尽量剥除，在此以外可逐渐保留皮下脂肪组织，但不要将乳腺组织保留在皮瓣上。皮瓣剥离范围内侧到胸骨缘，外侧到腋中线。先切断胸大、小肌的附着点，保留胸大肌的锁骨份，这样可以保护腋血管及神经，仔细解剖腋窝及锁骨下区，清除所有脂肪及淋巴组织，尽可能保留胸长及胸背神经，使术后上肢高举及向后运动不受障碍，最后将整个乳房连同周围的脂肪淋巴组织、胸大肌、胸小肌和锁骨下淋巴脂肪组织一并切除。术毕在腋下做小口，置负压引流，以减少积液，使皮片紧贴于创面。

2) 乳腺癌改良根治术：本手术的目的是切除乳房及清除腋血管周围淋巴脂肪组织，保留胸肌。使术后胸壁有较好的外形，以便以后做乳房再造手术。手术方式：①保留胸大、小肌的改良根治Ⅰ式（Auchin closs 手术）。②保留胸大肌切除胸小肌的改良根治Ⅱ式（Pacey 手术）。手术大都采用横切口，皮瓣分离与根治术相似，在改良根治Ⅰ式手术时可用拉钩将胸大小肌拉开，尽量清除腋血管旁淋巴脂肪组织，但清除范围仅能包括腋中、下群淋巴结。而改良根治Ⅱ式，由于切除胸小肌使腋血管周围的解剖能达到更高的位置，一般可以将腋上群淋巴结同时清除。此手术方式适合于微小癌及临床第一、二期的乳腺癌，然而由于保留了胸肌，使淋巴结的清除不够彻底，因而对临床已有明确淋巴结转移的病例的应用有一定的限制。

3) 扩大根治术：Handley 在乳腺癌根治术的同时做第 2 肋间内乳淋巴结的活检，国内李月云等报道根治术时内乳淋巴结活检的阳性率为 19.3%（23/119），证实内乳淋巴结与腋下淋巴结同样是乳腺癌的第一站转移淋巴结。肿瘤医院在 1 242 例乳腺癌扩大根治术病例中，腋淋巴结转移率为 51%，内乳淋巴结转移率为 17.7%。肿瘤位于乳房中央及内侧者转移率为 22.5%，位于外侧者为 12.9%。因而根治术时同时将第 1~4 肋间内乳淋巴结清除，称为扩大根治术。手术方式：①胸膜内法（Urban 手术）。手术将胸膜连同内乳血管及淋巴结一并切除，胸膜缺损用阔筋膜修补。该方法术后并发症多，现已较少采用。②胸膜外法（Margottini 手术）。切除第 2~4 肋软骨连同第 1~4 肋间乳内血管旁脂肪淋巴结一并切除，该方法的并发症并不比一般根治术多。虽然该手术方式目前已较少应用，但对临床Ⅱ、Ⅲ期尤其病灶位于中央及内侧者其 5 年与 10 年生存率较一般根治术提高 5%~10%，因而在适当的病例还是有一定价值的。

4) 肿瘤局部切除合并放射治疗：是报道较多的与根治术概念相反的一种治疗方法，即保留乳房的治疗方法。手术切除肿瘤连同周围部分正常乳腺组织（方式有肿瘤切除、肿瘤广泛切除、四分之一乳腺切除等）。然而各种术式的基本要求是手术切缘无残留癌细胞，腋淋巴结清除，术后用超高压放射线照射整个乳腺、锁骨上、下及内乳区淋巴结。该手术方式主要适用于：①临床Ⅰ期、Ⅱ期肿瘤<4 cm。②肿瘤距乳晕外 2~3 cm。③肿瘤为单个病灶。④无妊娠或哺乳以及结缔组织病。⑤腋下无明显肿大淋巴结。

5) 单纯乳房切除术：切除乳腺组织、乳头及表面皮肤和胸大肌筋膜。此方法适用于非浸润性癌、微小癌、湿疹样癌限于乳头者，亦可用于年老体弱不适合根治手术，或因肿瘤较大或有溃破、出血时配合放射治疗。

根治性手术后，手术侧上肢的功能常受到一定的障碍，上肢常因淋巴回流受障而引起肿胀。术后应用负压吸引，防止腋窝积液。早期开始上肢功能的锻炼，可使功能早日恢复，减少肿胀。术后应避免上肢感染而引起的淋巴管炎。

手术死亡率较低，国内外报道为 0.05%~0.30%，肿瘤医院报道 6 000 余例根治术及扩大根治术无手术死亡率。

治疗失败原因中 2/3 是因血道转移，1/3 为局部复发。复旦大学肿瘤医院各期乳腺癌的局部复发率在根治术为 9%，扩大根治术为 3%。文献报道对Ⅰ、Ⅱ期病例应用保留乳房的手术方式，术后放疗病例中局部复发率为 5%~10%，而未做放疗病例局部复发率为 20%~30%。复发病例可以再次手术，仍能获得较好疗效。

手术治疗后的预后主要与年龄、月经情况、病理类型、分级、激素受体测定等有关，绝经和有无妊娠也有关，但主要影响预后的因素是手术时的病期及淋巴结有无转移。复旦大学肿瘤医院根治性手术的10年生存率在Ⅰ期病例为85%~88%，Ⅱ期为65%~70%，Ⅲ期为35%~45%；淋巴结有转移者为40%~50%，无转移者为80%~90%。

（2）手术禁忌证：有以情况之一，不适合手术治疗：①乳房及其周围皮肤有广泛水肿，其范围超过乳房面积的一半以上。②肿块与胸壁（指肋间肌、前锯肌及肋骨）固定。③腋下淋巴结显著肿大，且已与深部组织紧密粘连，或患侧上肢水肿、肩部酸痛。④乳房及其周围皮肤有卫星结节。⑤锁骨上淋巴结转移。⑥炎性乳腺癌。⑦已有远处转移。

3. 放射治疗　与手术相似，也是局部治疗的方法。放射治疗以往常作为根治手术前后综合治疗的一部分，也有作为早期病例局部肿瘤切除后主要的治疗方法。

（1）术后照射：根治术或改良根治术后是否需要放疗，曾是乳腺癌治疗中争议最多的问题。目前，根治术后不做常规放疗；但对有复发可能的病例，选择性地应用放射治疗，可以提高疗效，降低复发率。常用于根治术或改良根治术后腋淋巴结有转移的患者，术后照射内乳及锁骨上区，扩大根治术后若内乳淋巴结有转移病例术后照射锁骨上区。亦有用于肿瘤位于乳房中央或内侧的病例，虽然腋淋巴结无转移，术后照射锁骨上及内乳区。而病灶位于乳房外侧者则不需要照射。术后放疗应尽量采用电子束照射，也可用 ^{60}Co，一般剂量为 50~60 Gy/（5~6）周。术后照射的疗效目前尚难定论，大多报道可以减少局部复发，但生存率的提高尚无定论。

（2）术前放疗：主要用于三期病例、局部病灶较大、有皮肤水肿的病例，照射使局部肿瘤缩小，水肿消退，可以提高手术切除率，降低局部复发及血道播散，但术前放疗不能解决治疗前已存在的亚临床型转移灶，因而近年已有被化疗取代的趋势。术前放疗需采用三野照射法，即二切线野及锁腋部照射野。原发灶照射剂量为 40~50 Gy/（4~5）周，锁骨区为 50 Gy/5 周，放疗结束后 4~6 周施行手术最为理想。

（3）肿瘤局部切除后的放疗：单行肿瘤局部切除而保留乳房的手术方式，术后的局部复发率可达20%~30%，术后辅助放射治疗使局部复发率降低到 5%~8%。术后可以用双侧切线野照射乳房及另一野照射锁骨上、下区。乳房及区域淋巴结照射剂量为 50~60 Gy/（5~6）周。

炎性乳腺癌在经化疗后尚不适合手术的病例也可以用放射治疗，术后再应用化疗。

（4）复发肿瘤的放射治疗：对手术野内复发结节或淋巴结转移，放射治疗常可取得较好的效果。局限性骨转移病灶应用放射治疗的效果较好，可以减轻疼痛，少数病灶也可以重新钙化。

4. 化学药物治疗　在实体瘤的化学治疗中，乳腺癌的疗效较好，化学药物治疗常用于晚期或复发病例，有较好的效果。化学药物治疗配合术前、术中及术后的综合治疗是一个发展方向，常用的化疗药物有环磷酰胺、氟尿嘧啶、氨甲蝶呤、阿霉素及丝裂霉素等，紫杉醇、异长春花碱（诺维本）等对乳腺癌亦有较好的疗效。单药的有效率在阿霉素、紫杉醇、诺维本等药物中可达 40%~50%，如果多药联合应用治疗晚期乳腺癌的有效率达 50%~60%。

术前化疗又称新辅助化疗，主要用于临床Ⅲ期及部分晚Ⅱ期的病例，其优点有：①能使肿瘤缩小，降低分期，提高手术切除率，也可使更多的病例能采用保留乳房的手术。②有助于在体内了解肿瘤对化疗的敏感程度。③有可能防止耐药细胞株的形成。④能防止新转移灶的形成。术前化疗以往采用动脉插管区域性注射抗癌药，目前以全身用药较多，主要的药物以阿霉素为主的方案较为常见。对局部晚期病灶先应用 2~6 个疗程以后再做手术治疗，术后根据病情再予以化疗或放射治疗。术前化疗的给药途径有经静脉全身用药或动脉插管分次给药,动脉插管的途径可经尺动脉、腹壁上动脉或胸肩峰动脉,所用的药物有噻替派、丝裂霉素、阿霉素等。

术后的化疗又称为辅助化疗,目的是杀灭术前已存在的亚临床型转移灶及手术操作所致的肿瘤细胞播散。常用的联合化疗方案有 CMF 方案(环磷酰胺、氨甲蝶呤及氟尿嘧啶三药联合应用)及 CAF 或 CFF 方案(环磷酰胺、表柔比星或阿霉素、氟尿嘧啶),近年亦有将紫杉醇、诺维本等药物用于辅助治疗者。术后辅助治疗可以提高生存率,减少复发率,以绝经期前或淋巴结转移的病例疗效较显著,对绝经后、淋巴结无转移的病例则不显著。术后化疗一般于术后 1 个月内开始,用药足量时间为 6 个月至 1 年,长期应用并不提高其疗效,而且可能损伤机体的免疫功能。

对于淋巴结无转移的患者是否需要辅助化疗仍有争议,近年来根据各临床因素判断复发的危险性,来决定是否应用辅助治疗(表 2-2)。

表 2-2 复发危险程度的判断

临床因素	低	中	高
年龄(岁)	<35	35~45	>45
肿瘤大小(cm)	<1	1~2	>2
核分级	好	中	差
雌激素受体	+	±	-

对危险度为中或高的病例,大都主张应用辅助化疗。

5. 内分泌治疗 是治疗乳腺癌的重要方法之一,具体用药机制尚不完全明了。可以根据患者的年龄、月经情况、手术与复发间隔期、转移部位以及雌激素受体和孕激素受体的情况等因素来选择内分泌治疗。内分泌治疗对绝经后、手术到复发间隔时间长的病例,以及软组织、骨、局部、淋巴结转移病例有较好的疗效。

(1)雌激素受体的作用机制:乳腺细胞内有一种能与雌激素相结合的蛋白质,称为雌激素受体。细胞恶变后,这种雌激素受体蛋白可以继续保留,亦可能丢失。如仍保存时,细胞的生长和分裂仍受体内的内分泌控制,这种细胞称为激素依赖性细胞;如受体丢失,细胞就不再受内分泌控制,称为激素非依赖性细胞或自主细胞。

雌激素对细胞的作用是通过与细胞质内的雌激素受体的结合形成雌激素-受体复合物,转向核内而作用于染色体,导致基因转录并形成新的蛋白质,其中包括黄体酮受体,黄体酮受体是雌激素作用的最终产物,黄体酮受体的存在也说明雌激素及其受体确有其活力。

雌激素受体测定阳性的病例应用内分泌治疗的有效率为 50%~60%,如果黄体酮受体亦为阳性者有效率可高达 70%~80%。雌激素受体测定阴性病例的内分泌治疗有效率仅为 8%~10%。

(2)内分泌治疗的方法:有切除内分泌腺体及内分泌药物治疗两种。切除内分泌腺体中最常用的是卵巢切除术或用放射线照射卵巢去势,其目的是去除体内雌激素的主要来源。卵巢去势主要应用于绝经前,尤其对雌激素受体测定阳性的患者,有较好的疗效,亦是晚期病例的首选治疗方法,对骨、软组织及淋巴结转移的效果较好,而对肝、脑等部位转移则基本无效。卵巢切除亦有用于术后辅助治疗,主要对于绝经前、淋巴结转移较广泛、雌激素受体测定阳性的病例能提高术后的生存率,推迟复发,但对生存期的延长尚无定论。晚期男性乳腺癌病例行睾丸切除术常有较好的效果,尤其对于雌激素受体阳性的病例,有效率可达 60%~70%,其他切除内分泌腺体的手术有双侧肾上腺切除术、垂体切除术等,目前均已放弃使用。

内分泌药物治疗中，以往应用的雄激素制剂如丙酸睾酮、雌激素制剂如己烯雌酚等，目前已较少应用，然而丙酸睾酮等对绝经前，尤其是骨转移的病例还有一定的应用价值。

近年来常用的内分泌治疗药物有抗雌激素药物、抑制雌激素合成药物和黄体酮类药物。抗雌激素药物有三苯氧胺（tamoxifen）及其衍生物法乐通（toremifene）等，其主要作用机制是与雌激素竞争雌激素受体，从而抑制癌细胞的增生，对雌激素受体阳性患者的有效率约55%，阴性者则为5%，三苯氧胺用量为每日20~40 mg口服，剂量的增加并不提高疗效。对绝经后软组织、淋巴结、骨转移的效果较好。其毒性反应较小，常见的有阴道排液，少数患者长期服用可引起肝功能障碍、子宫内膜增生、视力障碍等。三苯氧胺作为手术后的辅助治疗常用于绝经后，雌激素受体测定阳性的患者效果较好，对受体阳性的绝经前患者化疗后亦可作为辅助治疗，可以减少复发率，同时可减少对侧乳腺癌发生的机会，术后用药一般主张3~5年。

抑制雌激素合成的药物主要是芳香酶抑制剂，绝经后妇女体内雌激素大多由肾上腺网状层所分泌的皮质酮及黄体酮或脂肪组织经芳香酶的转化后转换而成，因而应用芳香酶抑制剂可以抑制雌激素的合成。芳香酶抑制剂有两型，一型为甾体类的抑制剂，其直接抑制芳香酶，阻断雄激素转化成雌激素，常用药物为兰他隆（formestane）、excmestane、atamestane等，其中以兰他隆较为常用，每两周一次，每次250 mg，肌内注射。二型为非甾体类的抑制剂，常用药物有氨鲁米特（aminoglutethimide）、来曲唑（letrozole）等，其作用于细胞色素P450蛋白，从而抑制芳香酶的作用，氨鲁米特用法为每次250 mg，每日2~4次，为减少肾上腺的反馈作用，在应用氨鲁米特时同时给予口服氢化可的松，不良反应常有恶心、嗜睡、共济失调、皮疹等。来曲唑等第三代非甾体类芳香酶抑制剂，其作用较氨鲁米特强100倍，用法为每日1片，每片2.5 mg，口服，不良反应较少，对软组织、淋巴结及骨转移的效果较好。

常用的抗孕激素类药物有甲羟孕酮（MPA）及甲地孕酮（MA）等，其作用机制可能是抑制垂体分泌催乳素及促性腺激素。甲羟孕酮每日剂量1 000~2 000 mg肌内注射，甲地孕酮每日160 mg口服，有效率为16%~20%，一般常用于绝经后的晚期乳腺癌，为二、三线治疗药物。

其他的促生殖腺释放激素的抑制剂为goserelin（LH-RH抑制剂）等，可与三苯氧胺合并应用于绝经前的晚期患者，其有效率为25%~30%。

乳腺癌是常见的浅表肿瘤，早期发现、早期诊断并不困难，早期治疗能获得较好的效果。要选择既符合计划生育要求，又能防止乳腺癌发病率增高的合理生育方案，提倡母乳喂养，绝经后减少脂肪摄入量。在妇女中提倡自我检查，对高危险人群进行定期筛查，有助于乳腺癌的早期发现。

八、特殊类型乳腺癌

1. **男性乳腺癌** 约占乳腺癌病例的1%。发病年龄为50~59岁，略大于女性乳腺癌。病因尚未完全明了，但与睾丸功能减退或发育不全、长期应用外源性雌激素、肝功能失常以及应用有些药物如异烟肼等有关。

病理类型与女性病例相似，但男性乳腺无小叶腺泡发育，因而病理中无小叶癌。

男性乳腺癌的主要症状是乳房内肿块。可发生在乳晕下或乳晕周围，质硬，由于男性乳房较小，因而肿瘤容易早期侵犯皮肤及胸肌，淋巴结转移的发生亦较早。男性乳房出现肿块同时伴乳头排液或溢血者常为恶性的征象。

治疗应早期手术，术后生存率与女性乳腺癌相似，但有淋巴结转移者其术后5年生存率为30%~40%。

晚期病例采用双侧睾丸切除术及其他内分泌治疗常有一定的姑息作用，其效果较女性卵巢切除为佳。

2. 双侧乳腺癌　指双侧乳腺同时或先后出现的原发性乳腺癌，发病率在乳腺癌中占5%~7%。双侧同时发生的乳腺癌的诊断标准为：①双侧肿块大小相似，均无区域淋巴结的转移。②双侧均未经治疗。③双侧均能手术，无皮下淋巴管的浸润。此外，双侧病灶均在外上方，也可作为诊断标准之一。双侧非同时发生的乳腺癌平均间隔为5~7年，但以第一例治疗后的3年内为多。其诊断标准为：①第一侧癌诊断肯定，并已经治疗。②第一侧术后至少2年无复发。③无其他远处部位转移，双侧的病理基本类型不一样，可作为双侧原发癌的诊断标准，还有些临床特点可以帮助鉴别第二侧是原发癌还是转移癌（表2-3）。

表2-3　原发癌与转移癌的区别

	原发性肿瘤	转移性肿瘤
组织起源	乳腺组织中	乳腺周围脂肪组织中
肿瘤位置	外上方较多	内侧或乳腺尾部
生长方式	浸润性，边界不清	膨胀性，边界清楚
肿瘤数目	单个	多个
病理检查	癌周有原发癌或不典型增生	无
肿瘤分化	较第一侧好	较第一侧差

双侧乳腺癌的治疗与单侧乳腺癌相似，明确诊断后及时手术，预后较单侧乳腺癌为差。

3. 妊娠及哺乳期乳腺癌　乳腺癌发生在妊娠或哺乳期的在乳腺癌中占1%~3%。妊娠及哺乳期由于体内激素水平的改变，乳腺组织增生、充血，免疫功能降低，使肿瘤发展较快，不易早期发现，因而其预后亦较差。

妊娠及哺乳期乳腺癌的处理关系到病员和胎儿的生命，是否需要终止妊娠应根据妊娠时间及肿瘤的病期而定。早期妊娠宜先终止妊娠，中期妊娠应根据肿瘤情况决定，妊娠后期应及时处理肿瘤，待其自然分娩。许多报道在妊娠后期如先处理妊娠常可因此而延误治疗，使生存率降低，哺乳期乳腺癌应先中止哺乳。

治疗应采用根治性手术，术后根据病理检查决定是否需综合治疗，预防性去势能否提高生存率尚有争论。

无淋巴结转移病例的预后与一般乳腺癌相似，但有转移者则预后较差。

有报道乳腺癌手术后再妊娠时其预后反而较好。实际上能再妊娠者大多是预后较好的患者。乳腺癌无淋巴结转移病例手术后至少间隔3年才可再妊娠，有淋巴结转移者术后应至少间隔5年。

4. 隐性乳腺癌　是指乳房内未扪及肿块而已有腋淋巴结转移或其他部位远处转移的乳腺癌，在乳腺癌中占0.3%~0.5%，原发病灶很小，往往位于乳腺外上方或其尾部，临床不易察觉。腋淋巴结的病理检查、激素受体测定及乳腺摄片有助于明确诊断。病理切片检查提示肿瘤来自乳腺的可能时，如无远处转移，即使乳腺内未扪及肿块亦可按乳腺癌治疗。术后标本经X线摄片及病理检查可能发现原发病灶，预后与一般乳腺癌相似。

5. 炎性乳腺癌　炎性乳腺癌伴有皮肤红肿、局部温度增高、水肿、肿块边界不清，腋淋巴结常有肿大，有时与晚期乳腺癌伴皮肤炎症难以鉴别。此类肿瘤生长迅速，发展快，恶性程度高，预后差。治疗主要用化疗及放疗，一般不做手术治疗。

（周　鑫）

第三章 腹部肿瘤

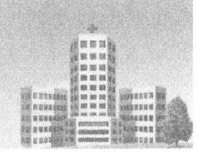

第一节 胃癌及贲门癌

一、概述

胃癌是世界上最常见的恶性肿瘤之一,近70年来在全球范围呈下降趋势,其发病率及病死率居恶性肿瘤第3位。胃癌的流行病学有明显的地理差别,约56%的胃癌患者分布在亚洲地区,其中中国和日本尤为高发。在我国胃癌的发病率与病死率有明显的地区和城乡差异,农村发病率高于城市,发病部位以胃窦为主,远端胃癌发病率下降,但贲门癌(或食管胃结合部癌)的发病率仍在上升;弥漫型和低分化癌比例增加。胃癌的危险因素包括幽门螺杆菌感染、吸烟、高盐饮食和其他饮食因素。

二、病理分类

胃肿瘤组织学分类:包括肠型、弥漫型腺癌;乳头状腺癌;管状腺癌;黏液腺癌;印戒细胞癌;腺鳞癌;鳞状细胞癌;小细胞癌;未分化癌;类癌(高分化神经内分泌肿瘤);平滑肌肉瘤;恶性胃肠间质瘤;Kaposi肉瘤。

三、分期

1. TNM 分期

T—原发肿瘤

T_x—原发肿瘤不能评估;

T_0—无原发肿瘤的证据;

T_{is}—原位癌:上皮内肿瘤,未侵及黏膜固有层;

T_1—侵及黏膜固有层、黏膜肌层或黏膜下层;

T_{1a}—侵及固有层或黏膜肌层;

T_{1b}—侵及黏膜下层;

T_2—侵及黏膜固有肌层;

T_3—侵透浆膜下结缔组织,而尚未侵及脏层腹膜或邻近结构;

T_4—侵及浆膜(脏层腹膜)或邻近结构;

T_{4a}—侵及浆膜（脏层腹膜）；

T_{4b}—侵及邻近结构。

N—区域淋巴结

N_x—区域淋巴结不能评价；

N_0—无区域淋巴结转移；

N_1—1~2个区域淋巴结转移；

N_2—3~6个区域淋巴结转移；

N_3—7个或7个以上区域淋巴结转移；

N_{3a}—7~15个区域淋巴结转移；

N_{3a}—16个或16个以上区域淋巴结转移。

M—远处转移

M_0—无远处转移；

M_1—有远处转移。

G—组织学分级

G_x—分级无法评估；

G_1—高分化；

G_2—中分化；

G_3—低分化；

G_4—未分化。

2. 临床分期

期别	T	N	M
0期	T_{is}	N_0	M_0
ⅠA期	T_1	N_0	M_0
ⅠB期	T_2	N_0	M_0
	T_1	N_1	M_0
ⅡA期	T_3	N_0	M_0
	T_2	N_1	M_0
	T_1	N_2	M_0
ⅡB期	T_{4a}	N_0	M_0
	T_3	N_1	M_0
	T_2	N_2	M_0
	T_1	N_3	M_0
ⅢA期	T_{4a}	N_1	M_0
	T_3	N_2	M_0
	T_2	N_3	M_0
ⅢB期	T_{4b}	N_0	M_0
	T_{4b}	N_1	M_0
	T_{4a}	N_2	M_0
	T_3	N_3	M_0

ⅢC 期	T_{4b}	N_2	M_0
	T_{4b}	N_3	M_0
	T_{4a}	N_3	M_0
Ⅳ期	任何 T	任何 N	M_1

四、治疗原则

胃癌及贲门癌，也称食管胃结合部癌。

T_{is}或者 T_{1a}、N_0 期病例：行内镜下黏膜切除术（EMR）或手术治疗。

T_{1b}病例：手术治疗。

T_2 或 T_2 以上、N+病例：手术或术前化疗或术前放化疗。对于肿瘤无法切除，但为 M_0 的患者推荐局部放疗+氟尿嘧啶类（5-FU、卡培他滨）或紫杉类为基础的放疗增敏剂。

M_1 期病例：姑息治疗。以全身化疗为主的综合治疗是治疗晚期胃癌的重要方法。

目前胃癌手术治疗的 5 年生存率：ⅠA 期为 78%，ⅠB 期为 58%，Ⅱ期为 34%，ⅢA 期为 20%，ⅢB 期为 8%，Ⅳ期为 7%。

五、综合治疗

1. **手术治疗** 胃癌早期以手术切除为主，手术主要目的是达到 R_0 切除（切缘阴性的完全切除），然而只有 50%的患者能够在首次手术时获得 R_0 切除。在东亚，胃切除联合 D_2 淋巴结清扫术是可根治性胃癌的标准治疗方法。

（1）可切除肿瘤：①T_{is}或局限于黏膜层（T_{1a}）的肿瘤可考虑内镜下黏膜切除术。②T_{1b}~T_3肿瘤，应切除足够的胃，一般距肿瘤边缘≥5 cm。行远端胃切除术、胃次全切除术或全胃切除术。③T_4肿瘤，需将累及组织整块切除。④胃切除术需包括区域淋巴结清扫（D_1），推荐行 D_2 式手术，至少切除/检查 15 个淋巴结。⑤常规或预防性脾切除并无必要，当脾或脾门处受累时可考虑行脾切除术。⑥部分患者可考虑胃造口术和（或）放置空肠营养管，尤其是进行术后放化疗时。

（2）无法切除肿瘤：对于局部晚期（影像学检查高度怀疑或经活检证实的 3 或 4 级淋巴结转移，或侵犯包绕主要大血管）和远处转移或腹膜种植者，行姑息治疗。①可切除部分胃，即使切缘阳性也可切除。②不需进行淋巴结清扫。③连接近端胃的胃空肠吻合旁路手术可能有助于缓解梗阻症状。④胃造口术和（或）放置空肠营养管。

2. **放射治疗** 术前放疗、术后辅助放疗或者姑息性放疗均为胃癌治疗中的一部分。术前诱导化疗序贯放化疗可以获得明显的病理学缓解，使患者生存期延长，并有机会接受手术切除。有报道显示，术前同步放化疗与术前化疗相比使 3 年生存率由 27.7%提高至 47.4%。D_0/D_1 术后患者应采用术后放化疗，D_2 术后辅助放化疗是否有益有待探讨。

（1）无法切除的胃癌：单用中等剂量外照射放疗（45~50.4 Gy）作为无法切除的局灶性胃癌的姑息性治疗的效果很小，不能提高生存率。然而，当与 5-FU 联合使用时，中等剂量外照射放疗可以提高生存率。Moertel C 等对 5-FU 联合放疗与单独放疗无法切除的局灶性胃癌进行比较，结果显示 5-FU 联合放疗组的中位生存期为 13 个月，单独放疗组为 6 个月；5-FU 联合放疗组的 5 年生存率为 12%，单独放疗组为 0，说明 5-FU 联合放疗组的生存期和 5 年生存率与单独放疗组相比有显著提高。一些新类型药物多具有放射增敏性，与放疗合并使用可进一步研究。

(2) 可手术的胃癌：有报道贲门癌术前辅助放疗可改善远期生存，但对于远端胃癌术前放疗或放化疗是否获益仍有争议。术前诱导化疗继之放化疗可产生明显的病理缓解和延长生存时间。

(3) 术前放化疗：外照射 45 Gy，同时持续静脉滴注 5-FU，随后行手术，并在术中放疗（10 Gy）可增加缓解率。对于局部胃癌围手术期放化疗也可作为另一种标准治疗方法。数据研究显示，术前诱导化疗继以放化疗可以获得病理学明显缓解，使患者的生存期延长。Stahl M 等进行Ⅲ期临床研究，在 119 例局部晚期胃食管结合部腺癌患者中使用相同的方案（顺铂、氟尿嘧啶和亚叶酸钙）比较术前化疗和同步放化疗的疗效。局部晚期的食管下段或胃食管结合部腺癌患者被随机分为两组：化疗序贯手术组（A 组）或化疗序贯同步放化疗序贯手术组（B 组）。结果显示，B 组在术后经病理检查获得病理学完全缓解（15.6% vs 2.0%）和淋巴结阴性（64.4% vs 37.7%）的比例显著较高。术前同步放化疗使得 3 年生存率也有所提高。目前，术前同步放化疗的临床价值仍不清楚，有待进行更大规模的前瞻性临床试验加以明确。

(4) 术后放化疗：推荐用 5-FU 或卡培他滨加放疗（1 类）。每月静脉化疗 5-FU+CF 给 1 周期，共 5 周期，同时于第 2、3 周期同步放疗 45 Gy，可明显降低复发率和延长生存期。

六、肿瘤内科治疗

1. 围手术期化疗　Cynningham D 等进行术前化疗Ⅲ期临床试验，将患者随机分为 2 组。①围手术期化疗组，术前和术后化疗，采用 ECF（EPI+DDP+5-FU）方案，治疗 250 例。②单手术组，治疗 253 例。其中胃癌占 74%，低位食管癌 14%，贲门癌 11%。结果围手术期化疗组的 5 年生存率为 36%，单手术组为 23%。ECF 方案围手术期化疗可显著延长可手术的胃癌和低位食管癌的无进展生存期和总生存期。ECF 方案作为术前和术后辅助化疗方案已基本得到共识。术前化疗推荐用 ECF 方案（1 类）。术前 ECF 方案 3 周期，术后 ECF 方案 3 周期。

2. 术后化疗　对于术前进行了 ECF 方案新辅助化疗的患者，术后推荐按照 MAGIC 研究流程仍然进行 3 个周期 ECF 辅助化疗，但对于术前未接受 ECF 新辅助化疗的患者，术后是否应接受辅助化疗仍存在争议。2008 年荟萃分析显示与单独手术相比，术后进行辅助化疗的 3 年生存率、无进展生存期和复发率均有改善趋势。2009 年关于胃癌 D_1 以上根治术后辅助化疗的荟萃分析结果显示，术后辅助化疗较单独手术可以降低 22% 的死亡风险，故对于术前未接受 ECF 或其改良方案新辅助化疗的Ⅱ或Ⅲ期患者，中国专家组认为术后仍应接受辅助化疗。一项Ⅲ期临床试验中，入组 1 059 例 D2 根治术后的ⅢA 期和ⅢB 期胃癌患者，术后这些患者随机入 S-1 单药口服组和单纯手术组，中期总结结果表明 S-1 单药口服组的 3 年生存率为 80.1%，单纯手术组为 70.1%，证明 S-1 单药口服组的 3 年生存率较单纯手术组明显提高。术后化疗推荐用 ECF 方案（1 类）。术后放化疗推荐用 5-FU 或卡培他滨加放疗。

3. 晚期或转移性胃癌的化疗　单药有效的药物有 5-FU、MMC、VP-16 和 DDP，有效率为 10%~20%。几种新药及其联合方案显示对晚期胃癌有效，如 PTX、TXT、CPT-11、EPI、OXA、口服 VP-16 和 UFT。联合化疗方案有 FAM、FAMTX（5-FU+ADM+MTX+CF 解救）、ECF（EPI+DDP+5-FU）、EFL（VP-16 +CF+5-FU），相对 FAMTX 和 MCF 方案而言，ECF 方案的中位生存期和生活质量均有改善，然而尚无标准治疗方案。

在单药组和随机临床试验中，对依立替康单药或者联合治疗进行广泛研究。Dank M 等随机Ⅲ期研究显示，依立替康联合 5-FU/亚叶酸治疗晚期胃或胃食管结合部腺癌的无进展生存期不短于顺铂联合 5-FU 持续输注，并且前者的耐受性更好，因此，不能采用含铂化疗方案治疗时，可将含依立替康的方案作为替代，但是仍然推荐依立替康在一线治依立替康疗失败后使用。Moheler 等在转移性胃或胃食管腺癌患者中比较卡培他滨+依立替康或顺铂的疗效，结果显示依立替康组的中位总生存期有改善的趋势。

改良方案，如以多西他赛为基础的两药方案有 DC（TXT+DDP）方案和 DF（TXT+5-FU）方案，或以卡培他滨或奥沙利铂替代 5-FU 或 DDP，或给药方法改为每周给药。初步显示上述改良方案较 DCF 方案的不良反应明显降低，生存期似有延长趋势，但疗效无明显差异。在 V325 研究组随机多中心 III 期临床研究中，445 例晚期胃癌分为 2 组：①DCF 组（TXT+DDP+5-FU，3 周重复）。②CF 组（DDP+5-FU）组。结果：DCF 组进展时间为 5.6 个月，CF 组为 3.7 个月；DCF 组 2 年生存率为 18%，CF 组为 9%；DCF 组中位生存期为 9.2 个月，CF 组为 8.6 个月（P=0.02），说明 DCF 组的生存期与 CF 组相比明显延长。2006 年 FDA 已批准 DCF 方案用于治疗既往未经化疗的晚期胃癌。对 PF 方案和 DF 方案进行比较，结果两方案的疗效相似，但前者的耐受性和生活质量似乎更佳，提示紫杉醇可替代多西他赛。REAL-2 试验的 III 期临床研究比较了卡培他滨和氟尿嘧啶以及奥沙利铂和顺铂治疗晚期胃癌和食管癌的效果。REAL-2 试验共入组 1 003 例食管癌、贲门癌和胃癌患者，随机分为 4 组：ECF（EPI+DDP+5-FU）、EOF（EPI+OXA+5-FU）、ECX（EPI+DDP+卡培他滨）、EOX（EPI+OXA+卡培他滨）方案，中位随机 17.1 个月。结果显示，ECF 方案有效率为 41%，EOF 方案为 42%，ECX 方案为 46%，EOX 方案为 48%，4 组间无明显差别，在治疗胃癌和食管癌时，卡培他滨不比 5-FU 差，奥沙利铂也不比顺铂差。ML17032 试验用卡培他滨/顺铂（XP）方案和卡培他滨/氟尿嘧啶（XF）方案治疗既往未治疗的胃癌，结果 XP 方案有效率为 41%，XF 方案为 29%；XP 方案总生存期为 10.5 个月，XF 方案为 9.3 个月；XP 方案中位无进展时间为 5.6 个月，XF 方案为 5.0 个月，说明卡培他滨不比氟尿嘧啶差。

4. 靶向药物联合化疗治疗晚期胃癌

（1）贝伐珠单抗：Shah MA 等采用贝伐珠单抗联合伊立替康和顺铂治疗晚期胃癌和贲门癌有效，进展期为 8.3 个月，中位生存期为 12.3 个月，该方案不良反应有肠穿孔、高血压和血栓栓塞。贝伐珠单抗联合伊立替康和顺铂方案正在进行 III 期试验。

Kang Y 等进行 III 期随机研究，对 774 例进展期胃癌进行一线治疗，随机分为贝伐珠单抗联合 Cape 或 5-FU+DDP 组和单用化疗（同前）加安慰剂组，其中 Cape、贝伐珠单抗和安慰剂用至疾病进展，DDP 最少用 6 周期。结果两组总有效率分别为 46% 和 37%，无进展生存时间分别为 6.7 个月和 5.3 个月，总生存期分别为 12.1 个月和 10.1 个月（总生存期未达终点），显示贝伐珠单抗加化疗对于进展期胃癌可提高疗效和延长生存期。

（2）曲妥珠单抗：Bang 等在 ASCO 会议报道 584 例 HER-2 阳性胃癌，随机分为 2 组，XFC+T 组（5-FU/xeloda+DDP+曲妥珠单抗）和 XFC 组（5-FU/xeloda+DDP）。结果 XFG+T 组总有效率为 47.3%，XFC 组为 34.5%，中位无进展时间分别为 6.7 个月和 5.5 个月（P=0.000 2）。显示曲妥珠单抗加化疗可使 HER-2 阳性胃癌患者的死亡风险降低 26%，中位生存期延长近 3 个月（13.8 个月和 11.1 个月）。曲妥珠单抗加化疗成为治疗 HER-2 阳性晚期胃癌的新选择。

（3）西妥昔单抗：Kanzler S 等对 HER-2（+）初治的晚期胃癌 49 例，用西妥昔单抗联合 IRI+5-FU+CF 化疗。结果 CR 2 例，PR 19 例，SD 15 例，PD 13 例，总有效率为 43%，疾病控制率为 73%，中位无进展时间为 8.5 个月，总生存期为 16.6 个月。提示加用西妥昔单抗对晚期胃癌有效。

（4）其他靶向药：尼妥珠单抗、马妥珠单抗、帕尼单抗、索拉非尼和舒尼替尼等联合化疗也报道有效。

七、化疗方案

NCCN 指南对晚期胃癌治疗的推荐方案。1 类：DCF 方案（TXT+DDP+5-FU）；ECF 方案（EPI+DDP+5-FU）。2B 类：IP 方案（CPT-11+DDP）；IF 方案（CPT-11+5-FU）（5-FU 或卡培他滨）；OXF/X 方案（OXA+5-FU/卡培他滨）；DCF 改良方案，如 PF、DF、DX、PX 方案。贲门癌可参考使用。FAM 方案：综合文献资料治疗 520 例，有效率为 33%（17%~56%），中位生存期为 5.5~7.2 个月。FAM 方案现多为其他方案取代，已较少使用。

1. ECF（FAP）方案

EPT 50 mg/m² 静脉滴注，第 1 天；

DDP 60 mg/m² 静脉滴注，第 1 天；

5-FU 200 mg/m² 静脉滴注 24 小时，每日 1 次，第 1~21 天；

21 天为 1 周期。

Leichman L 等综合文献资料治疗 194 例，CR 14 例，PR 59 例，有效率为 38%（20%~71%），中位缓解期为 6~9.2 个月，中位生存期为 6~12 个月。

Waters JS 等随机比较 ECF（FAP）方案（EPI+DDP+5-FU 连续静脉输注）与 FAMTX 方案（5-FU+ADM+MTX），对既往未治的晚期胃癌 274 例，评价疗效病例 237 例。结果：ECF 方案组（121 例）和 FAMTX 方案组（116 例）的完全缓解率分别为 8%（10 例）和 2%（2 例）；部分缓解率为 38%（46 例）和 19%（22 例）；稳定率为 21%（25 例）和 21%（24 例）；进展率为 19%（23 例）和 37%（43 例），未评价病例为 17 例和 25 例。总有效率：ECF 方案为 46%（95%CI，37%~55%），FAMTX 方案为 21%（95%CI，13%~28%）（P=0.000 03）。中位生存期：ECF 方案为 7.8 个月，FAMTX 方案为 6.1 个月（P=0.000 5）。2 年生存率：ECF 方案为 14%（95%CI，8%~20%），FAMTX 方案为 5%（95%CI，2%~10%）（P=0.03），说明 ECF 方案的近期和远期疗效好。

2. DCF（DFP）方案　优于 DC 方案的二线方案。

DTX 75 mg/m² 静脉滴注，第 1 天；

DDP 75 mg/m² 静脉滴注，第 1 天（正规水化、利尿）；

5-FU 750 mg/m² 静脉滴注 24 小时，第 1~5 天；

21 天为 1 周期。

Ajani JA 和 Cutsem EV 等进行的 Ⅲ 期临床中期阶段性分析，DCF 方案入组 111 例，结果 CR 为 2.7%，PR 为 36.0%，RR 为 38.7%，NC 为 30.6%，PD 为 17.1%，未评价为 13.5%。

3. TCF（TFP）方案　治疗复发性、转移性或局部不能切除晚期胃癌的二线方案。

PTX 175 mg/m² 静脉滴注，第 1 天；

DDP 20 mg/m² 静脉滴注，每天 1 次，第 1~5 天；

5-FU 750 mg/m² 静脉滴注 24 小时，第 1~5 天；

28 天为 1 周期。

在 41 例可评价病例中，CR 4 例，PR 17 例，有效率为 51%，中位缓解期为 17 周，中位生存期为 26 周。

4. DC（DP）方案 为二线方案。

DTX 75~85 mg/m² 静脉滴注，第1天；

DDP 75 mg/m² 静脉滴注，第1天（正规水化、利尿）；

28天为1周期。

近年有关DC方案的Ⅱ期研究文献显示有效率在36%~56%，Ⅲ期研究显示有效率为35%。

5. ELF方案 适用于65岁以上的老年人或不适合使用阿霉素类药物治疗的转移性胃癌。

VP-16 120 mg/m² 静脉滴注，每日1次，第1~3天；

CF 300 mg/m² 静脉滴注，每日1次，第1~3天；

5-FU 500 mg/m² 静脉滴注，每日1次，第1~3天；

21~28天为1周期。

有效率为31.7%~52%，中位生存时间为8~12个月。Wilke H等综合文献资料用ELF方案治疗51例，CR 6例，PR 21例，有效率为53%，中位缓解期为9.5个月（3~16个月），中位生存期为11个月（0.5~26个月）。

6. LEFP方案（ELFP方案）

EPI 35 mg/m² 静脉滴注，每周1次；

DDP 40 mg/m² 静脉滴注，每周1次（适当水化、利尿）；

CF 250 mg/m² 静脉滴注，每周1次；

5-FU 500 mg/m² 静脉滴注，每周1次；

4周为1周期。

用完药次日予G-CSF 5 μg/kg，皮下注射，每日1次，共5次。有效率62%，中位生存期11个月。

7. EAP方案

ADM 20 mg/m² 静脉注射，第1、7天；

DDP 40 mg/m² 静脉滴注，第2、8天（适当水化、利尿）；

VP-16 120 mg/m² 静脉滴注，第4、5、6天；

28天为1周期，3周期为1个疗程。

中国医学科学院肿瘤医院报道应用EAP方案治疗晚期胃癌44例，有效率为54%。尽管在化疗停止48小时后给予G-CSF支持，但Ⅲ~Ⅳ度骨髓抑制仍然达到34%，该方案毒性较明显。

8. FOLFOX 4方案 可作为晚期或转移性胃癌的二线方案或救援性方案使用。

L-OHP 85~100 mg/m² 静脉滴注2小时，第1天；

CF 200 mg/m² 静脉滴注2小时，每日1次，第1, 2天；

5-FU 400 mg/m² 静脉冲入，每日1次，第1, 2天；

5-FU 600 mg/m² 连续静脉输注22小时，第1, 2天；

14天为1周期。

在Artru P, Chao Y等进行的Ⅱ期临床研究中，可评价病例118例，有效率在42.5%~55.2%，TTP为5~6个月，MST为8~8.5个月。

9. FAB方案

5-FU 600 mg/m² 静脉滴注，第1、8天；

ADM 30 mg/m² 静脉冲入，第1天；

BCNU 100 mg/m² 静脉滴注，第 1 天；

4 周为 1 周期。

综合文献资料治疗 146 例，有效率为 42%，中位生存期为 5.5~12 个月。Levi 等用 5-FU 600 mg/m² 静脉滴注+ADM 30 mg/m² 静脉注射+BCNU 100 mg/m² 静脉注射治疗 35 例，CR 2 例，PR 16 例，有效率为 51.4%。

（王新亭）

第二节　原发性肝癌

一、概述

我国属原发性肝癌的高发地区，尤以东南沿海多见。就全球肝癌的发病率而言，具有明显的地理差异。根据发病率可分为以下几类：①高发病率地区的年发病率≥20/10 万（男性）的国家，如中国等。②年发病率为（6~19）/10 万（男性）的国家，如日本、保加利亚、波兰等。③年发病率<5/10 万的国家，如英国、美国、加拿大等。此外，全球范围内肝癌的死亡率亦不均衡。

二、病理分类

大体分型包括：①巨块型，多见。②结节型，多见。③弥漫型，较多见。

组织学分类：①肝细胞型，多见，约占 40%。②肝管细胞型，较少见，预后较好。③混合型，较少见。此外，尚有肝管囊腺癌、肝母细胞瘤及未分化癌等。

三、分期

1. TNM 分期

T—原发肿瘤

T_x—原发肿瘤无法评定；

T_0—无原发瘤的证据；

T_1—单个肿瘤无血管侵犯；

T_2—单个肿瘤伴血管侵犯或多个肿瘤而其最大径≤5 cm；

T_3—多个肿瘤，任何一个的最大径>5 cm 或肿瘤累及门静脉/肝静脉主要分支；

T_{3a}—多个肿瘤，任何一个的最大径>5 cm；

T_{3b}—肿瘤侵犯门静脉或肝静脉的主要分支；

T_4—肿瘤直接侵犯胆囊以外的邻近器官或穿透脏层腹膜。

N—区域淋巴结

N_x—淋巴结转移无法评定；

N_0—无淋巴结转移；

N_1—有淋巴结转移。

M—远处转移

M_x—远处转移无法评定；

M_0—无远处转移；

M_1—有远处转移。

2. 临床分期

Ⅰ期	T_1	N_0	M_0
Ⅱ期	T_2	N_0	M_1
ⅢA期	T_{3a}	N_0	M_0
ⅢB期	T_{3b}	N_0	M_0
ⅢC期	T_4	N_0	M_0
ⅣA期	任何T	N_1	M_0
ⅣB期	任何T	任何N	M_1

3. 国内分期

Ⅰ期　无明显肝癌症状和体征者。

Ⅱ期　超过Ⅰ期标准而无Ⅲ期证据者。

Ⅲ期　有明确恶病质、黄疸、腹腔积液或肝外转移之一者。

4. 国内分型

单纯型：临床和化验均无明显肝硬化表现。

硬化型：临床和化验均有明显肝硬化表现。

炎症型：病情发展快，伴有持续性癌症高热或谷丙转氨酶持续增高在1倍以上。

四、治疗原则

早期肝癌：手术切除、肝移植或经皮消融治疗后的5年生存率为50%~70%。中期和晚期不能切除的肝癌：中位生存期<1年。未治疗中期肝癌的自然生存期为16个月，化疗栓塞病例的中位生存期延长至19~20个月。未治晚期病例的自然生存期为6个月。终末期的自然生存期为3~4个月。

早期单发肿瘤尽可能手术切除，术后酌情加介入治疗。单发肿瘤较大病例可先行介入治疗，待肿瘤缩小后，再做二期切除手术，术后再行介入治疗。不能手术者先行介入治疗及栓塞和（或）放射治疗。其他局部治疗还有瘤内无水乙醇注射、冷冻治疗、微波凝固治疗、高强度聚焦超声治疗、射频治疗、电化学治疗和激光凝固治疗等。晚期病例可做介入治疗、放疗、中医中药及生物治疗，有远处转移或不能进行介入治疗者做全身性化疗、对症支持治疗。

五、综合治疗

（一）手术治疗

1. 肝切除　包括根治性切除和姑息性切除仍是提高原发性肝癌远期疗效的首选方法，而提高肝癌的手术切除率尤为重要。因此，通过综合治疗使不能切除的大肝癌变为可切除的小肝癌是综合治疗发展的主要方向。为提高肝癌治疗的整体疗效水平，宜根据病程、病变特点及肝功能等具体情况加以综合判断，选择适合每个患者的最佳方案。近年肝癌术前、术后插管化疗或栓塞化疗并用免疫治疗等研究也较为活跃。

2. 肝移植 肝移植治疗原发性肝癌也是目前研究方向之一，特别是人们在其适应证和禁忌证等一些原则问题上已基本形成共识，现认为肝癌仍是肝移植的适应证之一。只要病例选择适当，肝移植术治疗肝癌仍可获得满意疗效。临床上发现一些"意外癌"（术中、术后肝标本发现有早期肝癌）患者肝移植后3年生存率可达70%，接近无癌的肝移植术患者生存率。然而，不同肿瘤分期及不同病理学特征的肝癌，其术后3年无瘤生存率有明显区别，T_1期（<2 cm，单发癌灶）为100%，而T_4期［多发灶，有血管侵犯及（或）淋巴转移］仅为40%。

目前比较一致的意见是合并肝硬化的小肝癌是肝移植的理想指征，其理由如下：①肝癌常为多中心发生，仅切除肝癌难免遗留其他可能存在的小癌灶，致术后很快复发。②全肝切除可彻底去除肝内癌灶和以后肝硬化继续癌变的可能。③部分肝切除可引起肝功能减退和加重门脉高压，易并发术后大出血。④临床上死于肝功能衰竭者较肿瘤复发更常见，全肝切除肝移植可同时解决肝癌和肝硬化。但是，肝癌有肝外转移者是肝移植的绝对禁忌。

（二）放疗

1. **适应证** ①肿瘤局限不能切除。②术后有残留病灶。③门静脉和肝静脉瘤栓，胆管梗阻（先引流后放疗）。④淋巴结转移、肾上腺转移、骨转移，可减轻症状。

2. **照射方法** ①常规分割照射：每次2 Gy，每日1次，1周5次，总量50~62 Gy。对肿瘤明显抑制，对正常肝耐受较好。②大分割照射：每次5 Gy，每日1次，1周5次，总量50 Gy。肿瘤效应强但对正常肝损伤大。采用三维适形放疗（3DCRT）或调强放疗（IMRT）照射方法更好。

（三）消融治疗

适应证：用于早期肝癌，单发肿瘤直径≤5 cm，或多发3个以内肿瘤且直径≤3 cm，无血管、胆管侵犯或远处转移，Child-Pugh肝功能A或B级。射频消融或微波消融是手术外的最好选择。对单发直径≤3 cm小肝癌可获根治性消融，乙醇消融也可达同样目的。消融范围应包括0.5 cm的癌旁组织，对于边界不清、形状不规则肿瘤，可扩大范围至≥1 cm。

疗效评估：于1个月后，用增强CT、MRI或B超判断是否达CR（完全无血供，即无增强）。若消融不完全即刻补充治疗，3次仍不达CR，应改用其他治疗。

1. **射频消融** 对于3~5 cm肿瘤的治疗，具有根治率高、远期生存率高和治疗次数少的优势。不适用于影像盲区的肝癌。

2. **微波消融** 与射频消融的疗效和生存期无明显差异。它可一次性灭活肿瘤。对于血供丰富的肿瘤，应先阻断肿瘤的主要滋养血管，再灭活肿瘤，可提高疗效。

3. **高强度聚焦超声消融** 是非侵入性的体外适形肿瘤治疗的新技术，疗效确切。但其聚焦区域小，需多次治疗，超声探测有盲区，存在照射通道被肋骨遮挡问题，由于肝脏受呼吸影响使准确定位有一定难度。可作为肝动脉化疗栓塞（TACE）后的补充治疗，或姑息治疗。

4. **经皮无水乙醇注射** 乙醇消融适用于直径在3 cm内的小肝癌和复发小肝癌，对于3 cm以上不宜手术者，也可起姑息治疗作用。对于贴近肝门、胆囊、胃肠道组织的肿瘤，RFA和MWA可能有损伤，用此法或与热消融并用。

六、肿瘤内科治疗

全身化疗的适应证：①合并肝外转移。②不适合手术和TACE。③合并门静脉主干癌栓。

（一）单药化疗

有效的药物有 MMC、5-FU、ADM、DDP 和 TSPA 等。但全身化疗多无明显疗效，有效率小于 10%。一项研究中经腹肝动脉插管化疗组 75 例，CR+PR 24 例，有效率为 32%，主要为 MMC、5-FU 和 TSPA 联合用药。全身化疗组和插管组的半年生存率分别为 18.4% 和 30.7%，1 年生存率为 7.4% 和 16%，可见动脉给药可明显提高疗效。近年对吉西他滨（GEM）和草酸铂（L-OHP）也有临床试用。

（二）联合化疗

全身给药的联合用药也未能明显提高疗效。联合化疗现今主要用于经动脉给药。

（三）经导管肝动脉栓塞化疗（TACE）

1. 经导管肝动脉化疗（TAC）

（1）适应证：①不宜手术的原发性或继发性肝癌。②肝功能差或难以采用插管。③肝癌术后复发者。④术后需预防性肝动脉灌注化疗者。

（2）禁忌证：①肝功严重障碍。②大量腹腔积液。③全身状况衰竭。④WBC 和 PLT 显著减少。

2. 肝动脉栓塞（HAE）

（1）适应证：①切除术前应用，可使肿瘤缩小，并能了解病灶数，控制转移。②无肝功严重障碍、无门静脉主干完全阻塞、肿瘤占据率<70%者。③手术失败或切除术后者。④控制疼痛、出血和动静脉瘘。⑤切除术后的预防性 TACE。⑥肝癌肝移植术后复发。

（2）禁忌证：①肝功严重障碍 Child-Pugh C 级。②凝血功能减退显著。③门静脉高压伴逆向血流及门脉主干完全阻塞，侧支血管形成少。④感染，如肝脓肿。⑤全身广泛转移。⑥全身衰竭。⑦肿瘤占全肝≥70%，肝功能正常者可采用少量碘油分次栓塞。

（3）化疗药物：常用化疗药物的单次给药剂量为 5-FU（F）1 000~2 000 mg、MMC（M）10~20 mg、ADM（A）40~60 mg、EPI 60~100 mg、DDP（P）50~100 mg 等。现多采用联合用药，如 FAM、MFP、AFP、MF、OXFL、GEMOX 方案，4 周左右重复 1 次，一般 3 次为 1 个疗程。国外常用导管留置连续灌注法和皮下埋藏式药物泵持续滴注法。前者操作简便、不良反应小，后者操作复杂，自动泵价格较高。单纯灌注化疗的有效率为 30%~60%。

（4）栓塞剂：由于经高压灭菌后小块的明胶海绵体积进一步缩小，注射后吸收延缓，目前常将其和泛影葡胺混合，在电视监视下注入，以免栓塞剂进入非治疗区域，造成重要器官的栓塞与坏死等。现临床常用的栓塞剂是碘油。碘化油具有可长时间积聚在肿瘤血管内的特点，又是化疗药物的载体，可使化疗药在肿瘤内缓慢释放，同时能显示小癌灶，帮助分辨肿瘤的范围。国内外常将其用于肝动脉栓塞化疗。国内常用 40% 碘化油，而国外产品多为 Lipidol。

（5）动脉导管插入途径：主要采用介入治疗技术。经皮股动脉穿刺插管，先行腹腔动脉或肝动脉造影，了解血管的解剖及肿瘤的部位、大小和血供，同时观察门静脉是否通畅、有无瘤栓、有无门脉高压等。血管变异时常需要肠系膜血管造影。依据血管造影的资料，在导引钢丝的指引下将动脉导管尽量置入肝固有动脉内，至少也要置入肝总动脉内。此点在进行肝动脉栓塞时尤为重要。尽量靠近肿瘤的靶血管，避免栓塞剂进入非供肝血管。如进行单纯灌注化疗，导管最好置于胃十二指肠动脉开口，可减少胃肠道反应。如插管困难，导管置入腹腔动脉也可以灌注化疗。

（四）分子靶向药物治疗

索拉非尼为一种口服的多重激酶抑制剂，是目前唯一获得 FDA 和 SFDA 批准治疗 HCC 的分子靶向药物，其Ⅱ期临床试验，治疗137例，PR 7例，MR 5例，总生存期280天，中位无进展生存期123天。多中心双盲对照Ⅲ期试验中，602例未治的晚期肝细胞肝癌，随机分为索拉非尼组（299例，400 mg，每日2次）和安慰剂组（303例）。治疗结果：索拉非尼组和安慰剂组PR分别为2%和1%，SD分别为71%和67%，疾病控制率分别为43%和32%（$P=0.002$），中位症状进展时间分别为4.1个月和4.9个月（$P=0.77$），放射影像学疾病进展时间分别为5.5个月和2.8个月（$P<0.001$），1年生存率分别为44%和33%（$P=0.009$），总生存期分别为10.7个月和7.9个月（$P<0.001$）。说明索拉非尼治疗晚期肝癌的疾病控制率显著高于安慰剂组，中位放射影像学疾病进展时间和中位生存期比安慰剂组延长约3个月。国内外多个指南推荐索拉非尼作为治疗晚期HCC的标准治疗方案。国内临床试验也取得成效。NCCN已将索拉非尼列为晚期原发性肝癌的一线治疗药物。此外，贝伐珠单抗也在进行晚期临床研究。

在Ⅲ期临床试验（SHARP实验）中，602例晚期肝癌患者随机分配到索拉非尼组或安慰剂组。结果显示，索拉非尼组的中位OS要比安慰剂组显著延长，且耐受性良好，该实验中索拉非尼相关的不良反应包括腹泻、体重下降及手足皮肤不良反应。在亚洲太平洋地区的另一项Ⅲ期实验中，将226例患者随机分为索拉非尼组（150例）和安慰剂组（176例），得出与SHARP实验相似的结论。两项研究表明，索拉菲尼对于晚期肝癌患者是有效的治疗措施，且有研究表明索拉非尼对肝功能Child-Pugh B级患者的作用是有限的，且中位OS短于肝功能Child-Pugh A患者。

Cabrera R等研究47例肝癌患者接受索拉非尼和TACE治疗，结果显示总体中位生存期为18.5个月，并没有出现预期的不良反应。Pawlik TM等为研究晚期肝癌患者使用索拉非尼联合TACE-DEB的疗效及安全性，在不可切除的肝癌患者中开展了一项前瞻性的单中心的Ⅱ期临床试验，35例患者经过128次周期治疗，索拉非尼+TACE-DEB 60个周期，索拉非尼单药68个周期，期间出现的常见不良反应包括乏力（94%）、厌食（67%）、肝转氨酶改变（64%）及皮肤不良反应（48%），结果显示：在不可切除肝癌患者中行索拉非尼+DEB-TACE方案是可耐受的和安全的，不良反应可以通过调节索拉菲尼的量加以控制。

七、化疗方案

全身性化疗方案如下。

1. 低剂量PF持续注射方案

5-FU 170 mg/m^2 连续静脉输注，每日1次，第1~7天；

DDP 3 mg/m^2 连续静脉输注，每日1次，第1~5天；

连用4周，休息1周，5周为1周期。

2. FI持续注射方案

5-FU 200 mg/m^2 连续静脉输注，每日1次，第1~21天；

干扰素α-2b 400万U皮下注射，每周3次；

28天重复。

3. FAM方案

MMC 6 mg/m^2 静脉滴注，第2天；

ADM 20 mg/m^2 静脉滴注，第1、8天；

5-FU 300~500 mg/m^2 静脉滴注，每日1次，第1~5天；

3周为1周期，3周期为1个疗程。

4. L-OHP+GEM 方案

GEM 1 000 mg/m² 静脉滴注 30 分钟，第 1 天；

L-OHP 100 mg/m² 静脉滴注 2 小时，第 1 天；

14 天重复。

（高冬梅）

第三节 胆囊癌及胆管癌

一、胆囊癌

（一）概述

胆囊为胆系原发性恶性肿瘤中最常见的发病部位。胆囊癌发病率居消化道恶性肿瘤的第 5 位，每年胆囊癌的新发病例占肝胆系原发恶性肿瘤的 10% 以下。

（二）病理分类

胆囊癌：75%~90% 为腺癌、乳头状腺癌和黏液腺癌，10% 为未分化癌，5% 为鳞状细胞癌。

（三）分期

1. TNM 分期　不包括类癌和肉瘤。

T—原发肿瘤

T_x—原发肿瘤不能确定；

T_0—无原发肿瘤；

T_{is}—原位癌；

T_1—肿瘤侵犯黏膜层或肌层；

T_{1a}—肿瘤侵犯黏膜层；

T_{1b}—肿瘤侵犯肌层；

T_2—肿瘤肌层周围结缔组织，但未扩展至肝或浆膜；

T_3—肿瘤浸透浆膜（脏层腹膜），和（或）直接侵犯肝，和（或）侵犯邻近组织器官，如胃、十二指肠、结肠、胰腺、大网膜和肝外胆管；

T_4—肿瘤侵犯门静脉主干或肝动脉或侵犯 2 个或多个肝外组织器官。

N—区域淋巴结

N_x—淋巴结转移无法评估；

N_0—无区域淋巴结转移；

N_1—转移至胆囊管、胆总管、肝动脉和（或）门静脉周围淋巴结；

N_2—转移至主动脉周围、腔静脉周围、肠系膜上动脉和（或）腹腔动脉淋巴结。

M—远处转移

M_x—无法评估远处转移；

M_0—无远处转移；

M_1—有远处转移。

2. 临床分期

分期	T	N	M
0 期	T_{is}	N_0	M_0
Ⅰ 期	T_1	N_0	M_0
Ⅱ 期	T_2	N_0	M_0
ⅢA 期	T_3	N_0	M_0
ⅢB 期	$T_{1\sim3}$	N_1	M_0
ⅣA 期	T_4	$N_{0\sim1}$	M_0
ⅣB 期	任何 T	N_2	M_0
	任何 T	任何 N	M_1

(四) 治疗原则和综合治疗

原发肿瘤局限在黏膜或肌层（T_1），常规胆囊切除后，大部分患者可治愈。对于局限期（Ⅰ~Ⅱ期）胆囊癌，主要对应于Ⅰ期患者，局限于黏膜层的无症状胆囊癌接受手术切除的根治率>80%，因此，对于Ⅰ期胆囊癌行常规胆囊切除术即可。

进展期胆囊癌包括Ⅲ~Ⅳ期，除了$T_1N_1M_0$或$T_2N_2M_0$外，其他患者都不可切除。主要治疗是减轻痛苦的姑息对症治疗。有黄疸的Ⅲ或Ⅳ期患者，术前应予经皮肝穿刺胆汁引流，减轻胆道梗阻。临床上未发现而经病理证实局限在黏膜内的胆囊癌，治愈率达80%，一旦穿透肌层或浆膜层，治愈率仅为5%。

Tsukada等报道111例外科治疗胆囊癌。外科手术包括胆囊切除术后、肝脏楔形切除术、肝外胆管切除术、区域淋巴结（N_1和N_2）清扫术。T_2~T_4淋巴结阴性患者的5年生存率为42.5%，T_2~T_4淋巴结阳性患者的5年生存率为31%。解除胆道梗阻可以缓解症状，因此姑息治疗主要包括：行胆管引流术或内镜下支架置入来缓解胆道梗阻等。早期病例T_1、T_2行单纯胆囊切除术或扩大胆囊切除术，中期T_3行扩大胆囊切除术加系统淋巴结清扫术。晚期病例T_4行联合脏器切除术（患者条件许可时）、姑息性切除术、减瘤术，可做胆管黄疸引流术。术后可行放疗和（或）化疗。无手术指征或已有远处转移者可行放疗和化疗。

(五) 肿瘤内科治疗

有证据显示化疗可以延长晚期胆囊癌患者的生存期。目前用于胆囊癌的化疗药物有氟尿嘧啶、顺铂、奥沙利铂和吉西他滨等。氟尿嘧啶在吉西他滨出现前是胆囊癌化疗中最常用的药物，其单药或联合方案的有效率为0~36%，中位生存期为0~6个月，Glimelius的Ⅱ期临床试验发现在氟尿嘧啶联合甲酰四氢叶酸钙（LV）加或不加依托泊苷（VP-16）的中位生存期明显高于最佳支持治疗组（6.5个月 vs 2.5个月）。Scheitauer等对各种不同剂量吉西他滨的Ⅱ期临床试验显示，有效率为8%~6%，中位生存期为6.5~11.5个月。其他4项吉西他滨联合氟尿嘧啶的Ⅱ期临床试验，有效率9.5%~33%，无进展生存期为3.8~6.8个月，总生存期为6.8~10.3个月。吉西他滨联合顺铂方案进行了Ⅱ期临床试验，有效率为30%~48%，生存期为7~13个月。

(六) 化疗方案

1. HELF（羟基喜树碱）联合干扰素方案

HCPT 6 mg/m² 静脉滴注，每日1次，第1~5天；

VP-16 60 mg/m² 静脉滴注，每日 1 次，第 1~5 天；

CF 200 mg/m² 静脉滴注 2 小时，每日 1 次，第 1~5 天；

5-FU 500 mg/m² 静脉滴注，每日 1 次，第 1~5 天；

28 天为 1 周期。

干扰素 α-2b 300 万 U 肌内注射，隔日 1 次，连用 3 个月以上。

2. GF 方案

GEM 1 000 mg/m² 静脉滴注，第 1、8 天；

5-FU 500 mg/m² 静脉滴注，第 1 天；

21 天为 1 周期，3 周期为 1 个疗程。

疗效：总有效率为 19%~33%，中位总生存期为 6.8~10.3 个月，中位无进展生存期为 3.8~6.8 个月。

3. OX/Cape 方案

卡培他滨 1 250 mg/m² 口服，每日 1 次，第 1~14 天；

L-OHP 100 mg/m² 静脉滴注，第 1 天；

14 天为 1 周期，3 周期为 1 个疗程。

疗效：总有效率为 23%，其中稳定为 58%。

4. GFL 方案

GEM 1 000 mg/m² 静脉滴注，第 1、8、15 天；

CF 120 mg/m² 静脉滴注，每日 1 次，第 1~5 天；

5-FU 350 mg/m² 静脉滴注，每日 1 次，第 1~5 天；

28 天为 1 周期，3 周期为 1 个疗程。

5. OGFL 方案

GEM 1 000 mg/m² 静脉滴注，第 1、8、15 天；

OXA 130 mg/m² 静脉滴注，第 2 天；

CF 120 mg/m² 静脉滴注，每日 1 次，第 1~5 天；

5-FU 350 mg/m² 静脉滴注，每日 1 次，第 1~5 天；

28 天为 1 周期，3 周期为 1 个疗程。

二、胆管癌

（一）概述

胆管癌是指发生在肝内、肝外胆管从肝门部一直到胆总管末端的恶性肿瘤。根据发病部位不同，胆管癌主要分为肝内胆管癌和肝外胆管癌两大类。其中，肝外胆管癌又可细分为肝门部胆管癌和远端胆管癌。

胆管癌的确切原因尚不完全清楚，但已确定一些风险因素可能增加患病概率。这些风险因素包括：

1. 年龄　大多数胆管癌患者年龄在 50 岁以上。
2. 特定的病理病态　如原发性胆汁性肝硬化、肝内胆管炎等。
3. 环境或职业危害　长期暴露在特定的环境或职业危害中可能增加患病风险。
4. 其他因素　胆管结石、华支睾吸虫感染、先天性胆管囊性扩张症、原发性硬化性胆管炎等也可能与胆管癌的发病有关。

（二）病理分类

胆管癌：大多为腺癌，少数为未分化癌和乳头状癌。鳞癌、类癌和肉瘤等少见。大体形态分为浸润型、结节型或硬化型和息肉型。

（三）分期

1. TNM 分期

T—原发肿瘤

T_x—原发肿瘤不能确定；

T_0—未发现原发肿瘤；

T_{is}—原位癌；

T_1—肿瘤局限于胆管；

T_2—肿瘤侵犯胆管壁；

T_3—肿瘤侵犯肝脏、胰腺、胆囊、和（或）门静脉分支、或肝动脉的一侧分支（左或右）；

T_4—肿瘤侵犯以下任何结构：门静脉主干或其双侧分支，肝总动脉或其他邻近组织，如结肠、胃、十二指肠或腹壁。

N—区域淋巴结

N_x—区域淋巴结转移不能确定；

N_0—无区域淋巴结转移；

N_1—有区域淋巴结转移。

M—远处转移

M_x—远处转移不能评估；

M_0—无远处转移；

M_1—有远处转移。

2. 临床分期

分期	T	N	M
0 期	T_{is}	N_0	M_0
ⅠA 期	T_1	N_0	M_0
ⅠB 期	T_2	N_0	M_0
ⅡA 期	T_3	N_0	M_0
ⅡB 期	$T_{1\sim3}$	N_1	M_0
Ⅲ 期	T_4	任何 N	M_0
Ⅳ 期	任何 T	任何 N	M_1

（四）治疗原则和综合治疗

由于胆管癌生长缓慢和隐蔽，多数患者的肿瘤发生在肝管汇合处，手术时癌肿常已浸润周围组织，故手术切除率很低，不足 20%。

Ⅰ期行肿瘤局部切除手术。Ⅱ期患者做肿瘤局部切除，或附加肝门区或肝方叶切除。Ⅲ期做肿瘤局部切除，或行相应的左半肝或右半肝切除。Ⅳ期可做肿瘤局部姑息性切除手术。如不能切除，也可采用胆肠内引流术（肝内胆管与空肠吻合术）或外引流术或术中做插管至梗阻近端扩张的胆管内，以引流黄疸，减轻肝损害和患者难以忍受的瘙痒，为进一步化疗及放疗创造条件。晚期病例可做放疗和（或）化疗；保肝、支持治疗也有作用。根治性剂量照射放疗对晚期胆管癌有一定的效果，可延长晚期胆管癌患者的生存期，但缺少大型随机临床试验证实。可手术的胆囊癌可于术中经胃网膜动脉插管至肝动脉留置药物泵导管，皮下埋泵，术后经药物泵给化疗药，常用的有氟尿嘧啶单用或联合丝裂霉素、吉西他滨和铂类药物以及干扰素。

（五）肿瘤内科治疗和化疗方案

参见胆囊癌。

（王建静）

第四节 胰腺癌

一、概述

胰腺癌发病率占恶性肿瘤的1%~2%。在世界范围内，近年来有明显增加趋势，据美国统计资料，胰腺癌占恶性肿瘤死亡的第4位。在我国，该肿瘤的发病率原来很低，但近年来在逐年增多，据上海、天津统计，胰腺癌死亡率在15年前占第10位，而近年来升到第5位。其病因不明，与高脂肪饮食、吸烟、饮酒、胰腺炎、糖尿病等有关。胰腺癌的特点为病程短、进展快、死亡率高，中位生存期为6个月左右。

二、病理分类

按部位分为：①胰头癌，占胰腺癌的2/3。②胰体、胰尾部，占胰腺癌的1/4。③全胰腺，占胰腺癌的1/20。

组织学分类：①导管细胞癌，占90%（包括黏液癌、印戒细胞癌、腺鳞癌、未分化癌、混合性导管内分泌癌）。②破骨细胞样巨细胞癌、黏液性囊腺癌、浆液性囊腺癌、导管内乳头状癌。③其他，如胰母细胞瘤、实性假乳头癌、多形性腺癌、纤毛细胞腺癌、黏液表皮样癌、鳞癌、鳞腺癌、乳头状囊腺癌等均较少见。

三、分期

1. TNM 分期

T—原发肿瘤

T_x—原发肿瘤无法评价；

T_0—没有原发肿瘤证据；

T_{is}—原位癌；

T_1—肿瘤局限于胰腺，最大径≤2 cm；

T_2—肿瘤局限于胰腺，最大径>2 cm；

T_3—肿瘤侵犯胰腺之外，但未累及腹腔干或肠系膜上动脉；

T_4—肿瘤累及腹腔干或肠系膜上动脉（原发肿瘤无法切除）。

N—区域淋巴结

N_x—淋巴结转移无法评价；

N_0—无淋巴结转移；

N_1—有淋巴结转移。

M—远处转移

M_x—远处转移无法评价；

M_0—无远处转移；

M_1—有远处转移。

2. 临床分期

期别	T	N	M
0 期	T_{is}	N_0	M_0
ⅠA 期	T_1	N_0	M_0
ⅠB 期	T_2	N_0	M_0
ⅡA 期	T_3	N_0	M_0
ⅡB 期	$T_{1\sim3}$	N_1	M_0
Ⅲ 期	T_4	任何 N	M_0
Ⅳ 期	任何 T	任何 N	M_1

四、治疗原则

胰腺癌的首选治疗方法为手术切除，但因多数不能早期发现而切除率低，为 5%~15%，据报道胰腺癌根治术后 5 年生存率在 2.3%~15.8%，平均为 3.4%，国内报道根治术后平均生存 17.6 个月。胰腺癌属对放疗不敏感肿瘤，但由于局限晚期病例约占 40%，可进行局部放疗，治疗后有 30%~50% 可缓解疼痛，可一定程度抑制肿瘤发展。

1. 病变局限 经检查可以手术者，尽量争取开腹探查，行根治术，必要时予术前化疗、放疗，术中放疗，术后辅助化疗，包括介入治疗和（或）放疗。经探查不能切除者，可行姑息手术（如胆管减压引流或胃空肠吻合术等），以缓解黄疸、梗阻等症状，或行术后放疗、化疗等综合治疗。

2. 病变虽局限，但已不能行探查术者，则采用放疗及化疗等药物综合治疗。病变广泛，以化疗、中药、生物反应调节剂等药物治疗为主，必要时局部放疗。

3. 晚期，已有远处转移 可行化疗及局部放疗，减症治疗。一般情况差的，则不宜化疗，可予支持、对症治疗，止痛和补充营养。

五、综合治疗

尽管胰腺癌切除率低，放、化疗不敏感，但适时地使用手术、放疗、化疗、生物反应调节剂、激素等综合治疗，包括术前放化疗、术中放疗、术后放化疗、局部晚期患者的姑息性手术和（或）放、化疗及其他药物治疗等，据文献报道，可取得比单一治疗手段更优的效果，且有可能延长生存期。

一些化疗药物可增加放射线的敏感性，其中以 5-FU 及其衍生物 FT-207、UFT 等较为常用，因此，对不能切除的局限晚期的胰腺癌，用 5-FU 等药联合放疗，可取得较满意的效果。如常用的放疗联合 5-FU 的综合治疗方案，放疗 40~60 Gy/4~6 周，5-FU 300 mg/m^2，或 500 mg/次静脉滴注，每周 2 次，共 6 周，或用 FT-207 200~300 mg 口服，每日 3 次，共 6 周，或用 UFT 2~4 片口服，每日 3 次，共 6

周，代替 5-FU。

六、肿瘤内科治疗

（一）单药化疗

胰腺癌对化疗不甚敏感，不少药物的近期疗效低于 10%，较有效的药物有 5-FU、MMC、EPI、IFO 等。近年来，有报道使用 IL-2、干扰素等生物反应调节剂和新药多西他赛治疗少数胰腺癌病例，见到个别肿瘤缩小。也有报道采用介入性治疗胰腺癌，提高了局部药物浓度，减轻全身不良反应，获得一定疗效，目前国外正在进行深入临床研究。近年吉西他滨的使用提高了晚期胰腺癌的生存率。过去用 5-FU 的 1 年生存率仅为 2%，在改用吉西他滨后提高为 18%，且改善了生活质量。有报道用卢比替康有一定疗效。

（二）联合化疗

采用联合化疗治疗胰腺癌，其近期疗效比单一化疗药治疗的疗效高，但对生存期的延长不理想，比较有效的方案包括 SMF（STT、MMC、5-FU）和 FAM（5-FU、ADM、MMC）等。

Mustacchi G 等采用 GEM 联合放疗的方法治疗局部晚期或复发性胰腺癌，可评价病例 14 例，诱导化疗：GEM 1 000 mg/m² 静脉滴注，第 1、8 天，28 天为 1 周期，用 2 周期；放疗 1.8 Gy/d，每周 5 天，总量 45~55.8 Gy，与放疗同时予 GEM 500 mg/m² 静脉滴注，每周 1 次，用 5~6 周；放疗结束后，再给足量 GEM 2 周期（门诊治疗）。结果为 CR 1 例，PR 4 例，有效率为 35.7%，中位总生存时间为 17.3 个月，1 年生存率为 60%，2 年生存率为 25%，认为此种放化疗并用 GEM 诱导和强化化疗，取得良好的有效率、1 年生存率和 2 年生存率。

Alwarez-Gallego R 等研究白蛋白结合型紫杉醇与吉西他滨（健择）治疗可切除胰腺癌的抗肿瘤活性，术前行健择（1 000 mg/m²，第 1、8、15 天+白蛋白结合型紫杉醇 125 mg/m²，第 1、8、15 天）2 周期，结果显示与 10 例未接受或接受传统放化疗的患者相比，新辅助方案减少了成肌纤维细胞含量，增加了血管密度和变形的胶原纤维，显示出实质性意义的病理学缓解率和 R0 切除率。最近报道的由欧美学者所主导的 MPACT 研究，是将白蛋白紫杉醇联合吉西他滨的联合化疗方案与吉西他滨单药化疗进行对比。结果表明，联合化疗方案显著延长 OS 为 1.8 个月。此外，ORR、PFS 的延长也有统计学意义。同时这种联合方案的安全性较好，可以让更多的患者获益。从研究数据上看，不管体力状态、年龄、基线条件等如何，绝大多数患者均能有生存获益。MPACT 研究结果的公布证实白蛋白结合型紫杉醇联合吉西他滨这一新型联合化疗方案的有效性。

Conroy T 等比较转移性胰腺癌患者一线治疗采用 FOLFIRINOX（奥沙利铂+依立替康+氟尿嘧啶+亚叶酸）与吉西他滨方案治疗的疗效和安全性。342 例 ECOG 评分在 0 或 1 的患者接受 FOLFIRINOX 或吉西他滨治疗，观察总生存期。结果显示，FOL-FIRINOX 组中位总生存期较吉西他滨组有所延长（11.1 个月 vs 6.8 个月），平均无进展生存期也延长，客观有效率分别为 31.6% 和 9.4%。FOLFIRINOX 组出现发热性中性粒细胞减少 5.4%，但 6 个月观察显示 FOLFIRI-NOX 组与吉西他滨组相比，生活质量退化者较少。因此，与吉西他滨相比，FOLFIRINOX 方案显示出生存优势和较高的毒性，它可以作为转移性胰腺癌体能较好患者的一种治疗选择。Conroy T 等同样对比两种治疗方案的疗效，也显示 FOLFIRINOX 较吉西他滨显示出更长的 OS、PFS 和客观缓解率。

(三) 分子靶向药物治疗

西妥昔单抗（C225）与 GEM 联合治疗：Xiong HQ 等进行 II 期临床试验，选择以往未经化疗和 ECFR 表达的局部晚期或转移性胰腺癌，入组 41 例。C225 初次剂量为 400 mg/m²，静脉滴注 2 小时，以后 250 mg/m²，静脉滴注 1 小时，每周 1 次，用 7 周；GEM 1 000 mg/m²，每周 1 次，用 7 周，休息 1 周。以后周期用药，C225 每周 1 次，GEM 每周 1 次，均用药 3 周，休息 1 周，4 周重复。疗效：PR 5 例（12.2%），SD 26 例（63.4%），中位疾病进展时间为 3.8 个月，中位总生存时间为 7.1 个月，1 年无进展生存率为 12%，总生存率为 31.7%。3、4 度不良反应有中性粒细胞减少（占 39.0%）、乏力（占 22.0%）、腹痛（占 22.0%）、血小板减少（占 17.1%）。研究表明 C225 与 GEM 合用对晚期胰腺癌有一定疗效。Siu LL 等进行的 I 期临床试验，用索拉非尼治疗胰腺癌 23 例，结果 13 例（56.5%）稳定，两药合用耐受性良好。

七、化疗方案

1. GFL 方案　首选方案。

GEM 1 000 mg/m² 静脉滴注 30 分钟，第 1、8、15 天；

CF 200 mg/m² 静脉滴注 2 小时，每日 1 次，第 2~6 天；

5-FU 350 mg/m² 静脉滴注，每日 1 次，第 2~6 天；

4 周为 1 周期，3~4 周期为 1 个疗程。

2. GFL 6 周方案　首选方案。

GEM 1 000 mg/m² 静脉滴注，第 1、8、15、22 天；

CF 200 mg/m² 静脉滴注 2 小时，第 1、8、15、22 天；

5-FU 750 mg/m² 静脉滴注 24h/d，第 1、8、15、22 天；

6~8 周为 1 周期。

3. GP 方案

GEM 1 000 mg/m² 静脉滴注 30 分钟，第 1、8、15 天；

DDP 50 mg/m² 静脉滴注，每日 1 次，第 4~6 天（正规水化、利尿）；

28 天为 1 周期。

GEM 与 DDP 联用，能获得中位缓解期 7.8 个月，中位生存期为 8.3 个月，中位肿瘤进展时间为 5.4 个月，有报道 1 年生存率提高为 28%，认为 GEM 与 DDP 联合应用有协同作用。此方案的耐受性良好，疗效优于 GEM 单药。

4. GEMOX 方案　治疗晚期胰腺癌有效而耐受性良好的化疗方案。

GEM 1 000 mg/m² 静脉滴注（先），第 1、8 天；

OXA 100 mg/m² 静脉滴注 2 小时（后），第 1 天；

3 周为 1 周期，用 6 周期。

Louvet C 等报道治疗 64 例，其中局部晚期 32 例，转移性 32 例，1 例无可测量病变，可评价病例 63 例。结果为 PR 18 例，SD 28 例，PD 17 例，有效率为 28.6%（18/63），中位无进展时间为 21 周，6 个月生存率为 71%，其中局部晚期病例的有效率为 25.8%，中位进展时间为 28 周，6 个月生存率为 79%；转移性病例的有效率为 31.2%，中位进展时间为 18 周，6 个月生存率为 62%。

5. GEM+CPT-11 方案

GEM 1 000 mg/m² 静脉滴注（先），第 1、8 天；

伊立替康 100 mg/m² 静脉滴注 2 小时（后），第 1、8 天；

28 天为 1 周期，3~4 周期为 1 个疗程。

疗效：有效率为 16.1%，中位生存期为 6.3 个月，中位肿瘤进展时间为 3.4 个月，1 年生存率为 21%。

（李志慧）

第五节　膀胱癌

一、概述

膀胱癌是泌尿系统常见肿瘤之一，就全球而言，其发病率居所有肿瘤的第 9 位，死亡率居所有肿瘤的第 13 位。据统计，2012 年膀胱癌全球新发病例 429 793 例，死亡 165 084 例。在美国，2016 年新发病例 76 960 例，死亡 16 390 例。根据美国 SEER 数据库统计，膀胱癌的 5 年总生存率为 77.3%。

（一）年龄

各年龄段人群均可发生膀胱癌，但通常以中老年人群为主，且随着年龄增加，发病率也逐渐增加。根据 2010—2014 年美国 SEER 数据库统计，膀胱癌确诊时的中位年龄为 73 岁，其中 45~54 岁占患者总数的 6.3%，55~64 岁占 18.5%，65~74 岁占 29.2%，75~84 岁占 29.3%，超过 84 岁占 14.9%。死亡率也随着年龄增加而增加，总体而言，患者中位死亡年龄为 79 岁，其中 45~54 岁死亡患者占总数的 3.6%，55~64 岁占 11.7%，65~74 岁占 21.5%，75~84 岁占 32.6%，超过 84 岁占 29.9%。

（二）性别与种族

男性膀胱癌的发病率约为女性的 3 倍。据统计，年龄矫正后，在美国所有种族中男性的发病率为 34.9/10 万，女性为 8.4/10 万。1985 年与 2005 年相比，美国膀胱癌病例数增加 50%，其中男性患者比女性患者增加 25%。男性膀胱癌患病人数明显多于女性患病人数这一现象令人诧异，因为现代社会女性外出工作的机会与男性相当，暴露于致癌环境（如吸烟）的机会与男性相比基本相似。目前认为遗传因素、激素和解剖因素（如男性前列腺增生易发生尿潴留）也许可以解释这一现象。

在死亡率上，在美国 2010—2014 年间，男性膀胱癌平均死亡人数为 7.6/10 万，女性为 2.2/10 万。但在 5 年生存率上，男性却高于女性。在中国，同样的男性发病与死亡人数要高于女性。2015 年新发病例中，男性有 62 100 例，女性有 18 400 例；死亡病例中，男性有 25 100 例，女性有 7 800 例。

种族方面，美国白种人男性膀胱癌发病率大致是黑种人的 2 倍，白种人女性发病率是黑种人女性的 1.5 倍。2010—2014 年美国白种人男性平均发病率大约为 38.1/10 万，白种人女性为 9.1/10 万，黑种人男性为 21/10 万，黑种人女性为 6.8/10 万；亚裔男性为 15.2/10 万，亚裔女性为 3.9/10 万；西班牙裔男性为 19.3/10 万，西班牙裔女性为 4.9/10 万。可见白种人患本病比例最高。但有证据表明白种人患者主要患非浸润性癌，而黑种人患浸润性癌的比例更高。

2010—2014 年美国白种人膀胱癌死亡率大约是 8.2/10 万，白种人女性为 2.2/10 万，黑种人男性为 5.4/10 万，黑种人女性为 2.5/10 万；亚裔男性为 2.9/10 万，亚裔女性为 0.9/10 万；西班牙裔男性为

3.9/10万，西班牙裔女性为1.2/10万。可见黑种人患病率低于白种人，但两者死亡率却没有很大差别，说明黑种人膀胱癌患者生存率要低于白种人。其中的原因可能是黑种人诊断为膀胱癌局限于膀胱内的比例（男65.6%，女56.4%）要低于白种人（男75.7%，女74.3%），同时黑种人常无法获得理想的治疗。另外，在黑种人人群中非尿路上皮癌（如鳞癌、腺癌）的比例也更高，这些病理类型预后较差，这也可以部分解释这一生存差别的现象。而另一方面，西班牙裔的美国人生存率要高于白种人，这可能与他们吸烟率较低有关。

（三）国家和地理差异

1. 欧洲　就全球而言，欧洲膀胱癌的发病率是最高的，男性患者最多的地区是欧洲南部地区如西班牙（36.7/10万）、意大利（33.2/10万）。北欧和西欧男性患者人数也不少，如丹麦27.4/10万，瑞士26.2/10万。欧洲中部、东部国家男性患者相对较少，如波兰20.2/10万。自从20世纪50年代以来，西欧、北欧地区男性患者逐渐减少，欧洲南部、中部、东部地区的男性患者则在增加。

相应地，欧洲男性患者死亡率也是最高的，尤其是东部（波兰8.4/10万）、南部（西班牙8.2/10万）。但随着发病率的增高，患者死亡率却在下降。

对于女性患者，丹麦（8.4/10万）、挪威（6.4/10万）和瑞士（6.3/10万）的发病率最高。自从20世纪50年代以来，欧洲南部、中部、东部的患者在逐年增加。相比而言，北欧的女性患者人数有轻度下降。

丹麦女性患者死亡率最高（2.3/10万），但以每年2.3%的速度下降。整体而言，欧洲其他国家女性患者死亡率都呈下降趋势。

2. 北美　美国数据已在上文中提及。该病在加拿大的发病率与死亡率均低于美国。

3. 亚洲　亚洲地区膀胱癌的分布呈现两种模式：中亚、东亚地区发病率和死亡率相对较低，而西亚地区发病率和死亡率相对较高。中亚和东亚地区，日本男性发病率（9.6/10万）最高，其次是韩国（9.4/10万）。在西亚国家中土耳其（26.4/10万）和以色列（25.1/10万）男性发病率最高。西亚国家中，以色列女性患病率最高，为4.5/10万，几乎是中亚和东亚国家女性患病人数的2倍。同时膀胱癌死亡率也在以色列最高。从发病和死亡趋势来看，本病在亚洲所有国家均在缓慢下降。

4. 美洲中部、南部和加勒比海地区　这一地区发病率较低，除了个别地区如乌拉圭（15.8/10万）、智利（17.6/10万）。总体而言，这一地区国家发病率从1993年以来保持稳定，除了厄瓜多尔女性患病以每年4.5%的速度在增长。但相对全球其他地区而言，该地区的死亡率尚属较低。古巴和巴西近年来膀胱癌发病率呈稍有增长趋势。

5. 非洲　就全球而言，非洲的膀胱癌发病率是最低的，除了埃及男性（19/10万）和马拉维女性（9.2/10万）。在埃及，男性膀胱癌患者死亡率也相对较高（5.6/10万），但近年来逐渐下降。

6. 大洋洲　澳大利亚和新西兰的患病率与亚洲发达国家相当，但低于欧洲和北美地区。死亡率与美国相当，尤其是男性。从1990年以来，发病率和死亡率每年下降2%左右。其中新西兰下降速度最快，男性每年下降7.2%，女性每年下降6.2%。

二、病因和危险因素

（一）膀胱癌相关的癌基因和抑癌基因

从小鼠模型和患者病理标本来源的病理及临床信息显示，膀胱癌的发生借助于两条通路，分别发展为乳头状非肌层浸润性膀胱癌（NMIBC）和非乳头状肌层浸润性膀胱癌（MIBC）。在小鼠模型中发现，低表达的 H-ras 突变会导致扁平状或乳头状尿路上皮增生性病变，而高表达的 H-ras 突变则会导致非肌层浸润性膀胱癌的发生。与此相似，在人体扁平状或乳头状尿路上皮增生性病变正是非肌层浸润性尿路上皮癌的癌前病变，因此 H-ras 突变在 NMIBC 发生中起到重要作用。另外，9 号染色体缺失、FCFR 点突变也是 NMIBC 和癌前病变中常见的基因改变。同一患者 NMIBC 肿瘤组织和癌前病变组织往往会存在相同的改变，说明癌前病变和肿瘤组织存在克隆关系，两者是个渐变过程。

相比之下，MIBC 的发生需要一种或多种抑癌基因失活，包括 *Tp53*、*Rb1* 和 *PTEN*。小鼠模型中这类肿瘤是由扁平尿路上皮不典型增生和原位癌发展而来。在人体中，大宗报道显示尿路上皮不典型增生和原位癌有更高的风险发生 MIBC，并且这两种病灶与高级别和侵袭性膀胱肿瘤特性相似。*TP53* 突变及稳定的 *TP53* 表达可以促进细胞增殖。另外 *CK20* 和 *HER-2*（或者也称为 *ErbB2*）上调，*PTEN* 下调伴随 *PI3K* 通路的上调也表现出了相同的特性。

（二）吸烟

吸烟是膀胱癌最主要的致病因素。吸烟人群罹患膀胱癌的概率是非吸烟人群的 2~5 倍。戒烟后膀胱癌的患病率会下降，但是相对于从来不吸烟的人群，其概率还是有所升高。美国国立卫生研究院随访了 281 394 位男性和 186 134 位女性，研究吸烟状况对健康的影响。在历时 10 年的随访期间，3 896 位男性（1.38%）和 627 位女性（0.34%）被诊断为膀胱癌。男性中，吸烟人群患病率是非吸烟人群的 3.89 倍，是既往吸烟但戒烟人群的 2.14 倍。女性中，吸烟人群患病率是非吸烟人群的 4.65 倍，是既往吸烟但戒烟人群的 2.52 倍。同时吸烟量及烟龄也与膀胱癌风险呈正相关。然而，对于每天抽烟支数少于 10 支的烟民，在戒烟超过 10 年后，其膀胱癌患病率仍高于从来不吸烟的人群。

烟草的各种化学成分中，多环芳香烃、4-氨基联苯和不饱和醛被证实是膀胱癌的致癌因素。一些特定的代谢酶，如 N-乙酰转移酶 2（NAT_2）、谷胱甘肽 S-转移酶 MI（GSTM1），它们结构和功能的个体差异会影响致癌因素对机体的作用，从而影响膀胱癌的患病概率。而基于 7 项研究的 Meta 分析显示，二手烟不增加膀胱癌患病风险。

（三）职业暴露

职业环境中致癌物质的暴露也会增加膀胱癌患病风险。工业生产中使用的 β-萘胺、联苯胺和 4-ABF 被证实是化学致癌物。根据研究显示，染料加工、石油产品和橡胶生产的工厂工人患膀胱癌的概率最高。电加工和化学处理厂工人患膀胱癌的死亡率最高。

随着城市化的进程，许多工厂已经由发达地区转移到欠发达地区，潜在地增加了欠发达地区工人的患病率。尽管如此，只有<8% 的膀胱癌患者是因暴露于工业致癌因素所致。

（四）其他危险因素

除了吸烟和职业暴露外，一些环境因素与膀胱癌的关系也有所研究。据报道，在城市人口中，蔬菜、水果摄入少的人群，罹患膀胱癌的危险性亦高。另外，一些证据表明，乙醇摄入会轻微地增加膀胱癌的风险，但流行病学调查却显示，这一因素与其他因素有混杂。男性患代谢综合征可能会增加膀胱癌风险，但是两者之间，包括其对膀胱癌预后并没有建立直接联系。摄入被砷污染的水和食物可以解释一些地区膀胱癌高发的原因，如砷污染与阿根廷、智利和孟加拉国膀胱癌发生相关。空气污染也会诱发膀胱癌，柴油、汽油废气、室内空气污染等，都是膀胱癌的危险因素。另外，盆腔接受治疗性照射和感染（如中东地区血吸虫感染、长期留置导尿所致导管源性感染）引起的慢性炎症也会诱发膀胱癌，但病理类型往往并不是尿路上皮癌，鳞癌比例更大，并且往往确诊时分期更晚，预后也更差。

另外有研究表明，失业、躯体生病的天数、暴露于臭氧污染的天数、使用井水、受雇于小型工业企业等因素都会增加膀胱癌死亡率。

（五）遗传易感性和遗传性膀胱癌

家族性膀胱癌是很少见的。据报道，膀胱癌患者其下一代一级亲属患膀胱癌的概率约为5.1%。鉴别膀胱癌的家族亚型有助于发现膀胱癌发生的分子基础。但事实是，鉴别膀胱癌的家族亚型并不可行，因为并没有充分的数据支持。

一项包括754 165位父母辈和112 216位子女辈的癌症患者的研究发现2 987例膀胱癌患者在子女辈中发生。根据膀胱癌在家族中发生的情况，他们得出的结论是有家族史的人膀胱癌发病率会上升，其标化发生比为1.75，而同胞间有膀胱癌发生的，该比例上升到2.02。

有关家族性尿路上皮癌最详尽的一项研究来自荷兰。这是一项病例对照研究，研究者汇集了1 193例新近诊断为膀胱癌的患者，并将其中853例患者的配偶作为对照组。研究者们进一步收集研究组和对照组家族中膀胱癌患病情况，最终显示研究组中8%的患者存在家族史，而对照组中这个比例只有4%。作者得出结论，膀胱癌具有家族聚集性，一级亲属患有膀胱癌会使患病率比正常人群增加1.8倍。

美国一项基于人群的研究纳入了2 982例膀胱癌患者和5 782例对照组，该研究主要是针对环境因素，但也对家族史进行了调查。研究显示，有尿路上皮癌家族史的人群患膀胱癌可能性明显提高，相对危险度为1.45，而且45岁以下人群患病率更高。暴露于可疑的环境因素、吸烟的人群及有膀胱癌家族史者，其膀胱癌发病率会大幅提高。其中每天抽2~3包烟的人群，患病相对危险度可达10.7。

有作者分析了9项病例对照研究、4项队列研究。虽然这些研究在样本量、研究分析方法、入排标准和诊断标准方面都不尽相同，但结论却很相似。有家族史的人群患膀胱癌的危险度为1.2~6.1。

膀胱癌的家族聚集性还存有争议，但大多数证据都提示其有遗传易感性。这些遗传因素所致的膀胱癌发生率并不高，但有很高的外显率（仍低于其他肿瘤）。目前还需要一些高通量的全基因组研究来揭示其遗传特性。

三、病理学和生物学特点

（一）正常膀胱上皮

正常的尿路上皮由2~3层排列疏松的细胞及6~7层排列紧密的细胞构成，包括伞状细胞（构成浅表层）、中间层细胞（构成中间层）和基底细胞（与基底膜相连接）。

伞状细胞为胞质嗜酸性的椭圆形细胞，它们相连并排列为一单排，构成正常尿路上皮最表浅的一层。它们之所以被称为伞状细胞，是因为当膀胱膨胀时，伞状细胞可以伸展覆盖下面一层的数个细胞。由于在高级别尿路上皮癌中这部分细胞经常缺如，因此它们的存在往往意味着为非癌病变或低级别病变。中间层细胞多为立方形或圆柱形，它们细胞边界清晰，核膜光滑并含有颗粒状染色质。基底细胞为单层立方形细胞，其与基底膜相连，构成尿路上皮的基底层。

（二）上皮增生和化生

正常尿路上皮的良性增生与化生相当常见，为诊断带来挑战。尿路上皮增生是指细胞层数、细胞数目的增多而无核或结构的异常。尿路上皮化生是指膀胱内面出现非移行上皮表现。

尿路上皮内陷入固有层或是Von Brunn巢在成人中比较常见，这些巢状结构可能会发生增生或扩张为囊肿（囊性膀胱炎、腺性膀胱炎）。鳞状化生常见于女性膀胱三角处上皮，在不伴有角化时，这种化生常被认为是一种良性病变。在某些情况下，鳞状化生常伴有修复性改变，会导致鳞状结构侵入固有层，这种良性病变被称为假癌性增生。腺状化生外观表现为块状的红色隆起性区域，常伴有炎性改变，易与肿瘤混淆。

在炎症与外部刺激存在的情况下，尿路上皮也会发生细胞学改变。这些改变常表现为细胞核增大、核膜光滑及染色质少，偶尔会表现为细胞核缩小。发生改变的细胞排列往往保持原有极性，并且在基底层可见核分裂象。放疗是这些反应性不典型改变最常见的诱因，并且是膀胱肿瘤的危险因素之一，常会为鉴别诊断造成困难。退变的细胞核、核分裂象的缺失以及固有层炎性反应与血管改变常能为正确诊断放疗引起的不典型改变提供帮助。化疗与卡介苗灌注治疗也被证实与尿路上皮不典型改变有关。其中卡介苗灌注引起的不典型改变以固有层肉芽肿性炎为特征。插管及其他慢性损伤也会引起尿路上皮的鳞状化生或腺状化生，这些都需要与肿瘤谨慎鉴别。

（三）尿路上皮发育异常

尿路上皮不典型增生包括一系列形态学异常，常为鉴别诊断带来挑战。不典型增生是介于正常尿路上皮和原位癌之间的一种病变，其常伴有细胞核的异常，表现为细胞核大而凹陷、核拥挤及染色质着色过深，有丝分裂象少见且局限于基底层。

内翻性乳头状瘤是一种与慢性炎症或梗阻相关的良性增生性病变，主要表现为在正常尿路上皮覆盖下，病变呈叶状分支突向膀胱的纤维肌性间质。此外，内翻性乳头状瘤常伴有囊性膀胱炎及鳞状化生。有研究报道，内翻性乳头状瘤常与上尿路上皮癌或是相同组织来源的肿瘤同时发生。

肾源性假瘤是一种少见的尿路上皮良性病变，它是由损伤、感染或放疗引起的一种尿路上皮的化生，主要表现为组织的水肿及炎症细胞的浸润，但异型细胞核及有丝分裂的激活并不常见。

膀胱黏膜白斑是癌前病变的一种，约20%的患者可能发展为鳞状上皮癌。其特征为出现角化的鳞状化生。

假性肉瘤是一种由下尿路操作或感染引起的反复的梭形细胞增生性病变，常与膀胱平滑肌肉瘤相混淆而导致患者采取不恰当的根治性手术治疗。

（四）尿路上皮癌

尿路上皮癌是最常见的膀胱癌病理类型，约占全部膀胱癌的90%以上。肿瘤直径多为1~2 cm，生长方式多种多样，包括乳头状、无蒂、侵袭性、结节状、混合性和扁平状原位癌。镜下主要表现为细胞极性缺失、细胞从基底层向表层成熟异常、核质比例增大、细胞核大、染色质块及有丝分裂增加。在超过1/3的病例中，尿路上皮癌可出现其他肿瘤类型的形态学改变。同时，超过1/3的尿路上皮癌可出现不同分化，其中2/3表现为鳞状分化。

膀胱癌的分级与膀胱癌的复发和侵袭行为密切相关。对于绝大多数高分化或中分化肿瘤来说都是浅表性的，而低分化肿瘤多为侵袭性。关于膀胱癌分级，目前普遍采用世界卫生组织（WHO）分级法。

此分级法将尿路上皮肿瘤分为低度恶性潜能尿路上皮乳头状瘤（PUNLMP）、低级别和高级别尿路上皮癌。其中PUNLMP为局限于黏膜内的分化良好的肿瘤，虽然进展的风险很小，但不完全属于良性病变，仍有复发可能，而且复发后会有更高的分级和分期。

（五）鳞状细胞癌

鳞状细胞癌主要表现为病变成分为完全鳞状分化。病变的分级主要依据病变分化的程度。分化良好以及中度分化的病变有明确的角化珠形成，其由向心性分布的鳞状细胞珠构成。分化较差的病变可能缺少明确的角化珠，需要根据细胞桥粒及粉红色细胞质进行诊断。近来有研究指出，鳞状细胞癌与尿路上皮癌很大一部分有相同的基因表达失调，这说明两种病理类型可能具有相同的起源。

（六）腺癌和脐尿管癌

在美国，膀胱腺癌占所有原发性膀胱癌的2%。在大多数情况下，膀胱腺癌在发现时肿瘤一般较大，并且不易明确肿瘤来源。腺癌的腺样分化多种多样，包括印戒细胞样、黏液样、透明细胞样等。

脐尿管癌是一种非常罕见的膀胱肿瘤，多为腺癌，但有时也可起源于膀胱外的肿瘤。脐尿管癌多位于正常尿路上皮覆盖下的膀胱壁，一般与相邻的膀胱上皮细胞间有明显的界线。

（七）膀胱癌的扩散和转移

膀胱癌的扩散及转移途径主要包括淋巴转移、血行转移、种植转移等。约5%分化良好至中分化的浅表性乳头状癌及20%的高级别浅表性癌的患者最终会发生淋巴结及血行转移。淋巴结转移是膀胱癌最早、最常见的转移途径。闭孔淋巴结是最常见的转移部位，约占盆腔淋巴结转移的74%，其次为髂外、骶前髂总和膀胱周围淋巴结。晚期患者常发生血行转移，最常见转移部位为肝脏，占38%，其次为肺、骨、肾上腺与小肠。膀胱癌的种植转移常发生在术中，是术后发生切口和尿道残端复发的主要原因之一。

四、诊断和鉴别诊断

（一）临床表现和症状

血尿是膀胱癌最常见的临床症状，尤其是无痛性全程间歇性肉眼血尿。血尿出现的时间及量与肿瘤的大小、分期、数目、形态等并不完全一致。血尿主要分为肉眼血尿（占膀胱癌的17%~18.9%）和镜下血尿（占4.8%~6%）。另一常见的症状是膀胱刺激征，即尿频、尿急、尿痛，这类情况常与浸润性膀胱癌或者弥漫性原位癌相关。其他症状包括肿瘤阻塞输尿管所致的腰部不适、下肢水肿等。部分患者在就诊时已出现体重减轻、肾功能不全、腹痛或骨痛等晚期表现。

体格检查扪及盆腔包块是局部进展性膀胱癌的证据，其他体检内容还包括经直肠、经阴道指检等。需要注意的是，体格检查在Ta-1期膀胱癌中的诊断价值有限。

（二）细胞学检查

尿细胞学检查是膀胱癌诊断和术后随访的主要手段之一。尿细胞学筛选膀胱癌的灵敏性和特异性分别为13%~75%和85%~100%。该检查的灵敏性与细胞恶性分级密切相关，分级低的膀胱癌其诊断的灵敏性较低，一方面由于肿瘤细胞分化较好，其特征与正常细胞相似，很难鉴别；另一方面由于癌细胞之间粘连相对紧密，没有足够多的癌细胞脱落至尿中而被检测到，所以尿细胞学阴性并不能排除膀胱癌的存在。而对于分级高的膀胱癌或者原位癌，尿脱落细胞学检查的灵敏性和特异性均较高。尿细胞学检查结果还受尿标本中癌细胞数量少、细胞的不典型或退行性变、泌尿系统感染、结石、膀胱灌注治疗和检查者的技术差异等因素的影响。对于尿标本的采集，一般是通过自然排尿，也可以通过膀胱冲洗，这样能得到更多的癌细胞，有利于提高诊断率。尿标本应尽量采用新鲜尿液，但晨起第一次尿液由于细胞溶解率高而不适合进行尿细胞学检查。

流式细胞分析技术也可应用于尿细胞学检查，其原理是应用DNA特异性的荧光剂将细胞染色质染色，然后应用计算机自动计算染色体数量。由于肿瘤细胞的增殖分裂旺盛，呈现多倍体的情况。一般来说，二倍体代表低度恶性肿瘤，三至四倍体为高度恶性肿瘤，而四倍体及以上则代表恶性程度更高，预后更差。与尿脱落细胞学检查一样，该技术诊断膀胱癌的灵敏性和特异性也与肿瘤分化程度和分期相关。尿液中白细胞会被染色而干扰结果，利用角蛋白或6-氨基乙酰乙酸等标记肿瘤细胞的特异性荧光染色剂有助于减少干扰，但是流式细胞术分析仍不能在临床上替代细胞病理学检查。

（三）肿瘤标志物检查

美国FDA已经批准用于膀胱癌检测的标志物包括BTAstat、BTAtrak、NMP22、FDP、ImmunoCyt等。国内学者还发现尿液纤连蛋白有助于鉴别肌层浸润性膀胱癌，联合尿液纤连蛋白与尿肌酐比值可用于预测术后肿瘤的残留。其他与膀胱癌相关的标志物还包括端粒酶、存活素、微卫星不稳定性分析、CYFRA21-1和LewisX等，在检测膀胱癌的临床研究中也表现出了较高的灵敏性和特异性。虽然大部分尿液中膀胱癌标记物显示出了较高的灵敏性，但是其特异性却普遍低于尿细胞学检查。

近年来也有检测尿液RNA和DNA标志物的报道，例如RNA标志物luRNA和Cxbladder检出膀胱癌的灵敏性高于细胞病理学和NMP22，尤其对于高级别或者T_1期及以上的膀胱癌的灵敏性和特异性更高。到目前为止，仍然没有一种理想的标志物在膀胱癌的诊断、治疗、术后随诊和预后等方面能取代膀胱镜和尿细胞学检查。

（四）影像学检查

1. 超声检查 超声检查发现膀胱肿瘤的准确性取决于膀胱充盈程度和肿瘤特征（如大小、形态和位置）以及操作者本身的技术。新的对比增强技术有助于提高超声对因有血尿而怀疑膀胱肿瘤的诊断率。膀胱肿瘤在超声上表现为突向膀胱腔的低回声、斑片状或水草样病变。多普勒超声检查能够显示肿块的血流情况，尤其是乳头状肿瘤。在一些无明确病变的病例中，膀胱壁亦可能呈增厚的表现。Datta等发现在1 000例以上血尿患者中超声诊断膀胱癌的灵敏性为63%和特异性为99%。小的病变很难被发现，Malone等研究显示超声不能发现38%的<5 mm的病变而只能发现82%的>5 mm的病变。一系列研究均显示肿瘤位置与超声诊断灵敏性的关系。超声发现膀胱颈、顶壁和前壁肿瘤的能力有限，并有可能漏诊。

对比增强超声（CEUS）是超声的一种新方法，在某研究中，在CEUS中膀胱肿瘤和膀胱壁之间出现低回声层表示为非浸润性肿瘤。近期，Nicolau发现CEUS诊断膀胱癌的准确性高于超声（分别为88.3%和72.09%），CEUS诊断大于和小于5 mm肿瘤的准确灵敏性分别为94.7%和20%。最近也有三维超声联合CEUS以期能改善膀胱肿瘤的发现率和预测其浸润程度。对60例拟行经尿道膀胱肿瘤切除术（TURBT）的患者行三维超声联合CEUS检查，其中16例肌层浸润性膀胱癌均被准确诊断。

2. 静脉尿路造影检查 泌尿系统X线平片及静脉尿路造影检查一直被视为膀胱癌患者的常规检查，以期发现并存的上尿路肿瘤。但初步诊断时此项检查的必要性目前受到质疑，因为其获得的重要信息较少。一组研究中，793例膀胱肿瘤患者的上尿路肿瘤发生率仅有1.1%（9例），而IVU只对6例做出了诊断。但如果怀疑有T_1高级别肿瘤（该类肿瘤可致上尿路肿瘤发生率增加7%）、浸润性膀胱肿瘤或膀胱肿瘤并发肾盂、输尿管肿瘤以及有肾积水征象时仍有其应用价值。

3. CT检查 膀胱乳头状肿瘤在CT片上表现为突向膀胱的充盈缺损或者膀胱壁的不均匀增厚。较大的肿瘤表现为突向膀胱腔的增强的软组织密度影，或者在延迟相上表现为充盈缺损。高危非肌层浸润性膀胱癌（NMIBC）包括CIS、T_1和高级别T_a。形态学上T_1和高级别T_a与低危NMIBC在CT片上很难鉴别，而CIS很难在CT片上被发现。近期，在Baltaci等的研究中，57例在CT片上表现为膀胱外侵犯的病例中只有22例最终被病理学检查证实存在膀胱外侵犯。由于膀胱镜检查和TURBT术可能引起膀胱周围炎症而被误认为膀胱外侵犯，故此时评估是否存在膀胱外侵犯更困难。为了避免这种情况，最好在TURBT术前进行影像学检查。

淋巴结阳性是MIBC重要的预后因子。CT评估淋巴结侵犯主要基于淋巴结的解剖大小而非功能评估。最短径>1 cm则表示淋巴结侵犯，转移的淋巴结形态上更圆。但是，CT发现淋巴结侵犯的准确率仅为5%～50%，如此低的发现率说明CT无法发现微转移灶。

4. MRI检查　MRI检查无疑能够提供更好的软组织图像。MRI成像的分辨力取决于组织暴露于磁场中时组织内部质子的队列运动。与CT对比，MRI可以获得多维的横断面、矢状面和冠状面图像。T_1加权像尿液呈极低信号，膀胱壁为低至中度信号，而膀胱周围脂肪为高信号。T_2加权像尿液呈高信号，正常逼尿肌呈低信号，而大多数膀胱肿瘤为中等信号。低信号的逼尿肌出现中断现象提示肌层浸润。因此，MRI检查有助于肿瘤分期。动态增强MRI在显示是否有尿路上皮癌存在以及肌层浸润深度方面准确性高于CT或非增强MRI。

增强MRI对膀胱癌分期的准确率为62%，分期过高的概率为32%，但在鉴别肿瘤是否浸润肌层和是否局限于膀胱方面准确率分别可达85%和82%。应用增强剂行MRI检查也可发现正常大小的淋巴结有无转移征象。例如，应用超顺磁性的氧化铁纳米颗粒作为增强剂可鉴别淋巴结有无转移：良性增大的淋巴结可吞噬铁剂，在T_2加权像上信号强度降低，而淋巴结转移则无此征象。有报道，此检查对正常大小淋巴结是否存在转移进行术前判定，灵敏性为58.3%，特异性为83.0%，准确率为76.4%。而且假阴性的淋巴结多为直径<5 mm者。对造影剂过敏的或肾功能不全的患者可行磁共振水成像（MRU），有助于了解上尿路情况。在检测有无骨转移时MRI灵敏性远高于CT，甚至高于核素骨扫描。

5. PET/CT检查　PET/CT是一种功能成像，因示踪剂氟脱氧葡萄糖经肾脏代谢进入膀胱显影会影响对已经摄取示踪剂肿瘤的判断。目前已有使用新型示踪剂（如胆碱、蛋氨酸、乙酸）的报道，11C-胆碱和11C-乙酸均不经泌尿系统排泄，因此可有效地避免对膀胱肿瘤显像的干扰。有限的数据显示，11C-胆碱和11C-乙酸可能是检测淋巴结转移的一种很有前途的示踪剂，但还需进一步证实。

PET/CT的准确率较PET或CT均高，它诊断淋巴结转移的准确率优于CT和MRI。因此PET/CT在术前淋巴结转移以及软组织肿块的鉴别尤其是术后随访方面有一定优势，可选择性使用。Kibel等比较了CT与PET/CT发现转移灶的差别，结果发现在42例传统CT表现正常的患者中PET/CT发现了7例隐匿的转移灶。该研究中，PET/CT的阳性预测率、阴性预测率、灵敏性和特异性分别为78%、91%、70%和94%，与之前的研究所报道的60%的灵敏性和88%的特异性相似。另外，一些研究者还发现PET能提供预后信息。Drieskens等发现PET/CT阴性和阳性的膀胱癌患者的中位生存期分别为32个月和13.5个月。在新辅助化疗后，PET还可用于评估复发和进展。在全膀胱切除术后，若出现可疑病灶也可使用PET评估是否存在局部或远处转移。

（五）膀胱镜检查

膀胱镜检查和活检仍然是诊断膀胱癌的"金标准"。通过膀胱镜检查可以明确膀胱肿瘤的数目、大小、形态、部位以及周围膀胱黏膜的异常情况，同时可以对肿瘤和可疑病变进行活检以明确病理学诊断。膀胱肿瘤在镜下主要表现为窄或宽基底的珊瑚状、乳头状肿块，膀胱原位癌表现为类似炎症的淡红色绒毛样的黏膜改变，也可以表现为完全正常膀胱黏膜。当尿脱落细胞学检查阳性或膀胱黏膜表现异常时，建议行选择性活检，以明确诊断和了解肿瘤范围。在尿细胞学检查呈阳性而膀胱黏膜表现为正常、怀疑有原位癌存在时，应考虑行随机活检。如果膀胱肿瘤为原位癌、多发性癌或者肿瘤位于膀胱三角区或颈部时，并发前列腺部尿道癌的危险性增加，建议行前列腺部尿道活检。此外，尿细胞学阳性或前列腺部尿道黏膜表现异常时，也应行该部位的活检。

荧光膀胱镜检查是向膀胱内灌注光敏剂，如 5-氨基酮戊酸（5-ALA），产生的荧光物质能高选择地储积在新生的膀胱黏膜组织中，在激光激发下病灶部位显示为红色荧光，与正常膀胱黏膜的蓝色荧光形成鲜明对比，从而发现普通膀胱镜难以发现的小肿瘤或原位癌，检出率可以提高 14%~25%。吡柔比星也可以作为一种荧光染色剂，在荧光下可提高对膀胱内微小病变和扁平病变尤其是原位癌的检出率。在怀疑有膀胱原位癌或尿细胞学检查阳性而普通膀胱镜检查正常时，应该考虑使用荧光膀胱镜做进一步检查。荧光膀胱镜的缺点是诊断膀胱癌的特异性相对不高，炎症、近期膀胱肿瘤电切术和膀胱灌注治疗会导致假阳性结果。但在荧光膀胱镜引导下行膀胱肿瘤电切术，能否降低肿瘤的术后复发率仍未有定论。

窄谱光成像（NBI）的原理是通过滤光器过滤掉普通内镜氙灯光源所发出红、蓝、绿光中的宽带光谱，选择 415nm、540nm 的窄带光。其显示黏膜表面微细结构和黏膜下血管较传统的白光模式内镜清楚，立体感更强，有助于微小病灶的早期发现与诊断。文献报道白光对膀胱肿瘤诊断的灵敏性、特异性和准确率分别为 77.7%、82.7% 和 79.3%，而 NBI 诊断的灵敏性、特异性和准确率分别为 92.9%、73.5% 和 86.7%。两者对膀胱原位癌诊断的灵敏性、特异性和准确率分别为 68.30% 和 87.8%、82.9% 和 77.1%、75% 和 82.9%。当同时使用两者进行检查时，仅能通过 NBI 发现而不能通过白光发现的肿瘤占 17.1%，反之，仅占 1.9%。在治疗效果上，与白光下电切术相比，NBI 指示下进行膀胱肿瘤电切手术能够降低至少 10% 的术后 1 年复发率。

（六）其他有前景的检查：液体活检

液体活检是指在肿瘤患者的血液或尿液中分析细胞游离 DNA（cfDNA）、循环肿瘤细胞（CTC）、RNA（miRNA、lncRNA、mRNA）、细胞游离蛋白质、肽和外泌体等。与仅从一个肿瘤区域获得的组织检查不同，液体活检可以更好地反映患者所有肿瘤亚克隆的遗传特征。

在膀胱癌中，血液和尿液中的 CTC 不仅是具有潜在价值的早期诊断方法，而且 CTC 与膀胱癌的不良预后相关。有研究显示，在 20% 高危的 NMIBC 中可检测到 CTC，可有效预测肿瘤复发和进展。对于非转移性晚期膀胱癌患者，可在 23% 的患者外周血中检测到 CTC。另一项研究提示转移性膀胱癌中测出 CTC 也与较差预后相关，但 CTC 在局部早期的膀胱癌中并无这种预后关系。这些研究都存在样本量较小的问题。

外泌体通过在细胞间转送蛋白、mRNA 和 miRNA 等物质，在免疫调节、免疫细胞抗原呈递以及细胞间信息沟通等生理生化过程中发挥着重要作用。已有研究发现 MIBC 患者尿液中的外泌体可以诱导尿路上皮的上皮-间质转化（EMT）过程，这是外泌体在膀胱癌发生发展作用机制中的新发现，可望成为预测膀胱癌进展和探索新的治疗途径的切入点。

细胞外循环 miRNA 可以作为肿瘤患者的预后标志物。膀胱癌患者血浆中的循环 miR-497 和 miR-663b 有明显的表达差异，可以作为诊断指标。除此之外，尿液中 miR-214 和 miR-155 也可作为膀胱癌的诊断标志物。因而，这些血液或尿液的循环 miRNA 在诊断、预测肌层浸润和不良预后中具有潜在的应用价值。

可以预见的是，液体活检具有广泛的潜在应用价值。液体活检目前存在的标本收集方法不统一、缺乏理想的灵敏性和特异性以及高昂的检测成本等缺陷是今后需要克服的主要问题。

(七) 鉴别诊断

血尿是膀胱癌的主要症状，膀胱肿瘤的鉴别诊断主要是血尿的鉴别诊断。血尿可同时伴有膀胱刺激症状或者影响排尿。一般经过膀胱镜、CT 等影像学检查不难鉴别。

1. 非特异性膀胱炎　多发生于已婚女性，血尿突然发生，可伴有尿频、尿急、尿痛等膀胱刺激征。血尿往往在膀胱刺激征后或者同时出现。非特异性膀胱炎偶尔可见无痛性全程血尿，尿中可有细菌。

2. 肾结核　血尿在长期尿频后出现，终末加重，也称终末血尿。一般尿量少，可伴有低热、盗汗、消瘦、C 反应蛋白增加，尿中有结核杆菌。膀胱结核性肉芽肿有时可被误认为是膀胱肿瘤，经活检可以鉴别。

3. 尿石症　一般血尿比较轻，劳动后加重。除膀胱结石外，一般没有膀胱刺激征。血尿出现时可能伴有疼痛，如上尿路结石可有恶心、呕吐。

4. 腺性膀胱炎　临床表现与膀胱肿瘤十分相似，一般需经膀胱镜检查和活检鉴别，尿细胞学和肿瘤标志物检查也有助于鉴别。

5. 放射性膀胱炎　盆腔脏器如子宫、卵巢、直肠、前列腺、精囊等肿瘤放疗后可引起放射性膀胱炎，一般在放疗同时或 2 年以内出现，可以有血尿、膀胱刺激征，偶尔可以见到治疗后 10~30 年出现无痛血尿。膀胱镜检查可见黏膜放射性毛细血管扩张，有时出现溃疡和肉芽肿。

6. 良性前列腺增生　前列腺增生时常引起排尿梗阻、黏膜充血，如合并膀胱结石和感染，其血尿症状酷似膀胱癌，且有时两者可同时存在。尿潴留和结石都是膀胱癌的诱因。细胞学检查、尿液肿瘤标志物检测都有助于鉴别，膀胱镜检查可以明确诊断。多数良性前列腺增生引起的血尿为一过性，间歇期尿内无红细胞，间歇期可以长达数月或者数年。

7. 前列腺癌　系老年病。侵入膀胱可发生血尿和排尿困难，一般经直肠指检可以发现前列腺结节样改变，血清 PSA 升高，MRI、超声、CT 检查可以发现前列腺内病变。

8. 子宫颈癌　容易侵犯膀胱，引起血尿，但在血尿前先有阴道出血。膀胱镜检查与浸润性癌十分相似，经活检和妇科阴道检查可以鉴别。

9. 其他疾病　肾炎血尿常伴有尿蛋白，且有红细胞形态改变。出血性疾病、服用磺胺类药物也可以引起血尿，结合病史可以鉴别。

五、治疗

(一) 非肌层浸润性膀胱癌的治疗

1. 内镜外科治疗

（1）经尿道膀胱肿瘤电切术（TURBT）：内镜治疗是非肌层浸润性膀胱癌的主要治疗手段，包括膀胱镜检查与经尿道膀胱肿瘤电切术，辅以膀胱灌注治疗。一般而言，门诊膀胱镜检查发现的膀胱肿瘤，需要记录肿瘤的位置、数目、大小、性质和膀胱以外可能侵犯的部位，为后续的内镜治疗或其他治疗做准备。经尿道膀胱肿瘤电切术在区域阻滞麻醉或全麻下进行，在肿瘤切除术前推荐采用 70°视角硬镜在直视下对膀胱内部进行全面观察；而在肿瘤切除时置入 30°视角硬镜以确保切除时有切除组织周围广泛而清晰的视野。通过 TURBT 术，可以清除可见肿瘤，还可以取组织进行病理学检查以明确肿瘤的分期和分级。因此，TURBT 是目前治疗非肌层浸润性膀胱肿瘤的首选方法。

值得注意的是，在操作过程中，对于较大的肿瘤要一点点地逐步切除，在未切除大部分肿瘤瘤体时暂不切断肿瘤根部。对于质地较脆的低度恶性肿瘤可以不用电刀切除，较小的肿瘤也可以用活检钳直接钳取。在所有可见肿瘤被切除完毕后，应用电切环多切一片组织，用活检钳钳取小块组织送病理学检查，明确肿瘤基底部是否侵犯肌层。若术中明确肿瘤已侵犯肌层，则应在切除膀胱肿瘤后再取肿瘤周围和基底部的组织进行病理学检查来明确肿瘤浸润的范围，进而确定是否需要进一步进行膀胱切除术。

(2) TURBT 术后并发症：TURBT 术后早期最常见的并发症是少量出血和膀胱刺激症状，往往可以自行缓解。TURBT 术后值得关注的主要并发症包括膀胱穿孔、持续性出血和尿道狭窄。

1) 膀胱穿孔：应分辨穿孔属于腹膜内还是腹膜外。对于腹膜外穿孔，可延长留置导尿管时间，往往可以自愈。对于腹膜内穿孔，采用留置导尿管的方式是无效的，需要进行开放性手术治疗。在 TURBT 手术过程中，应注意避免过度充盈膀胱、切除侧壁肿瘤时应配合应用肌肉松弛剂避免闭孔反射等来防止膀胱穿孔。

2) 持续性出血：针对 TURBT 术后持续性出血，往往需要进行内镜下电凝处理，除了处理原先切除的创面外，还需彻底检查其余的膀胱黏膜和膀胱颈，彻底取出血块。内镜止血后应嘱患者暂停抗凝药物并避免做增加腹压的动作。

3) 尿道狭窄：早期的轻度尿道狭窄首选尿道扩张术，操作时应手法轻柔，避免出血。若损伤较重或扩张次数过多可能会造成新的狭窄。

(3) 再次 TURBT：对于体积大的肿瘤和有肌层浸润的肿瘤，推荐采用分期切除术，即使没有前述危险因素，也建议行再次 TURBT。

研究显示非肌层浸润性膀胱癌首次 TURBT 术后肿瘤残留率高达 20%～78%，且无论肿瘤数目多少、是否浸润肌层，二次电切时均可能有肿瘤残余。目前认为 pT_1 期和高度恶性的 T_a 期肿瘤应再次切除，但再次 TURBT 的时间尚未达成共识。多数学者认为首次术后 2～6 周内进行再次 TURBT 较为合适。

(4) 膀胱黏膜组织活检：除肿瘤组织外，膀胱黏膜的情况也能反映疾病信息，对治疗反应和远期治疗效果有一定的预测作用。但是，最新研究表明，在切除肿瘤的同时盲目对相对正常的组织取活检的诊疗价值不大，而且有可能导致肿瘤种植；但对可疑区域做选择性活检是评价患者情况的必要手段。现在的共识是，随机活检不适用于低度恶性乳头状瘤和细胞学检查阴性的患者。

(5) 围术期膀胱灌注治疗：有研究发现，大多数膀胱肿瘤发生于膀胱底部或侧壁，而继发肿瘤多发生于膀胱顶部。这一现象可能与 TURBT 后肿瘤细胞接种于切口上导致肿瘤复发相关。因此，术后早期开始膀胱灌注化疗可有效地防止肿瘤细胞的种植。

丝裂霉素 C（MMC）是目前最有效的围术期膀胱灌注化疗药物，推荐在手术后 6 小时内使用单次剂量进行灌注化疗，在手术结束 24 小时以后化疗则不再具有效果。此外，表柔比星和吡柔比星均可用于 TURBT 围术期膀胱灌注化疗。值得注意的是，严禁术后早期应用卡介苗进行膀胱灌注，因为可能增加细菌性脓毒症甚至死亡风险。

2. 膀胱内免疫治疗　可产生局部免疫反应，诱导细胞因子在尿液和膀胱壁表达，引发粒细胞和单核细胞的聚集，从而激活免疫细胞介导的免疫反应，预防肿瘤复发和进展。膀胱内免疫治疗主要是卡介苗的灌注疗法，其他还有干扰素等。

(1) 卡介苗（BCG）：目前而言，BCG 是治疗非肌层浸润性膀胱癌及预防进展的最有效的膀胱灌注治疗药物，对治疗原位癌和残留的乳头状肿瘤同样有效，也可以预防复发。目前，BCG 的作用机制不完全明了，但研究表明，Th1 介导的免疫应答是 BCG 主要的治疗原理。此外，有研究也指出迟发型超敏反应、局部高浓度一氧化氮抑制肿瘤生长等也是BCG的作用机制。

BCG治疗膀胱原位癌已得到美国FDA批准，且已经取代膀胱切除术成为膀胱原位癌的首选治疗方法。残余黏膜乳头状突起或前列腺尿道癌等也适用BCG治疗。另外，多项研究证实TURBT术后加用BCG可显著降低肿瘤复发和进展概率。目前，BCG的最佳治疗时间尚未确定，但多数学者认为在6周的诱导期之后，维持治疗期应至少在1年以上。在进行BCG灌注治疗时，应尽量避免使用喹诺酮类抗菌药物，以免影响BCG的活力。

BCG灌注治疗对于高度恶性的Ta期和T_1期肿瘤患者是首选治疗。但因有尿频及其他潜在不良反应，对于低度恶性的肿瘤患者不推荐BCG疗法。

（2）干扰素：干扰素治疗膀胱乳头状瘤术后残留、预防复发和治疗原位癌，费用高于BCG或灌注化疗，但疗效低于BCG或灌注化疗。因此，目前不推荐单独用干扰素进行非肌层浸润性膀胱癌的治疗。但是干扰素与BCG联用时可减少BCG的剂量，从而减少BCG治疗的不良反应。

3. 膀胱内化疗

（1）丝裂霉素C（MMC）：MMC是一种抑制DNA合成的相对分子质量为334 kD的烷化剂，通常每周灌注一次，共灌注6~8周。虽然MMC的疗效较BCG稍低，但由于不良反应很小、无发生败血症的风险，MMC也是膀胱内灌注治疗的常用选择之一。

（2）阿霉素及其衍生物：阿霉素（多柔比星）是一种相对分子质量为580 kD的蒽环类抗生素，通过结合DNA的碱基对来抑制蛋白质的合成。研究显示，阿霉素可降低TURBT后肿瘤复发率，但在预防肿瘤进展方面没有作用。阿霉素的衍生物包括表柔比星、戊柔比星等，均可用于膀胱内灌注治疗。

（3）噻替派：噻替派是一种细胞周期非特异性烷基化物，可显著降低TURBT后肿瘤复发率，但对延缓肿瘤进展没有作用。噻替派的相对分子质量很小，存在全身性不良反应，常见的包括白细胞减少、血小板减少、膀胱刺激症状等，但绝大多数患者均可耐受。

（4）联合治疗：理论上，将不同作用机制的药物进行联合可增加全身治疗的有效率。然而，目前的研究并未发现膀胱内联合用药能显著提高疗效，因此认为连续交替治疗、联合化疗和BCG联合化疗等方法相对于单药治疗并无显著优势。

4. 监测随访　尿路上皮癌复发患者的监测主要依赖膀胱镜和尿细胞学检查，基本按照以下方案进行：初次确诊后18~24个月内每3个月做一次膀胱镜和尿脱落细胞学检查，接下来的2年内每6个月做一次，以后每年一次。每出现一次复发则重新开始该方案。

目前认为，对于单发低度恶性Ta期肿瘤患者，如果前3个月的膀胱镜和细胞学检查均为阴性，则可选用间隔时间较长的监测方案（如每年一次），5年后若一直无阳性发现则可考虑停止监测。针对高度恶性肿瘤患者（包括CIS），前2年应保证每季度行一次膀胱镜检查，之后的2年是每半年一次，再以后可以终身每年一次。许多肿瘤标志物检查可用于辅助监测，如膀胱肿瘤抗原（BTA）stat试验、核基质蛋白22（NMP22）膀胱检测试验等，虽然这些肿瘤标志物可增强细胞学检查的灵敏性，但特异性仍然偏低。

最后，针对膀胱肿瘤患者的家庭防治，推荐其多饮水、禁烟以及低脂饮食。

（二）肌层浸润性膀胱癌的治疗

1. 外科治疗

（1）手术指征：对于肌层侵犯且无远处转移的浸润性膀胱癌患者，标准术式是男性患者行根治性全膀胱切除术、女性患者行前盆腔脏器切除术，无论男女均应行全盆腔淋巴结清扫术。若患者有严重的并发症或远处转移，则应该采用其他替代疗法。若患者的局部症状严重，如顽固性出血等，即使已发现局部淋巴结或远处转移，也可采取姑息性手术治疗。

（2）外科技术：标准的根治性全膀胱切除术包括双侧盆腔淋巴结切除术，男性患者应切除全部的膀胱和前列腺，女性患者则需要切除子宫、输卵管、卵巢、膀胱、尿道及阴道前壁的一部分。针对年轻男性患者，在确保无瘤原则的前提下，可选择改良保留神经的标准膀胱切除术，使得患者术后可以保留勃起功能。但应当注意的是，在保留神经的手术中，需要小心结扎前列腺血管蒂，从而保留血管神经束。

盆腔淋巴结切除术是手术治疗浸润性膀胱癌的必不可少的部分，除了可以了解局部浸润情况外，对于局限性淋巴结转移的患者，盆腔淋巴结清扫可使其获益。一般而言，盆腔淋巴结转移的风险随着肿瘤分期而升高，因此，有些学者提议对可能高危盆腔淋巴结转移的患者行扩大淋巴结清扫术，包括远端主动脉旁与腔静脉旁淋巴结和骶前淋巴结。目前的研究显示，手术时切除的淋巴结数目以及淋巴结密度（阳性淋巴结数/切除淋巴结总数）均为有价值的预后因子。

（3）围术期并发症：膀胱癌根治术的并发症主要分为三大类，先前存在的并发症；切除膀胱和邻近器官后的并发症；膀胱癌根治术重建时采用节段胃肠道行尿路重建所导致的并发症。心肺并发症、肠梗阻、无反流术式中的输尿管-肠段吻合口狭窄、代谢紊乱、术后抑郁等是膀胱癌根治术的常见围术期并发症。术后肺动脉栓塞、大血管损伤、难以控制的致命性出血等虽不常见，但后果严重，需要加强关注。

（4）随访：对于行膀胱癌根治术的患者，需要长期随访监测肿瘤复发与否以及是否发生肠段相关并发症。目前建议 pT_1 期患者每年进行体格检查、血液检查和 X 线检查；pT_2 期患者每半年检查一次；pT_3 期患者每 3 个月检查一次，还需每半年进行 CT 检查一次。

（5）辅助治疗：许多接受膀胱癌根治术的患者最终死于远处转移。因此，为了增强疗效，可选择联合放、化疗的方式来增强膀胱癌根治术的效果，主要包括新辅助治疗和术后辅助治疗。目前经常采用的方式包括术前放疗、新辅助化疗、围术期化疗和辅助化疗等。

2. 膀胱根治性切除术的替代治疗　对于某些浸润性膀胱癌患者，膀胱癌根治术并不合适或患者不接受，因此，浸润性膀胱癌的替代治疗方法也是业内研究的热点，主要方法包括放疗、TURBT、全身化疗等。

（1）放疗：目前尚无随机性研究对比单纯放疗和膀胱癌根治术的疗效。常规外放疗可控制 1/3~1/2 的局部浸润性肿瘤。为提高疗效有研究团队采用超分割方案进行放疗，但这一方案尚未得到大样本随机对照试验的验证。

（2）经尿道切除术和膀胱部分切除术：严格选择体积小、分期低（T_2）的肿瘤，通过 TURBT 或膀胱部分切除术也可较好地控制局部肿瘤以及预防远处转移。有研究团队报道了针对局部浸润膀胱癌患者的"根治性" TURBT，但并非随机对照研究。

（3）TURBT 与膀胱部分切除术联合化疗：许多学者认为单纯 TURBT 或膀胱部分切除术不可能彻底根除中等体积以上的 T_2 期膀胱肿瘤，采用这种方式，患者很可能存在未被发现的残余癌，导致复发和转移。因此，有研究团队应用保留膀胱手术联合系统化疗，但这一治疗方案也需随机对照试验来验证疗效。

（4）其他治疗方案：其他一些保留膀胱的替代性治疗方法也在研究中，包括间质内放疗、动脉灌注化疗、热疗联合化疗等。这些新的辅助治疗方法在许多文献中都提示有一定疗效，但都缺乏设计良好的随机对照试验结果。

（5）保留膀胱方案：针对浸润性膀胱癌患者的治疗，有观点认为可联合多种治疗方法进行保留膀胱的治疗，认为这种方案可作为根治性膀胱切除术的替代方式。原因有如下几点：①许多浸润性膀胱癌患者在确诊时已存在微转移，应当在局部手术的同时加用系统性治疗以提高疗效。②无症状但有远处转移的患者不必进行膀胱切除，因为这既不能提高患者生存质量还延误了最佳全身治疗时机。

但也有很多研究团队反对保留膀胱治疗方案，原因有：①保留膀胱治疗依赖临床分期而非病理分期，容易造成不当治疗。②局部病灶控制不佳，导致肿瘤复发、转移的概率上升，进而导致严重并发症发生率和死亡率提高。③原位膀胱重建术可广泛应用于接受膀胱癌根治术的患者，提高患者生活质量。

（三）转移性膀胱癌的治疗

1. 化疗　转移性膀胱癌患者通常应行全身化疗，尤其是广泛转移、无法切除的病变。研究表明联合化疗比单药化疗更有效。目前，基于顺铂的联合化疗是转移性膀胱癌的标准治疗方案，一线化疗方案主要有MVAC、HD-MVAC和GC方案。虽然绝大多数转移性膀胱癌患者最初对化疗反应良好，但几乎所有患者病情都会进展，中位生存时间约为14个月，5年生存率为5%~20%。

针对一线化疗无效或失败的转移性膀胱癌患者，可采用二线化疗。目前尚无标准的二线化疗方案，主要有单药二线化疗和多药二线化疗方案。单药二线化疗常用长春氟宁、紫杉醇、培美曲塞、埃博霉素等；多药二线化疗可用培美曲塞加紫杉醇。对于一线GC方案失败的患者，可二线应用MVAC方案。

2. 靶向治疗

（1）免疫检查点抑制剂：2016年5月，美国FDA批准了首个转移性膀胱癌靶向治疗药物——阿特珠单抗。阿特珠单抗属于免疫检查点调节剂，特异性抑制PD-L1。阿特珠单抗在高表达PD-L1的膀胱癌患者中效果良好，对于低表达PD-L1的患者也有一定的作用。另外，阿特珠单抗治疗的毒性也相对较小。

（2）其他靶向治疗药物：许多研究也聚焦于其他靶向治疗药物对于转移性膀胱癌患者的疗效，主要包括VEGF抑制剂贝伐单抗、舒尼替尼、索拉菲尼，针对EGFR的西妥昔单抗、吉非替尼、曲妥珠单抗、厄洛替尼等。最近，还有针对Met（HGF受体）和VEGFR2的卡博替尼、针对CTLA-4的易普利姆玛（伊匹单抗）等靶向治疗药物正在临床试验之中。

六、膀胱非尿路上皮肿瘤和非上皮性膀胱肿瘤

（一）膀胱非尿路上皮肿瘤

1. 鳞状细胞癌　膀胱鳞状细胞癌是指肿瘤不包含任何尿路上皮癌成分，完全由鳞状细胞癌构成。原发的鳞状细胞癌占膀胱癌的比例小于5%，可能的致病因素包括埃及血吸虫病、吸烟、反复膀胱感染、膀胱结石等。膀胱鳞状细胞癌肿瘤分期对预后的判断作用大于分级，全膀胱根治性切除术加淋巴结清扫可改善一些患者的预后，根据SEER数据库中对5 018位膀胱鳞状细胞癌的回顾性分析发现，全膀胱根治手术患者的肿瘤特异性生存率和总生存率较放疗和未经治疗者好。

2. 腺癌　罕见的膀胱恶性肿瘤，占膀胱癌的0.5%~2%，好发于男性。膀胱原发性腺癌起源于尿路上皮，或起源于胚胎残留的脐尿管柱状上皮和中肾管残余腺体。脐尿管性腺癌常位于膀胱顶部和前壁，非脐尿管性腺癌可见于膀胱任何部位。该病恶性程度高，易转移，早期诊断治疗才能改善患者预后，应

尽可能行根治性膀胱全切术。脐尿管腺癌可以行包括脐、脐韧带和膀胱顶的大块切除术，R0 切除对肿瘤患者的无疾病生存至关重要，中位总生存时间可达 5 年以上。新辅助或姑息性化疗可以延长无手术机会患者的生存时间，但中位总生存时间只有 2 年左右。

3. 透明细胞腺癌　膀胱透明细胞腺癌（CCUC）起源尚不清楚，可能起源于缪勒管，因罕见，缺乏预后相关研究，外科手术切除是首选治疗。透明细胞总数>30%的尿路上皮癌应诊断为 CCUC。该疾病进展很快，初诊时常有肌层浸润和远处转移，CK5/CD44 常为阳性表达，表达 PAX8 提示缪勒氏管分化。

4. 小细胞癌　膀胱小细胞癌是恶性神经内分泌肿瘤，不到膀胱癌总数的 1%，常与尿路上皮癌或 CIS 共存。小细胞癌呈现高度侵袭性，超过 50%病例在发现时已有转移，预后差。其 1 年、3 年、5 年的肿瘤特异生存率分别为 56%、23%和 16%，中位总生存时间约 12.9 个月。混有其他肿瘤成分对小细胞癌患者的预后无明显差异。在一项回顾性研究中，107 例小细胞癌患者行全膀胱根治术后加用或不加辅助化疗对总生存无显著影响。

5. 类癌　膀胱类癌是分化好的神经内分泌肿瘤，血尿是常见症状。好发于膀胱三角区，老年人多见，男性多于女性。治疗方法主要是手术切除，部分患者可有局部淋巴结或远处转移，需要长期随访。

6. 大细胞未分化癌　膀胱的大细胞未分化癌极为罕见，无论治疗与否，预后极差。

（二）非上皮性膀胱肿瘤

1. 恶性非上皮性肿瘤

（1）平滑肌肉瘤：平滑肌肉瘤是膀胱最常见的肉瘤，好发于老年男性。患者常有血尿，可因尿路梗阻症状就诊。平滑肌肉瘤好发于膀胱顶部和侧壁，表现为息肉样肿块，肿块大，浸润性生长。显微镜下梭形细胞丰富，细胞的异型性是分级的标准。免疫组织化学分析示 Actin、Desmin 阳性，而上皮性标志物 CK 阴性。

（2）横纹肌肉瘤：膀胱横纹肌肉瘤主要见于未成年人，绝大多数为胚胎性横纹肌肉瘤。膀胱横纹肌肉瘤在成年人中多为多形性横纹肌肉瘤。大体上，肿瘤表现为广基地的息肉状或葡萄状肿块，也可浸润性生长。免疫组织化学染色显示 Desmin、MSA、肌红蛋白、MyoD1 及 Myogenin 阳性，LCA、CK 阴性。

（3）淋巴瘤：膀胱淋巴瘤多数为系统性淋巴瘤累及膀胱（>90%），原发于膀胱者少见，男女发病率为 1∶5。临床表现主要为血尿、尿路刺激症状和排尿困难。显微镜下的形态与其他部位的淋巴瘤相同，免疫组化表型也一样，弥漫大 B 细胞淋巴瘤最多见。膀胱原发性淋巴瘤预后较好，中位生存期是 9 年，而继发性者为 6 个月。

（4）其他：膀胱还可发生其他的非上皮肿瘤，如具有上皮样血管周细胞分化肿瘤、孤立性纤维性肿瘤、颗粒细胞瘤、恶性黑色素瘤和恶性纤维组织细胞瘤。

2. 良性非上皮性肿瘤

（1）平滑肌瘤：平滑肌瘤是膀胱最常见的良性肿瘤，中老年人多见，男女发病率为 1∶2。临床表现常为刺激性排空症状或尿路梗阻症状。一般为息肉样或有蒂的黏膜下肿块，显微镜下的组织学与其他部位的平滑肌瘤相同。

（2）血管瘤：膀胱血管瘤多见于男性，平均发病年龄为 58 岁，临床表现为血尿和尿路梗阻症状。肿瘤好发部位是后壁和侧壁，病变小，境界清楚。显微镜下肿瘤由扩张的血管组成。

(3) 神经纤维瘤：膀胱神经纤维瘤少见，常发生于有Ⅰ型神经纤维瘤病的患者，平均年龄17岁。临床表现为血尿、刺激性尿路症状和盆腔肿块。肿瘤在膀胱壁全层呈弥漫性或丛状生长。显微镜下梭形细胞多见，免疫组织化学分析S-100蛋白阳性。

(4) 炎性肌纤维母细胞肿瘤：炎性肌纤维母细胞肿瘤（IMT）是膀胱较为常见的良性梭形细胞肿瘤，在身体其他很多部位均可发生，男性多于女性。常见临床表现为血尿、尿路梗阻。大体上IMT平均直径约4 cm，质地柔软。超过50%病例存在肌层浸润，区分良恶性的标记为肿瘤和肌层交界处的坏死。IMT中可以检测到ALK重排，免疫组化ALKI阳性。

(5) 副神经节瘤（嗜铬细胞瘤）：副神经节瘤是起源于膀胱壁副神经节细胞的肿瘤，少见。发病多为中老年女性。80%为功能性肿瘤，具有典型的临床表现：持续性或突发性高血压、间歇性血尿和排尿性发作。病变好发在膀胱三角区和顶部，肿瘤表面覆盖正常膀胱黏膜。嗜铬细胞瘤病理组织学上难以确定良恶性，常因肿瘤转移或复发诊断。免疫组织化学染色CgA、Syn阳性，瘤细胞巢周的支持细胞S-100阳性。

七、预防和展望

（一）预防

目前有两种假说试图解释膀胱癌的较高发病率与复发率。"区域癌变假说"是指随着暴露于有害物质时间的延长，正常尿路上皮发生肿瘤的风险也随之增加。"种植假说"是指癌细胞团种植于邻近正常尿路上皮导致膀胱癌的复发。不管哪一种假说都表明可以采用合适的预防策略来降低膀胱肿瘤的发生率。

在采用任何预防措施前，首先应该避免接触致癌物质，如工业化学物质和吸烟。吸烟是目前最为肯定的膀胱癌致病危险因素，可使膀胱癌发生的风险增加2~5倍。另一重要的致病因素为长期接触工业化学产品，约8%的膀胱癌是由职业因素引起的，包括从事纺织、染料制造、橡胶化学等职业。

对于膀胱癌的预防，目前的研究主要集中于：特殊维生素（单独使用或联合使用），如维生素A、维生素B_6等；多胺合成抑制物，如α-二氟基鸟氨酸（DFMO）；环氧合酶抑制剂，如COX-1和COX-2抑制剂；其他的抗感染药物及自然疗法，包括改变可能影响尿液成分的饮食等。

（二）展望

目前，有关膀胱癌的研究在各方面均有进展。相信未来在转化医学的推动下，各种先进的内镜技术及肿瘤免疫炎症指标将会更好地为膀胱癌的诊断和预后评价服务。此外，随着PD-L1抑制剂等新型免疫靶向治疗药物的不断涌现，肿瘤免疫治疗将在膀胱癌治疗中扮演更加重要的角色。但鉴于目前绝大多数标志物均是在白种人中进行筛选及验证所得，这些标志物在我国人群中的临床意义尚有待进一步的前瞻性随机队列研究进行验证。综上所述，如何有效地将分子标志物与临床分级、分期以及影像、病理学等资料整合起来，建立膀胱癌诊治的多学科体系，从而进一步为患者提供个体化的膀胱癌精准治疗方案，是膀胱癌诊治领域未来的研究与发展方向。

（杨　柳）

第六节 卵巢癌

一、概述

卵巢恶性肿瘤的发病率占妇科恶性肿瘤的23%，占女性生殖道癌瘤的第三位，位于子宫颈癌和宫体癌之后。但在妇女生殖道肿瘤中，死亡率最高。卵巢恶性肿瘤分为上皮性癌、性索间质恶性肿瘤、恶性生殖细胞肿瘤、转移性肿瘤，其中以上皮性癌最为多见。

（一）病理分类

1. 上皮-间质肿瘤

（1）浆液性肿瘤：①腺癌。②表面乳头状腺癌。③腺癌纤维瘤（恶性腺纤维瘤）。

（2）黏液性肿瘤：①腺癌。②腺癌纤维瘤（恶性腺纤维瘤）。

（3）子宫内膜样肿瘤（包括鳞状细胞分化的变异性）：①腺癌，非特殊类型。②腺癌纤维瘤（恶性腺纤维瘤）。③恶性mullerian混合瘤（癌肉瘤）。④腺肉瘤。⑤子宫内膜样间质肉瘤（低级别）。⑥未分化卵巢肉瘤。

（4）透明细胞肿瘤：①腺癌。②腺癌纤维瘤（恶性腺纤维瘤）。

（5）移行细胞肿瘤：①移行细胞癌（非Brenner）。②恶性Brenner瘤。

（6）鳞状细胞肿瘤：鳞状细胞癌。

（7）混合性上皮肿瘤。

（8）未分化和未分类的肿瘤：①未分化癌。②腺癌，非特殊类型。

2. 生殖细胞肿瘤

（1）无性细胞瘤。

（2）卵黄囊瘤。

（3）胚胎性癌。

（4）多胚瘤。

（5）非妊娠绒癌。

（6）混合性生殖细胞肿瘤。

（7）两胚层或多胚层畸胎瘤：未成熟型畸胎瘤、成熟型畸胎瘤。

（8）单胚层和伴皮样囊肿的体细胞肿瘤：甲状腺肿瘤、类癌、神经外胚层肿瘤。

3. 性索-间质肿瘤

（1）颗粒细胞-间质细胞肿瘤

1）颗粒细胞：①成人型颗粒细胞瘤。②幼年型颗粒细胞瘤。

2）卵泡膜-纤维组织肿瘤：①经典型卵泡膜瘤。②黄素化型卵泡膜瘤。

3）纤维瘤。

4）富于细胞纤维瘤。

5）纤维肉瘤。

6）含有少量性索间质成分的间质细胞瘤。

7）硬化性间质瘤。

8）印戒细胞间质瘤。

9）未分类。

（2）支持-间质细胞瘤

1）支持-Leydig 细胞瘤（男性母细胞瘤）：①高分化。②中分化。③低分化。④网状型。

2）支持细胞瘤。

3）间质-Leydig 细胞瘤。

（3）混合型或未分类的性索-间质细胞瘤 环状小管性索瘤（SCTAT）、两性母细胞瘤、不能分类的性索-间质肿瘤。

（4）类固醇细胞肿瘤 间质黄体瘤、Leydig 细胞瘤、门细胞瘤、类固醇细胞肿瘤非特殊类型。

（二）临床分期

卵巢癌（Ovarian Cancer）的手术-病理分期，须通过全面的体检及剖腹手术，包括盆、腹腔全面探查，腹腔体液或冲洗液的细胞学检查，盆腔以外可疑部位多处快速冰冻活检病理检查，才能作出全面准确的分期。

国际妇产科联盟手术-病理分期系统。

Ⅰ期 肿瘤局限于一侧或双侧卵巢/输卵管。

ⅠA 肿瘤局限于一侧卵巢/输卵管，包膜完整，卵巢/输卵管表面无肿瘤，腹腔积液或腹腔冲洗液无肿瘤细胞。

ⅠB 肿瘤局限于双侧卵巢/输卵管，包膜完整，卵巢/输卵管表面无肿瘤，腹腔积液或腹腔冲洗液肿瘤细胞。

ⅠC 肿瘤局限于单侧或双侧卵巢，并有以下情况之一：

ⅠC1 肿瘤术中破裂。

ⅠC2 肿瘤术前破裂或肿瘤位于卵巢和输卵管表面。

ⅠC3 腹水或腹腔冲洗液有恶性肿瘤细胞。

Ⅱ期 局限在真骨盆的一侧或双侧卵巢/输卵管癌。

ⅡA 肿瘤播散和（或）转移到子宫和（或）输卵管，腹腔积液或腹腔冲洗液无癌细胞。

ⅡB 肿瘤播散和（或）转移至其他盆腔组织，腹腔积液或腹腔冲洗液无癌细胞。

ⅡC 肿瘤盆腔播散（ⅡA 或ⅢB 期）腹腔积液或腹腔冲洗液中找到癌细胞。

Ⅲ期 肿瘤累及单侧或双侧卵巢，有镜下证实的盆腔外腹膜转移或盆腔、腹膜后淋巴结转移。

ⅢA 盆腔外腹膜镜下微转移（无肉眼可见肿瘤）。

ⅢB 盆腔外腹膜肉眼可见转移，但转移灶最大径≤2 cm。

ⅢC 盆腔外腹膜肉眼可见转移，但转移灶最大径>2 cm，伴或不伴腹膜后淋巴结转移。

Ⅳ期 远处转移（不包括腹膜转移）。

ⅣA 伴有细胞学阳性的胸腔积液。

ⅣB 肝脾实质转移。

二、卵巢上皮性癌

（一）治疗原则

Ⅰ期：以手术切除为主。经过全面的手术病理分期后，ⅠA、ⅠB期、分化1级的囊腺癌低危患者预后好，辅助化疗不能提供更多的益处。因此，对于此类患者术后可密切随诊，无需进行术后辅助治疗，90%的患者长期生存。对于中至低分化的ⅠA~ⅠB期、ⅠC期及特殊组织类型的早期高危患者，术后应辅助以含铂类的基础化疗（疗程一般4~6个周期）。

Ⅱ期、Ⅲ期：多数卵巢癌患者诊断时已属于Ⅱ期或Ⅲ期。剖腹探查行肿瘤减灭术，术后进行辅助化疗，疗程一般为6~8个周期。如果患者初次手术减瘤不理想，可以在全身化疗2~3个周期后，必要时行间歇性减瘤术，术后再给予3~6个周期化疗。

对于晚期患者身体无法耐受手术或估计肿瘤难以切除时，也可经细针抽吸、穿刺、活检，病理学诊断后，考虑行新辅助化疗，待机体好转或肿瘤有所消退后，再行肿瘤细胞减灭术。

Ⅳ期：以化疗为主，辅助手术治疗。

（二）综合治疗

1. **手术治疗** 手术治疗目的：最终确定卵巢癌诊断，准确地判断病变范围，进行全面的手术病理学分期和最大限度地切除肿瘤，即施行卵巢癌肿瘤细胞减灭术。对早期卵巢癌来说，精确的手术-病理分期对选择术后治疗及评估具有重要的作用；对于晚期肿瘤，手术目的在于为术后辅助化疗创造条件。

（1）早期患者行全面手术-病理分期：手术-病理分期是根据国际妇产科联盟（FIGO）卵巢癌分期系统的要求，通过全面的手术探查、活检和病变切除等步骤对病变范围进行详细评估，适用于诊断明确的早期患者。手术范围通常包括患侧附件切除或全子宫双侧附件切除、大网膜切除、盆腹腔多点活检及腹膜后淋巴结切除术（淋巴结切除的范围上界至少达到肠系膜下动脉水平，最好达到肾血管水平）。黏液性癌应行阑尾切除，其他上皮性肿瘤怀疑有阑尾转移时也应同时切除阑尾。文献报道，进行详尽的分期术后，Ⅰ期卵巢癌（这里指ⅠA或ⅠB期）的5年生存率可提高30%~40%。全面的分期手术能够提供必要的预后评估。

（2）初次肿瘤细胞减灭术：初次手术除全面剖腹探查分期外，还包括留取腹腔积液或行腹腔冲洗进行细胞学检查。对于盆腔外肿瘤病灶≤2 cm者（即ⅢB期）应切除双侧盆腔及腹主动脉旁淋巴结。对于Ⅱ、Ⅲ、Ⅳ期患者，肿瘤细胞减灭术应尽最大努力切除一切肉眼可见的盆腔原发病灶和盆腹腔转移病灶，使残存瘤最大径小于1 cm。满意的细胞减灭术还可能包括盆腔脏器切除术，肠管、脾脏、部分肝脏、胆囊、部分胃、部分膀胱、胰尾、输尿管、横膈膈面剥除术。晚期患者如有必要可行以下辅助性手术：腹腔穿刺术、胸腔穿刺术、胸膜剥脱术、输尿管支架置入术、肾造瘘术、肠道梗阻解除术、胃造口术、血管内置管术、停留式腹膜腔或胸膜腔插管置管术、肠道支架植入术及胸腔镜检查术。

（3）中间型肿瘤细胞减灭术：也称间隔性肿瘤细胞减灭术。目前认为中间型肿瘤细胞减灭术主要是指在初次肿瘤细胞减灭术时未达到理想减瘤，经过2~3个疗程的化疗后，再行手术。中间型肿瘤细胞减灭术还包括以下两种情况，一种是患者一般情况差，无法耐受手术。另一种是经过临床和影像学检查，估计肿瘤难以切除。以上两种情况，先行化疗，再行减瘤。据统计，经先期化疗后，达到理想减灭的成功率为69%~77%。

（4）二探术：二探术是专指卵巢癌的患者在接受肿瘤细胞减灭术并完成了规定疗程化疗后肿瘤完

全缓解（临床没有肿瘤证据，各种影像学检查阴性，肿瘤标记物正常），此时为了准确地评估疗效而进行的一种详尽的手术探查。二探术因能够提供治疗后肿瘤是否存在的准确依据，从而成为判断卵巢癌初次治疗疗效的金标准。现有临床观察表明：即使二探术示病理完全阴性的患者仍有30%~60%在5年内复发，二探术不能改善卵巢癌的生存率。

（5）再次肿瘤细胞减灭术：一般包括以下4种情况。①如前所述特指的中间肿瘤细胞减灭术。②在二探术中发现肉眼可见病灶的病例。③经初次手术和化疗后复发的病例。④经初次手术和化疗，疾病进展的病例。再次肿瘤细胞减灭术可为术后化疗创造条件。

（6）保留生育功能的问题：对于年轻有生育要求的上皮癌患者，生育功能的保留应限于经过全面分期手术的Ⅰ期低危患者。但肿瘤具有以下高危因素时需慎重考虑：①低分化。②透明细胞癌。③有外生乳头。④术前肿瘤破裂。⑤腹腔积液。⑥腹腔冲洗液找到瘤细胞。⑦有致密的粘连。⑧单倍体。

目前认为，保留生育功能最好限于高或中分化ⅠA期的患者。对于有高危因素的而要求保留的患者则需充分知情。NCCN指南指出某些明显为早期和（或）低危肿瘤（低度恶性潜能的卵巢肿瘤、早期浸润性上皮癌）的患者，如果希望保留生育功能可仅行单侧附件切除。但全面分期手术仍需进行，以排除可能存在的隐匿性晚期疾病。

2. 放射治疗　由于卵巢癌具有腹腔内种植的生物学特性，对化疗敏感，放疗在卵巢癌治疗中的应用具有较大局限性，目前也缺少相关循证医学的证据。卵巢癌的放射治疗方法主要有以下几种。

（1）全腹和盆腔体外照射：全腹照射一般肿瘤剂量为22~30 Gy/6~8周，为减少肝肾损伤，肝及肾应挡铅防护。由于卵巢肿瘤主要病灶位于盆腔，应增加盆腔照射，使总剂量达到40~50 Gy。全腹照射的急性并发症有恶心、呕吐、腹泻、大便次数增加和骨髓抑制。对症处理一般可控制。远期并发症主要是肠粘连和肠梗阻。

（2）腹腔放射性核素治疗：目前多采用放射性^{32}P治疗，其半衰期为14.3天，最大穿透4~5 mm的组织。因此，只能用于细小散在的病灶。一般于术后2周左右应用，在腹腔内注入1 500~2 000 mL盐水，于^{32}P核素灌注后嘱患者每15分钟更换体位一次，以使得药物均匀作用。

（3）局部放射治疗：如盆腔局灶性病变、腹主动脉旁转移淋巴结及锁骨上淋巴结的放疗。

（三）肿瘤内科治疗

卵巢癌对化疗比较敏感。化疗及其方案的选择取决于肿瘤的临床期别、分化程度等因素。近几十年来，卵巢上皮癌的化疗已取得长足的进展，至20世纪80年代出现顺铂联合化疗，疗效逐步提高。顺铂联合化疗已成为被全世界广泛接受的治疗上皮癌的术后常规化疗方法。20世纪80年代后期顺铂的二代衍生物卡铂研制成功，具有与顺铂疗效相同，胃肠道毒性较小，用卡铂代替顺铂拓宽了铂类化疗的应用范围。用单药烷化剂、单药顺铂、顺铂联合化疗治疗Ⅲ期术后卵巢上皮癌的中位生存期从12个月、18个月提高到24个月。当时对于顺铂耐药肿瘤，仅异环磷酰胺、六甲蜜胺等少数药有效，其有效率在20%左右。1989年紫杉醇用于临床，改变了对顺铂联合化疗耐药肿瘤的疗效。国外Ⅲ期临床试验表明，紫杉醇用于铂类耐药患者（治疗中肿瘤进展或6个月内复发）的疗效达30%~40%，20世纪90年代初广泛用于复发卵巢癌的治疗。

对卵巢癌有效的传统化疗药物，包括塞替派、马法兰、环磷酰胺、异环磷酰胺、苯丁酸氮芥、氟尿嘧啶、阿霉素、阿糖胞苷、米托蒽醌、足叶乙苷、顺铂、卡铂、六甲蜜胺等。近年来新的化疗药物不断问世，除紫杉醇外，还有拓扑替康、脂质体阿霉素、草酸铂（LOHP）、长春瑞滨（NVB）、吉西他滨、多西他赛。目前，紫杉醇与顺铂（卡铂）联合化疗成为初治卵巢癌术后辅助的一线标准化疗。

Ⅰ期患者，依据预后的相关因素又分为低危组和高危组。

1. 低危病例　主要为肿瘤高分化的ⅠA和ⅠB期患者。早在20世纪80—90年代，多项临床研究已发现经过全面的手术分期的、分化Ⅰ级的囊腺癌患者预后相当好，辅助化疗不能提供更多益处，故对于肿瘤高分化的ⅠA和ⅠB期的患者术后不需化疗。

2. 高危病例　包括肿瘤分化不良的ⅠA期和Ⅰ及透明细胞癌等。已有多项随机临床研究证明，对于高危组早期病例术后辅助化疗可以延缓肿瘤复发，改善生存。EORTC的一项ACTION研究，包括了欧洲40个医疗中心ⅡA期以前的高危早期患者448例，随机分为化疗组和观察组，化疗选择铂类为主的方案，4~6个疗程。经平均5.5年随访，5年生存率分别为76%和68%。ICON等研究收集来自欧洲84个医疗中心的477例Ⅰ、Ⅱ期病例，随机分为铂类为主组化疗6个疗程（87%为卡铂单药）和观察组。结果表明，化疗组5年生存率为73%，观察组为62%，统计学有显著差别。早期病例化疗方案的选择，推荐紫杉醇+卡铂化疗，3~6个疗程，对于体弱患者可以选择单药顺铂、单药卡铂或单药紫杉醇的短疗程化疗。近期，NCCN推荐的治疗是静脉应用紫杉醇与卡铂联合化疗3~6个周期。

Ⅱ、Ⅲ、Ⅳ期病例，对于残存肿瘤病灶<1 cm的Ⅲ期病例可进行腹腔化疗。联合静脉全身化疗，推荐方案为紫杉醇联合卡铂，共6~8个疗程。对非理想肿瘤减灭术后有大块肿瘤残存者，可先用2~3个疗程新辅助化疗，再行间隔肿瘤减瘤术。晚期肿瘤切除困难或已有远处转移，或年老体衰不能手术者，在肿瘤诊断基本明确的条件下，先行1~3个疗程的新辅助化疗，再行减瘤手术。

（四）化疗方案

联合化疗给患者带来了显著生存获益。故现在除患者一般情况差、肿瘤极晚期无法耐受常规化疗的情况外，已不推荐单药化疗。初次化疗或首次辅助化疗所推荐的化疗方式为静脉化疗或静脉联合腹腔化疗。

1. 常用的化疗方案

（1）单药化疗

1）顺铂：顺铂是治疗卵巢癌最有效的药物之一，有效率达29%~35%。曾报道单药顺铂对卵巢上皮癌的治疗效果肯定，对初治患者的有效率达50%，完全缓解率达27.2%。

2）卡铂：卡铂为顺铂的第二代衍生物。临床表明其疗效与顺铂相同，卡铂患者易耐受，用药方法简便，可门诊用药，因无积叠毒性而无总剂量的限制。卡铂的毒性和药物的尿路清除有关，卡铂国外多采用AUC 5~7计算给药用量，国内则多采用AUC 4~6。

3）紫杉醇：单药有效率可达25%~35%。主要的不良反应有过敏反应、神经毒性和心脏毒性。其中过敏反应为聚氧乙烯蓖麻油引起组织胺释放。神经毒性有蓄积作用，主要表现为手套或长袜状分布的麻木、刺痛、灼痛感觉神经病；暂时性较大关节痛及肌痛。

4）紫杉醇脂质体：是以脂质为紫杉醇药物的载体，不含聚氧乙烯蓖麻油及无水乙醇混合溶媒，体内水溶性较好，从而避免了普通紫杉醇因助溶剂引起的超过敏反应，提高了肿瘤患者的安全性。药代动力学方面，紫杉醇脂质体具有缓释的特点，其半衰期较普通紫杉醇长，理论上能够增强抗肿瘤效果。另外，脂质体药物具有一定的肿瘤靶向性。近期有研究表明，紫杉醇脂质体与普通紫杉醇采用相同的剂量，其治疗卵巢癌的疗效相当，但过敏反应等不良反应较普通紫杉醇轻。

(2) 静脉联合化疗方案：目前首先推荐作为卵巢癌的治疗。

1) TC 方案

紫杉醇 135~175 mg/m² 静脉滴注 3 小时，第 1 天；

卡铂 AUC 4~6 静脉滴注，第 2 天；

3 周重复。

TC 方案为目前卵巢癌化疗的标准一线方案，作为静脉化疗的首选方案。

2) DC 方案

多西他赛 60~75 mg/m² 静脉滴注 1 小时，第 1 天；

卡铂 AUC 4~6 静脉滴注，第 2 天；

3 周重复，6 周期。

3) 紫杉醇周疗方案

紫杉醇 80 mg/m² 静脉滴注 1 小时，第 1、8、15 天；

卡铂 AUC 4~6 静脉滴注 1 小时，第 1 天；

3 周重复。

4) TC+贝伐珠单抗方案

紫杉醇 175 mg/m² 静脉滴注 3 小时，第 2 天；

卡铂 AUC 4~6 静脉滴注 1 小时，第 2 天；

3 周重复，5~6 周期；

贝伐珠单抗 7.5 mg/kg 静脉滴注 30~90 分钟，第 1 天；

3 周重复。

化疗结束后，贝伐珠单抗持续巩固应用 12 周期（3 类推荐）。

5) TC+贝伐珠单抗方案

紫杉醇 175 mg/m² 静脉滴注 3 小时，第 1 天；

卡铂 AUC 4~6 静脉滴注 1 小时，第 2 天；

3 周重复，6 周期。

自第 2 周期起，贝伐珠单抗 15 mg/kg 静脉滴注 30~90 分钟，第 1 天，3 周重复，共 22 周期（3 类推荐）。

(3) 腹腔化疗（intraperitoneal chemotherapy）：卵巢上皮癌转移主要以腹腔内各脏器表面的弥漫性种植为主，较少发生远处血行转移，因此，腹腔内用药成为一个最好的治疗途径，其最大优势是腹腔内药物浓度高，有利于发挥抗瘤作用。而血浆药物浓度低，则减低全身不良反应。美国国立癌症研究所建议对于残存瘤体积<1 cm 的患者采用腹腔化疗。

2012 年美国 NCCN 指南已将腹腔化疗作为 II 期或残存肿瘤小于 1 cm 的满意减瘤的 III 期卵巢癌的术后标准化疗方案。用法为紫杉醇 135 mg/m² 静脉滴注 24 小时，第 1 天；顺铂 75~100 mg/m²，腹腔内注射，于紫杉醇静脉用药结束后（第 2 天）；紫杉醇 60 mg/m²（体表面积上限为 2.0 m²），腹腔内注射，第 8 天。每 3 周重复，化疗 6 个周期。但术后残存肿瘤≥2 cm 者腹腔化疗疗效差；20%~30%的患者术后因腹腔粘连而致药物分布不均匀；无论是插管还是采用腹腔化疗装置或腹腔穿刺的方法，都可引起感染、脏器损伤等并发症。研究报道仅 42%的患者能够完成 6 个周期的化疗。未能完成腹腔化疗的原因包括导管并发症、恶心/呕吐、脱水和腹痛。不能完成腹腔化疗的患者必须完成静脉化疗。腹腔化疗目前仍存在争议。

2009年美国临床肿瘤学会（ASCO）年会上，有数项与卵巢癌化疗相关的研究发布，涉及改善卵巢癌疗效。其中，蒽环类药物与铂类联合作为一线治疗方案引起关注。MITO-2是一项多中心、随机对照的Ⅲ期临床研究，共纳入820例卵巢癌，其中超过80%为Ⅲ~Ⅳ期。随机按1∶1的比例分组后，分别接受PC（紫杉醇175 mg/m²，第1天，卡铂AUC 5，第1天，21天重复）或卡铂+多柔比星脂质体30 mg/2，第1天；卡铂AUC 5，第1天，21天重复作一线治疗，两组患者完成6周期化疗的比例差异无显著性，均为80%以上。但与标准的PC化疗相比，以蒽环类为基础的卡铂+多柔比星脂质体方案并未改善缓解率，且有较高的血液学不良反应。该研究初步数据并不支持卡铂+脂质体多柔比星方案作为PC标准一线化疗的替代选择。

另一项AGO-OVAR-9研究共纳入1 700余例卵巢上皮癌患者，随机分组后给予PC（紫杉醇+卡铂）或PCG（紫杉醇+卡铂+吉西他滨）化疗，两组化疗均为每3周重复，并至少进行6周期。患者的疾病特征在两组中平衡良好。研究结果显示，FIGO Ⅰ~ⅡA期的患者接受PCG化疗并未较PC改善PFS和OS；而FIGOⅡB~Ⅳ期患者接受PCG三药方案治疗的PFS明显低于标准PC方案（14.7个月和16.0个月，P=0.006 5），且三药方案的血液学毒性较PC化疗明显增加。AGO-OVAR-9研究印证了2006年GOG0182-ICON5研究结果，在标准的PC方案中加入第三种药物并不能提高对卵巢癌的疗效，且可能增加不良反应。目前，紫杉醇与铂类联合仍是卵巢癌一线化疗的金标准。

（4）其他化疗方案：既往在紫杉醇出现之前的常用方案为PAC或PC方案。

DDP 50~70 mg/m² 静脉滴注或腹腔注射，第1天（正规水化、利尿）；

CTX 500~700 mg/m² 静脉注射，第1天；

ADM 30~40 mg/m² 静脉注射（或表阿霉素50~60 mg/m²），第1天；

每21天重复。

临床试验表明CAP方案不增加疗效，已被PC所替代，目前部分经济条件有限患者仍有使用。

2. 复发病例的化疗 大多数晚期卵巢癌初次治疗后复发。通常把卵巢癌复发分为4种。①化疗敏感型，是指对初期以铂类药物为基础的治疗有明确疗效，且已经达到临床缓解，停用化疗6个月以上，出现肿瘤复发（如CA125升高、影像学检查和盆腔检查出现可测量的病灶）。②化疗耐药型，是指患者对初期化疗有效，但在完成化疗6个月内复发为耐药型卵巢癌。③顽固型，是指在初期化疗时对化疗药物有疗效或明显疗效，在治疗过程中出现病灶或停止化疗后"二探"阳性者。④难治型，是指对化疗无效，包括在化疗期间，肿瘤稳定或肿瘤进展者，约发生于20%的患者中。

（1）铂类敏感肿瘤：无疾病间隔越长，再次应用铂类时有效率越高。Markman报道：在超过24个月没有接受过治疗患者，接受DDP的有效率为77%，而无治疗间期在5~12个月的患者，有效率仅为27%。因此，复发患者如复发距初次治疗时间间隔长，可以选择原方案，且可获得较好的疗效。目前，对于铂类敏感性卵巢癌仍推荐采用铂类为基础的联合化疗。可供选择方案包括紫杉醇/卡铂方案或吉西他滨/卡铂联合方案。

（2）铂类耐药肿瘤：对铂耐药者有两种选择：①进行临床试验。②采用非铂类化疗，因为这些患者疗效差、生存期短。治疗前应全面权衡药物的疗效和毒性、患者的耐受性，特别要关注患者的生存质量等，做出较为合理的选择。首先鼓励患者进入临床研究；可选择脂质体阿霉素、多西他赛、VP-16、拓扑替康、吉西他滨、紫杉醇周疗、伊立替康等。不论是单药化疗还是联合应用，缓解率为10%~25%。到目前为止，由于缺乏挽救化疗对生活质量和姑息性治疗的具体评估，因此，很难推荐最好的化疗方案。

1) 多柔比星脂质体（doxil）：常用剂量为 40~50 mg/m² 静脉注射，每 21 天重复。Gordon AN 等报道采用 PLD 治疗 239 例复发性卵巢上皮癌，ORR 为 19.7%。患者可能出现与剂量有关的手足综合征，特点是痛性红肿、掉皮、间断性水泡。Doxil 明显减轻游离阿霉素的某些毒性，从而减少恶心呕吐、骨髓抑制、心脏毒性和脱发。

2) 拓扑替康（TPT）：美国 FDA 于 1996 年批准拓扑替康单药用于卵巢癌二线治疗。用法为：拓扑替康每日 1.25~1.5 mg/m² 静脉滴注，连用 5 天，每 21 天重复。该药疗效已得到认可，但有较高的血液学毒性。目前，如何优化给药方案、降低毒性已成为临床需要解决的问题。

3) 吉西他滨（GEM）：800~1 000 mg/m²，静脉滴注，每周 1 次，连用 3 周。Hansen 报道对于曾治疗过的卵巢癌患者，吉西他滨的单药有效率为 13%。ASCO 年会上，Moura GL 等报道吉西他滨联合顺铂治疗铂类耐药的卵巢癌 35 例，CR 率为 14.2%，PR 率为 34.3%，PFS 6.7 个月，MST 13.2 个月，毒性反应可以耐受，表明吉西他滨联合顺铂治疗铂类耐药者可行且有效。目前，单药疗法或与顺铂联合化疗是治疗复发性卵巢癌的适宜选择。

4) 多西他赛：75~100 mg/m² 静脉滴注，每 21 天重复；或 25 mg/m²，每周 1 次，连用 3 周，每 4 周重复。对复发性卵巢癌的有效率为 20%~35%。Kaye 报道 200 例患者总反应率为 31.5%。

5) 依托泊苷：50 mg/m² 口服，每日 1 次，连用 21 天。有效率为 6%~27%。

6) 长春瑞滨（NVB）：25~30 mg/m² 静脉注射，每周 1 次×2，或 20 mg/m² 每日 1 次，连用 3 天，每 21 天重复。有效率为 29%。

7) 六甲蜜胺（HMM）：250 mg/m² 口服（分 4 次），连用 14 天，每 4 周重复。为部分耐药患者提供长期生存机会。在严格界定的难治性或耐药性卵巢癌中，缓解率为 10%。

8) 异环磷酰胺：在复发性卵巢癌患者中，有效率为 10%~20%。

9) 奥沙利铂（L-OHP）：130 mg/m² 静脉滴注 3 小时，每 21 天重复。对顺铂耐药的上皮性卵巢癌有效率为 26% 左右。

(3) 其他可选择的化疗方案

1) Doxil/Gem 方案：多柔比星脂质体（DLP）联合吉西他滨。

Doxil 25 mg/m² 静脉注射，第 1 天；

GEM 600 mg/m² 静脉滴注，第 1、8 天；

每 3 周重复。

2) IFO/Taxol 方案：异环磷酰胺联合紫杉醇（PTX）。

IFO 1.2 g/m² 静脉滴注，每日 1 次，第 1~3 天（用美司钠解救）；

Taxol 175 mg/m² 静脉滴注，第 1 天；

每 3 周重复。

3) IFO/L-OHP 方案：异环磷酰胺联合奥沙利铂（OXA）。

IFO 1.2 g/m² 静脉滴注，每日 1 次，第 1~3 天（用美司钠解救）；

L-OHP 130 mg/m² 静脉滴注，第 1 天；

每 3 周重复。

4) Gem/L-OHP 方案：吉西他滨联合奥沙利铂。

GEM 800 mg/m² 静脉滴注，第 1、8 天；

L-OHP 130 mg/m² 静脉滴注，第1天；

每3周重复。

5）IFO/VP-16方案：异环磷酰胺联合依托泊苷。

IFO 1.2 g/m² 静脉注射，每日1次，第1~4天（用美司钠解救）；

VP-16 100 mg 静脉滴注，每日1次，第1~4天；

每4周重复。

6）IFO/Doxil方案：异环磷酰胺联合多柔比星脂质体（DLP）。

IFO 1.2 g/m² 静脉滴注，每日1次，第1~4天；

Doxil 25 mg/m² 静脉注射，第1天；

每3周重复。

7）TPT/Taxol方案：拓扑替康联合紫杉醇（DTX）。

TPT 0.7~1.0 mg/m² 静脉滴注，每日1次，第1~5天；

Taxol 135 mg/m² 静脉滴注，第1天，每4周重复。

8）NDP/CPT-11方案：奈达铂联合伊立替康。

NDP 80~90 mg/m² 静脉滴注，第1天，每4周重复。

CPT-11 60~80 mg/m² 静脉滴注，第1、8天；

每3或4周重复。

2013年NCCN指南指出对于复发卵巢癌患者首选的药物包括：对于铂类敏感的肿瘤：卡铂/紫杉醇（1级证据）、卡铂/紫杉醇（周疗）、卡铂/多西他赛、卡铂/吉西他滨、卡铂/吉西他滨/贝伐珠单抗（2级证据）、卡铂/多柔比星脂质体、顺铂/吉西他滨联合方案。单药包括顺铂和卡铂。对于铂耐药可选非铂单药：多西他赛、依托泊苷（口服）、吉西他滨、脂质体多柔比星、紫杉醇（周疗）、托泊替康。其他可能有效的药物包括：六甲蜜胺、卡培他滨、环磷酰胺、异环磷酰胺、伊立替康、美法仑、奥沙利铂、紫杉醇、白蛋白结合性紫杉醇、培美曲塞、长春瑞滨。

对于顽固性卵巢癌患者，大剂量的积极化疗也许并不能取得疗效，此时应首先对患者的身体状况、心理和精神状况做出评估，给予恰当治疗，避免治疗影响患者生活质量。对于"停止化疗后完全缓解或停止6个月以上发生复发者"分为影像学/临床复发和生化复发（生化复发指仅有CA125升高但影像学未发现复发灶）。对于生化复发可选择参加临床试验；或继续观察直至出现临床复发；或立即开始治疗（2B级证据）。并强烈推荐患者参与新药疗效的临床试验。在复发肿瘤治疗中，让患者及家属参与制定治疗决策甚为重要。AGO-OVAR等多中心、随机对照临床试验，共纳入356例顺铂敏感型卵巢癌复发患者，随机按1：1的比例分组后，分别接受吉西他滨/卡铂（GEM 1 000 mg/m²，第1、8天；卡铂AUC 4或5，第1天）治疗，两组平均化疗时间均为6个周期，平均随访时间为17个月。中位PFS在吉西他滨/卡铂组为8.6个月，单药卡铂组为5.8个月。RR在吉西他滨/卡铂组患者为47.2%，在单药卡铂组为30.9%。骨髓抑制毒性反应在联合化疗组更明显。

（4）内分泌治疗：2013年NCCN指南指出对复发卵巢癌患者无法耐受化疗时可能有效的药物，包括他莫昔芬、阿那曲唑、来曲唑、醋酸甲地孕酮、亮丙瑞林。对铂类耐药卵巢癌中，他莫昔芬有一定作用，客观缓解率为15%。其优点为毒性小、易接受。二线治疗失败或一般状态不允许使用化疗药物者，他莫昔芬可以作为一种灵活的治疗方法。来曲唑作为卵巢癌的二线药物，受到高度关注。对于雌激素受体阳性的卵巢癌患者的客观有效率为16%，但生物学和临床效果是否优于他莫昔芬尚不明确。

（5）靶向治疗：分子靶向治疗是近年出现的一种新的治疗方法。它以肿瘤细胞在分子遗传学水平的特征性改变为作用靶点，在发挥更强的抗肿瘤活性的同时，减少对正常细胞的不良反应。在卵巢癌的治疗中，先后用几种靶向药物进行尝试。研究表明，单药治疗中的获益主要表现为肿瘤稳定，没有进展，而不是获得缓解或肿瘤消失，但不良反应小，耐受性好，可长期应用。且分子靶向药物与化疗药物联合应用可提高疗效。自2012年起美国NCCN指南已将贝伐珠单抗（bevacizumab）列入卵巢上皮性癌二线治疗的推荐方案（有效率为21%）。

1）血管内皮生长因子抑制剂：血管内皮生长因子（VEGF）在卵巢癌的发展和恶性腹腔积液的形成中扮演重要角色。VEGF水平升高及微血管密度增加是卵巢癌的不良预后因素。在人卵巢癌裸鼠移植瘤模型的临床前试验中，抗VEGF的抗体显示出预防甚至逆转恶性腹腔积液形成的作用。在该模型中，抗VEGF抗体与紫杉醇联合应用既能减少腹腔积液形成还可以促进肿瘤退缩。二者联合应用的机制在于VEGF能促进凋亡抑制因子survivin的生成，而后者有助于维持微管蛋白的功能，可见抗VEGF抗体与紫杉醇具有一定协同作用。另外，VEGF可能通过激活磷脂酰肌醇3激酶（PI3K）/AKT通路诱导耐药的产生，而PI3K抑制剂可以增强紫杉醇的疗效，因此，理论上，抗VEGF抗体联合紫杉醇的效果应该优于二者单药治疗的效果，且已在临床前实验中得到验证。

2）贝伐珠单抗（bevacizumab）：2012年，ASCO报道GOG-0218探讨贝伐珠单抗在卵巢癌、原发腹膜癌和原发输卵管癌的术后一线治疗中的作用的研究结果。该研究评价在卵巢癌术后一线治疗中化疗同时联合贝伐珠单抗（R2）以及一线联合贝伐珠单抗后单药贝伐珠单抗作为维持治疗（R3）的作用。研究发现，与紫杉醇/卡铂联合安慰剂的对照组（R1）相比，紫杉醇/卡铂同时联合贝伐珠单抗以及贝伐珠单抗作为维持治疗的安全性较好，2度及以上的副反应中，仅有高血压的发生率在三组间的差异存在统计学意义。大于3度的肠道不良反应（穿孔/瘘/坏死/渗出）的发生率在对照组、紫杉醇/卡铂联合贝伐珠单抗组以及紫杉醇/卡铂联合贝伐珠单抗+贝伐珠单抗维持治疗组中分别为0.8%、2.6%和2.3%，虽然加用贝伐珠单抗后肠道不良反应的发生率有升高的趋势，但三组间差异无统计学意义，研究结果提示贝伐珠单抗作为卵巢癌的一线治疗的安全性可能优于单用贝伐珠单抗治疗复发卵巢癌，尤其是既往多疗程多方案化疗者或肿瘤侵袭肠道者。疗效方面，三组PFS分别是10.3个月、11.2个月和14.1个月，其中R3与R1相比，差异有显著性，但R2与R1相比差异无显著性。结果表明紫杉醇/卡铂联合贝伐珠单抗+贝伐珠单抗维持治疗的疗效优于目前紫杉醇/卡铂的标准治疗。而仅在化疗同时联合贝伐珠单抗的疗效并未明显优于目前的标准治疗。另外，三组的总生存率差异并无显著性。

3）表皮生长因子受体抑制剂：有关卵巢癌的多数研究都聚焦于表皮生长因子受体（EGFR），它在30%~70%的卵巢癌中存在过表达，且与预后不良相关。EGFR是一种跨膜蛋白，作为细胞外信号向细胞内传导受体，在细胞的生长、增殖、凋亡和分化等相关的一系列与肿瘤发生发展相关的分子过程中发挥重要作用。

在卵巢癌中，一项Ⅱ期研究表明EGFR的小分子酪氨酸激酶抑制剂厄洛替尼（erlotinib）单药治疗EGFR阳性、既往接受过多种治疗的复发性卵巢癌的有效率为8.8%。同一类型的吉非替尼也进行类似的临床试验，在27例不明EGFR表达状况的复发性卵巢癌中，1例部分缓解，另外3例获得长期的疾病稳定（SD），临床受益率为14.8%（4/27）。这两种药物最常见的不良反应是轻到中度的痤疮样皮疹和腹泻。除了酪氨酸激酶抑制剂以外，已开展EGFR的单克隆抗体西妥昔单抗用于卵巢癌治疗的临床研究。将EGFR抑制剂作为复发或耐药者的补救治疗措施，这类药物是否能与化疗协同作用，在卵巢癌的一线化疗中发挥作用还尚未可知。苏格兰卵巢癌随机试验组（SCOTROC）正在进行一项Ⅲ期研究，将埃罗替尼作为一线治疗的一部分，用于紫杉醇/卡铂化疗后治疗晚期卵巢上皮癌。该研究将在一定程度上揭示 EGFR 的单克隆抗体治疗卵巢癌的前景。

4）多靶点的靶向治疗药物：索拉非尼（sorafenib，多吉美）是目前世界上第一个被批准应用于临床的一个多靶点的靶向治疗药物。其用于卵巢癌治疗尚处于探索阶段。Ⅱ期临床研究表明 Sorafenib 联合吉西他滨作为二线治疗，60.4% 的患者疾病处于稳定状态，然而仅 4.7% 患者取得临床部分缓解，中位 PFS 为 5.4 个月，中位 OS 为 13.3 个月，严重毒性反应发生率低。目前正在进行 Sorafenib 联合卡铂+紫杉醇用于复发性卵巢癌治疗的研究。同时，索拉非尼联合其他靶向制剂如贝伐珠单抗的疗效亦处于Ⅱ期临床研究阶段。

5）CA125 靶向抗体：奥戈伏单抗（oregovomab，OvaRex）是靶向 CA125 的单克隆抗体。2004 年 Berek 报道一项 RCT 研究结果，145 例取得完全临床缓解的卵巢癌患者随机分组接受 OvaRex 巩固治疗或仅使用安慰剂对照，随访 5 年结果发现 OvaRex 治疗后患者 OS 延长近 10 个月（57.5 个月和 48.6 个月），5 年生存率分别为 47% 和 37%，目前正在进行两项Ⅲ期 RCT 研究以进一步确定其对卵巢癌的治疗价值。

三、生殖细胞肿瘤

（一）治疗原则

卵巢恶性生殖细胞瘤包括：卵黄囊瘤（YKS）、无性细胞瘤（DSG）、未成熟畸胎瘤（IMT）。手术治疗时应进行全面的分期，明确 FIGO 分期及病理分级。任何期别的患者如果希望保留生育功能，均可以考虑患侧附件切除，保留子宫及对侧附件，术后辅以化疗；无生育要求，可切除全子宫及双侧附件，进行全面的分期手术。对于Ⅱ~Ⅳ期的患者，行分期手术同时应行肿瘤细胞减灭术。全面分期术后对于Ⅰ期的无性细胞瘤和Ⅰ期 G_1 级的未成熟畸胎瘤术后可行随诊观察。其他情况：包括内胚窦瘤、Ⅱ~Ⅳ期的无性细胞瘤、Ⅰ期 G_{2-3} 或Ⅱ~Ⅳ期的未成熟畸胎瘤，术后应进行辅助化疗。

（二）综合治疗

1. 无性细胞瘤

（1）手术治疗：大多数卵巢无性细胞瘤患者的年龄为 10~30 岁，平均 21 岁，因此，手术范围的选择，应尽可能保留生理及生育功能，做单侧附件切除。

（2）联合化疗：近年来，由于联合化疗用于无性细胞瘤取得了一些很成功的经验，使化疗在无性细胞瘤治疗中占有至关重要的地位。联合化疗方案主要包括：VAC（长春新碱+更生霉素及环磷酰胺）、PVB（顺铂+长春新碱+博来霉素）及 BEP（博来霉素+依托泊苷+顺铂）方案，其中以 BEP 方案为主。术后化疗 3~4 个周期，并监测 β-HCG 变化。NCCN 指南 2013 版指出，对于部分ⅠB~Ⅲ期的无性细胞瘤患者，如采用 BEP 方案不良反应过重，可采用 EC 方案。

EC 方案：用于无性细胞瘤。

CBP 400 mg/m^2 静脉滴注，第 1 天；

VP-16 120 mg/m^2 静脉滴注，每日 1 次，第 1~3 天；

4 周重复。

2. 卵黄囊瘤（内胚窦瘤）

（1）手术治疗：卵黄囊瘤是一种恶性程度极高、易早期转移、可用甲胎蛋白（AFP）监测的肿瘤。

绝大部分为单侧性，且患者年轻，故手术范围选择单侧输卵巢卵管切除，对侧卵巢经仔细检查无异常者，保留对侧卵巢及子宫，以保留其生理生殖功能；对已有卵巢外转移的晚期肿瘤，应行肿瘤减灭术。

(2) 术后辅助化疗：目前 BEP 方案是治疗卵黄囊瘤最为有效的一线化疗方案。NCCN 指南主张对卵黄囊瘤术后巩固化疗 3~4 周期，并监测 AFP 变化。如一线化疗后 AFP 升高，建议改用 TIP（紫杉醇+异环磷酰胺+顺铂）化疗。

3. 未成熟畸胎瘤

(1) 手术治疗：手术时应首先详细探查，以进行正确的手术分期。由于肿瘤绝大多数为单侧性，且患者多很年轻，故多主张单侧附件切除。对于已有腹腔广泛种植转移的患者应行肿瘤细胞减灭术，尽可能切净转移肿瘤，手术减瘤的彻底性仍是治疗成功的关键。

(2) 联合化疗：化疗是卵巢未成熟畸胎瘤必不可少的治疗方法。化疗方案与卵巢卵黄囊瘤基本相同。常用的联合化疗方案包括 PVB、BEP、VAC 方案。

（三）肿瘤内科治疗

恶性生殖细胞肿瘤过去被认为是预后最差的肿瘤，现已被认为是继子宫绒毛膜癌之后第二种可用化疗治愈的肿瘤。BEP 方案已成为国际上治疗各期卵巢恶性生殖细胞肿瘤的标准一线化疗方案。还有 VAC、PVB 方案。二线治疗或复发病例方案：VIP（依托泊苷+异环磷酰胺+顺铂）、VeIP（长春新碱+异环磷酰胺+顺铂）、顺铂/依托泊苷、多西他赛/卡铂、紫杉醇/卡铂、紫杉醇/吉西他滨、紫杉醇/异环磷酰胺等方案。NCCN 指南主张对一线化疗后 AFP 和 β-HCG 持续升高的患者，推荐采用 TIP（紫杉醇+异环磷酰胺+顺铂）方案或干细胞移植支持下的大剂量化疗。对于某些无性细胞瘤患者，将化疗不良反应最小化至关重要，可考虑给予 3 个周期的 EP（依托泊苷/卡铂）化疗。

（四）化疗方案

1. BEP 方案

BLM 15 mg 静脉滴注或肌内注射，每周 1 次；

VP-16 100 mg/m^2 静脉滴注，每日 1 次，第 1~3 天；

DDP 30~35 mg/m^2 静脉滴注，每日 1 次，第 1~3 天；

每 3 周重复，3~4 周期。

美国 GOG 曾进行 BEP 治疗恶性生殖细胞肿瘤的临床研究，93 例 Ⅰ、Ⅱ、Ⅲ 期病例在肿瘤切除后，用 BEP 3 个周期，其持续缓解率可达 96%。目前，BEP 方案已成为治疗恶性生殖细胞瘤的最为经典的方案。NCCN 指南主张对于内胚窦瘤、Ⅱ~Ⅳ 期的无性细胞瘤、Ⅱ~Ⅳ 期或 Ⅰ 期 G$_{2~3}$ 的未成熟畸胎瘤患者术后进行 3~4 周期的 BEP 方案化疗。注意 BLM 的终身限制剂量为 250 mg/m^2，超过限制剂量需改用其他方案。

2. PVB 方案

BLM 15 mg/m^2 肌内注射，第 2 天；

VCR 1~1.5 mg/m^2 静脉冲入，每日 1 次，第 1、8 天；

DDP 20 mg/m^2 静脉滴注，每日 1 次，第 1~5 天；

每 3 周重复，3~4 周期。

3. VAC 方案

CTX 200 mg/m^2 静脉冲入，每日 1 次，第 1~5 天；

VCR 1.5 mg/m² 静脉冲入，第1天；

ACTD 200 μg/m² 静脉滴注，每日1次，第1~5天；

4周重复，用4周期。

4. EIP方案

IFO 1.0~1.5 g/m² 静脉滴注，每日1次，第1~5天；

Mesna 400 mg 静脉滴注，于0、4、8小时各给1次解毒；

VP-16 60~80 mg/m² 静脉滴注，每日1次，第1~5天；

DDP 20 mg/m² 静脉滴注，每日1次，第1~5天；

4周重复，用4周期。

目前认为异环磷酰胺为基础化疗作为挽救治疗，主要用于对铂类敏感的生殖细胞肿瘤复发（一线化疗达CR后复发者）。约50%可达到无瘤状态，然而其中约一半仍将复发。

5. CE方案

CBP 400 mg/m² 静脉滴注，第1天；

VP-16 120 mg/m² 静脉滴注，每日1次，第1~3天；

每3~4周重复，用3~4周期。

6. 高剂量化疗加自体骨髓移植　首次一线化疗未达CR的生殖细胞瘤，用常规剂量的顺铂挽救治疗，这些患者的治愈率<10%，可考虑用高剂量化疗+自体骨髓移植。

7. 对于复发的恶性生殖细胞肿瘤，NCCN指南推荐的治疗方案　①大剂量化疗，包括顺铂/依托泊苷、多西他赛、多西他赛/卡铂、紫杉醇、紫杉醇/异环磷酰胺、紫杉醇/卡铂、紫杉醇/吉西他滨、VIP（依托泊苷+异环磷酰胺+顺铂）、VeIP（长春新碱+放线菌素D+环磷酰胺）、TIP（紫杉醇+异环磷酰胺+顺铂）。②放射治疗。③支持治疗。

四、卵巢性索间质肿瘤

颗粒细胞瘤大约占性索间质肿瘤的70%，占所有卵巢肿瘤的3%~5%。颗粒细胞瘤分两种类型：幼稚型和成人型。由于雌激素较高，幼稚型患者常伴有性早熟，成人型患者常伴有绝经后出血。由于肿瘤的症状明显，且生长缓慢，大多数患者诊断时处于临床Ⅰ期。发病高峰是绝经后第一个10年。诊断时的临床分期是影响预后的最重要因素。

（一）治疗原则

希望保留生育功能的ⅠA~ⅠC期的卵巢间质肿瘤患者，应考虑行保留生育功能手术，其他患者均应做全面的分期手术。在完成系统分期手术或保留生育功能的系统分期手术后，对于Ⅰ期（低危）的患者应当予以观察。对于高危的Ⅰ期（肿瘤破裂、分化差）或中危型患者（肿瘤含有异质性成分），处理建议包括观察或铂类为基础的化疗。对于Ⅱ~Ⅳ期的患者推荐的处理包括对局限性病灶给予放疗或铂类为基础的化疗（BEP或紫杉醇/卡铂方案首选）。对于临床复发患者的治疗方法包括参与临床试验、支持治疗、化疗。其他影响预后的因素包括：患者的年龄、肿瘤大小、组织学特征。如果有转移，彻底的细胞减灭术是治疗的主要方法。由于本病少见，且病程长，所以缺少该方面的前瞻性研究。

（二）综合治疗

1. 手术治疗　手术方式分单侧附件切除、全子宫双附件切除及肿瘤细胞减灭术。具体选择可根据肿瘤期别、组织类型、细胞分化程度、患者年龄及生育情况酌定。

2. 联合化疗　2013年NCCN指南推荐对于Ⅰ期的高危或中危患者以及Ⅱ～Ⅳ期患者，术后可应用化疗作为辅助治疗。常用的化疗方案与恶性生殖细胞肿瘤相同，包括PVB、PEB方案等。对于复发的患者，可选择与生殖细胞肿瘤相同的方案，也可采用紫杉醇/卡铂联合化疗方案。

3. 激素治疗　由于某些颗粒细胞瘤可分泌雌激素，而且不少学者发现颗粒细胞瘤中存在着孕激素受体，这为孕激素治疗颗粒细胞瘤提供了依据。Hardy RD以甲地孕酮治疗复发的晚期患者，有病例获得完全缓解。近年来发现促性腺释放激素激动剂（GnRH）如抑纳通、戈舍瑞林等，在治疗激素依赖性恶性肿瘤方面有一定疗效，基础研究也表明，GnRH可降低促性腺激素水平，抑制卵巢的活性。

（三）肿瘤内科治疗

对于Ⅰ期无高危因素的患者，治疗应以手术+随访为主。Pfleiderer和Malmstrom等研究发现，对于FIGO Ⅰ期的低危患者，手术后是否辅以化疗，5年存活率相同（94%～100%）。但是，对于有高危因素的Ⅰ期及Ⅱ～Ⅳ期患者应选择顺铂为基础的化疗；临床复发患者，首选生殖细胞肿瘤的治疗方案化疗。PVB方案为颗粒细胞瘤的首选治疗方案。该方案化疗失败后也可采用紫杉醇/卡铂方案进行挽救治疗。

（四）化疗方案

单药治疗包括紫杉醇、多西他赛。联合化疗方案有PVB、PEB、PI、VAC及TC方案，具体参考卵巢生殖细胞瘤及卵巢癌的化疗方案。2013年NCCN推荐复发性索间质细胞瘤可选择的化疗方案：芳香化酶抑制剂（阿那曲唑，来曲唑）、贝伐珠单抗（限颗粒细胞瘤）、亮丙瑞林（颗粒细胞瘤）、多西他赛、紫杉醇、紫杉醇/异环磷酰胺、紫杉醇/卡铂、他莫昔芬、VAC，以及放射治疗、支持治疗。

（杨晓宇）

第七节　子宫颈癌

一、概述

子宫颈癌（Cervical Cancer）是妇女中常见的恶性肿瘤，在发展中国家则是妇女中最常见的恶性肿瘤。发病率在20岁前较低，20～50岁增长较快，其后上升幅度变缓。患病的高峰年龄为50岁左右，近年有年轻化趋势。由于肿瘤三级预防的广泛开展，妇女卫生状况的改善，发病率明显下降。子宫颈癌的组织类型多为鳞癌，其次为腺癌，其他还有肉瘤、淋巴瘤、恶性黑色素瘤等比较少见的类型。子宫颈癌的病因复杂，许多因素可能与此有关，如HPV感染特别是16、18、31、33、35等高危型的感染，性行为因素，性传播疾病（STD），孕产因素及社会经济状况等。

二、病理分类

（一）上皮性肿瘤

1. 鳞状上皮肿瘤　①鳞状细胞癌，鳞状上皮移行细胞癌。②早期浸润癌（微小浸润性）。
2. 腺体肿瘤　①腺癌，黏液腺癌。②子宫内膜样腺癌。③透明细胞腺癌。④浆液性腺癌。⑤中肾管型腺癌。

3. **其他上皮性肿瘤** ①腺鳞癌，毛玻璃细胞亚型。②腺样囊性癌。③腺样基底细胞癌。④神经内分泌肿瘤，类癌，非典型性类癌，小细胞癌，大细胞神经内分泌癌。⑤未分化癌。

（二）间叶性肿瘤和瘤样病变

①平滑肌肉瘤。②子宫内膜样间质肉瘤，低度恶性。③未分化宫颈管肉瘤。④葡萄状肉瘤。⑤腺泡状软组织肉瘤。⑥血管肉瘤。⑦恶性外周神经鞘肿瘤。

（三）上皮和间叶混合性肿瘤

①癌肉瘤（恶性米勒源性混合瘤，化生性癌）。②腺肉瘤。③Wilms 肿瘤。

（四）黑色素细胞肿瘤

①恶性黑色素瘤。②其他肿瘤。

（五）生殖细胞型肿瘤

卵黄囊瘤。

三、临床分期

宫颈癌 FIGO 分期：

Ⅰ期　宫颈肿瘤局限于子宫（侵犯宫体可以不予考虑）。

ⅠA　镜下浸润癌。所有肉眼可见的病灶——即使是表浅的浸润都归为ⅠB期。

ⅠA1　间质浸润深度<3.0 mm。

ⅠA2　间质浸润深度 3.0~5.0 mm。

ⅠB　肉眼可见病灶局限于宫颈，或是镜下肿瘤的病变范围大于ⅠA2。

ⅠB1　间质浸润深度≥5 mm，而最大径<2 cm。

ⅠB2　临床可见病灶最大径 2~4.0 cm。

ⅠB3　临床可见病灶最大径>4.0 cm。

Ⅱ期　肿瘤已经超出子宫，但未达盆壁，或累及阴道，或未达阴道下 1/3。

ⅡA　累及阴道上 2/3，无宫旁组织浸润。

ⅡA1　临床可见病灶最大径≤4.0 cm。

ⅡA2　ⅡA2 临床可见病灶最大径>4.0 cm。

ⅡB　有宫旁组织浸润，但未到骨盆。

Ⅲ期　肿瘤侵及盆壁和（或）累及阴道下 1/3 和（或）导致肾盂积水或肾无功能。

ⅢA　肿瘤累及阴道下 1/3，未累及盆壁。

ⅢB　肿瘤累及盆壁和（或）导致肾盂积水或肾无功能。

Ⅳ期　肿瘤播散超出真骨盆或（活检证实）侵犯膀胱或直肠黏膜（泡状水肿不能分为Ⅳ期）。

ⅣA　肿瘤侵及膀胱或直肠黏膜，和（或）超出真骨盆。

ⅣB　远处转移。

四、治疗原则

早期子宫颈癌：Ⅰ～ⅡA期，单纯根治性手术（广泛性子宫切除±盆腔淋巴结清扫术±腹主动脉旁淋巴结切除）与根治性放疗两者治疗效果相当，5 年生存率、死亡率、并发症概率相似，具有不良预后因素者术后需辅助放化疗。2013年NCCN指出，对于ⅠA、ⅠB1和部分ⅡA1患者选择手术治疗，对于ⅠB2~ⅣA患者，推荐同步放化疗，对于ⅣB患者则以系统性的全身治疗为主，一般情况好可耐受放化疗者也应积极配合综合治疗。

五、综合治疗

（一）早期子宫颈癌

主要指临床分期为Ⅰ期~ⅡA期的子宫颈癌。

1. ⅠA和ⅠB1期的治疗　手术和放疗具有相同的疗效，多采用手术治疗，对于年老体弱或有手术禁忌证者则可采用放射治疗。对于有生育功能保留愿望的ⅠA1、ⅠA2及肿瘤直径小于2 cm的ⅠB1期且无淋巴结转移的患者可行保留生育功能手术治疗。

2. ⅠB1或ⅡA期局部肿瘤≤4 cm者，应行根治性子宫切除术+盆腔淋巴结清扫±腹主动脉旁淋巴结取样（1级证据），或盆腔体外放疗+腔内治疗（A点剂量80~85 Gy）。

3. ⅠB2或ⅡA期局部肿瘤>4 cm者，可选择如下治疗：①根治性子宫切除术+盆腔淋巴结清扫+腹主动脉旁淋巴结取样（2级证据）。②盆腔体外放疗+腔内治疗+含有顺铂的同步化疗（A点剂量≥85 Gy）（1级证据）。③盆腔体外放疗+腔内治疗（A点剂量75~80 Gy）+含有顺铂的同步化疗+辅助性子宫切除术。④新辅助化疗后根治性子宫切除术加盆腔淋巴结切除术，随机试验数据提示在手术前采用以铂类为基础的新辅助化疗比放疗的效果好。目前未得到比较同期放化疗与手术前新辅助化疗的疗效差异的数据。⑤部分学者认为对于肿瘤局部较大的患者术前可行放疗缩小局部病灶，同时又可消灭局部亚临床病灶，提高手术切除率。术前放疗多采用腔内放疗，剂量一般为全程腔内放疗剂量的1/3~1/2，为20~30 Gy。

4. 术后病理证实盆腔淋巴结阳性、宫旁受侵或切缘阳性者应行辅助盆腔放疗联合包含顺铂的同步化疗，如果阴道切缘阳性，还应进行阴道腔内放疗。

5. 仅有深部间质浸润和（或）淋巴血管间隙受侵者，术后予以辅助盆腔放疗和阴道腔内放疗。

（二）中晚期子宫颈癌

指FIGO分期中的ⅡB~ⅣA期，其综合治疗包括放疗与化疗、放疗与热疗等。在过去传统治疗中公认的首选方法是放疗。近年来，随着国内外大量的有关子宫颈癌同步放化疗与单纯放疗的随机分组临床研究的开展，结果表明以顺铂为基础的同步放化疗较单纯放疗提高了生存率，使各期相对死亡危险率降低30%~50%，同步放化疗已成为中晚期子宫颈癌治疗的标准模式。对于部分ⅠB2~ⅡA和少数ⅡB期的局部晚期子宫颈癌患者，国外有初步研究报道新辅助化疗后进行手术，可缩小肿瘤，降低分期，减少盆腔淋巴结的转移和宫旁及淋巴脉管受侵，提高手术切除率。

（三）晚期和复发性子宫颈癌

1. 晚期子宫颈癌目前多采用放疗和化疗综合治疗。

2. 根治术后的盆腔复发和（或）腹膜后淋巴结转移者，首选放射治疗，近年来提倡与化疗联合治疗。

3. 放疗后的肿瘤复发，在原照射野外的宜选择放疗或放化疗。

4. 对于肿瘤广泛转移或不能耐受手术或不宜放疗的患者，可选择姑息性化疗。另外，目前有文献报道热疗合并放化疗治疗晚期或复发性子宫颈癌，可提高肿瘤的控制率，并改善患者的生存期。

六、肿瘤内科治疗

过去子宫颈癌化疗主要用于晚期转移或复发患者的姑息治疗。近10余年子宫颈癌的化疗已有许多发展和进步。首先，新辅助化疗用于原发肿瘤直径>4 cm的Ⅰ或Ⅱ期患者，即在手术前先用化疗，使大块肿瘤缩小后再手术，以提高手术切除率并减少术后的复发和转移。其次可以和放疗同时应用，作为放射增敏剂，以改善晚期子宫颈癌（Ⅲ和Ⅳ期）患者的盆腔控制，减少远处转移并提高长期生存率。最后可以作为常规治疗失败后盆腔复发或转移患者的解救治疗。

对子宫颈癌有效的化疗药物：顺铂（DDP）、卡铂（CBP）、5-氟尿嘧啶（5-FU）、丝裂霉素（MMC）、博来霉素（BLM）、异环磷酰胺（IFO）等。近年研究的新药还有：紫杉醇（PTX）、泰素帝（DTX）、健择（GEM）、拓扑替康（TPT）、伊立替康（CPT-11）、脂质体阿霉素、长春瑞滨。顺铂和以铂类为基础的联合化疗仍是治疗晚期和复发性子宫颈癌最有效的方案。

1. 早期子宫颈癌　美国国家综合癌症网络（NCCN）公布的临床诊疗指南已经将同步放化疗（含有顺铂的方案）作为ⅠB2或ⅡA期巨块型子宫颈癌的标准治疗之一。

2. 中晚期、复发子宫颈癌　NCI提出将放疗联合含有顺铂的同步化疗作为中晚期子宫颈癌的标准治疗。顺铂还用于不适合放疗或盆腔廓清手术的盆腔外转移或复发的患者，是最有效的化疗药物，被推荐用于复发或远处转移子宫颈癌患者的一线化疗。2013NCCN指南指出可供选择的一线单药方案为顺铂、卡铂、紫杉醇；一线联合方案（对于以前使用过顺铂作为放射增敏剂的患者首选以下方案）为顺铂/紫杉醇、顺铂/托泊替康、顺铂/吉西他滨、卡铂/紫杉醇；二线化疗方案为贝伐珠单抗、多西他赛、5-氟尿嘧啶、吉西他滨、异环磷酰胺、依立替康、表柔比星、丝裂霉素、拓扑替康、培美曲塞二钠、长春瑞滨。

3. 疫苗治疗　HPV疫苗Gardasil是针对引起子宫颈癌和生殖道疣的某些型别的人乳头瘤病毒（6、11、16、18型）的预防性疫苗。Gardasil疫苗目前已经批准用于9~29岁女性。最有效的时机是在开始性生活前注射。美国妇产科医师学会（ACOG）、癌症控制中心（CDC）和美国癌症协会（ACS）的指南一致同意11~12岁的女性应该常规注射HPV疫苗，但对于其他大年龄组的建议没有统一意见。生物分子或疫苗治疗目前在临床试验之外尚没有肯定的疗效。Cervarix是另一种预防HPV的疫苗，已在欧洲上市。NCCN建议注射过HPV疫苗的女性，还是要坚持进行宫颈细胞学涂片等筛查，因为目前的HPV疫苗仅对某些类型的HPV有预防作用。

七、化疗方案

（一）新辅助化疗

新辅助化疗（NAC）后根治性子宫切除术加盆腔淋巴结切除术随机试验数据提示在手术前采用以铂类为基础的新辅助化疗比放疗的效果好。目前未得到比较同期放化疗与手术前新辅助化疗的疗效差别的数据。

1. PVB方案

顺铂 50 mg/m² 静脉滴注，第1天（正规水化、利尿）；

长春新碱 1 mg/m² 静脉冲入，第1天；

博来霉素 15 mg 静脉滴注，不少于6小时，每日1次，第1~3天；

21天1个疗程，共3个周期。

2. FP方案

顺铂75 mg/m²，静脉滴注，第1天（正规水化、利尿）；

氟尿嘧啶4 000 mg/m²，持续静脉滴注96小时；

21天1周期，共3个周期。

NAC治疗子宫颈癌的作用已经初步得到肯定。DDP是最有效的药物。此外，DDP联合紫杉醇、拓扑替康、异环磷酰胺等方案在Ⅱ期和Ⅲ期临床试验中显示出令人鼓舞的结果，但对于最佳化疗方案尚无统一意见。NAC的给药途径除了静脉给药外，也有用介入动脉化疗，并取得一定成果，但尚未成为主流。目前仍需开展临床试验加以探讨，包括NAC的最佳方案及其对长期生存率和生活质量的影响；NAC与术前同步放化疗的比较；各种术后辅助治疗的疗效和安全性比较；NAC加手术、手术及术后辅助治疗与同步放化疗的疗效比较。

（二）同步放化疗

放射治疗在中晚期子宫颈癌治疗中仍处于主导地位，尽管对同步放化疗存在不同的意见，但同步放化疗对提高生存已显示出其良好的趋势。20世纪末美国先后由GOG（the Gynecologic Oncology Group）、RTOG（the Radiation Therapy Oncology Group）、SWOG（the South West Oncology Group）进行的5个以顺铂为基础的同步放化疗大样本、前瞻性随机对照临床研究，尽管各研究组内临床期别、放射剂量、放射方法及含顺铂的化疗方案不尽相同，但结果都证明同步放化疗能明显改善生存率，使死亡危险下降30%~50%，因而奠定了同步放化疗在子宫颈癌综合治疗中的地位，被NCI（National Cancer Institute）推荐放射治疗为子宫颈癌的标准治疗（表3-1）。

表3-1 针对子宫颈癌的以顺铂为基础的同步放化疗方案

研究组	方案	药物	剂量	用法
SWOG 8797	CF	DDP	70 mg/m²	静脉滴注，于放疗的第1、22、43和64天给药
		5-FU	4 g/m²	96小时连续静脉输注，于放疗第1、22、43和64天给药
COG 85	CF	DDP	50 mg/m²	静脉滴注，于放疗第1和29天给药
		5-FU	4 g/m²	96小时连续静脉输注，于放疗第1和29天给药
RTOC 9001	CF	DDP	75 mg/m²	静脉滴注，于放疗第1和29天给药
		5-FU	4 g/m²	96小时连续静脉输注，于放疗第1和29天给药
GOG 120	C 或	DDP	40 mg/m²	静脉滴注，于放疗第1、8、15、22、29和35天给药
	CFH	DDP	50 mg/m²	静脉滴注，于放疗第1和29天给药
		5-FU	4 g/m²	96小时连续静脉输注，于放疗第1和29天给药
		HU	2 g/m²	口服，每周2次，共6周
GOG 123	C	DDP	40 mg/m²	静脉滴注，于放疗第1、8、15、22、29和35天给药
NCI	C	DDP	40 mg/m²	静脉滴注，于放疗第1、8、15、22和29天给药

（三）复发或转移性子宫颈癌的化疗方案

化疗对延长生存期或提供高生活质量的作用有限。2013年NCCN推荐作为复发或转移性子宫颈癌的化疗方案一线用药及国外文献报道中的用药方案如下，临床实际应用时须结合我国患者的耐受情况及一般状况、用药反应做出调整。

主要联合化疗方案如下：

1. DDP/PTX 方案

DDP 75 mg/m² 静脉滴注，第 1 天（正规水化、利尿）；

PTX 135 mg/m² 静脉滴注 24 小时，第 1 天；

每 3 周重复。

总有效率为 46%。总生存时间为 10 个月。一项随机Ⅲ期试验比较了紫杉醇联合顺铂与顺铂单药的疗效，结果表明尽管中位生存期没有改善，两药联合可以提高缓解率（PT 组 36%，DDP 组 19%）和肿瘤无进展生存期（PT 组 4.8 个月，DDP 组 2.8 个月，$P<0.001$）。

2. CBP/PTX 方案

卡铂 AUC 5 静脉滴注，第 1 天；

紫杉醇 175 mg/m² 静脉滴注，第 1 天；

每 3 周重复，5 个疗程。

总有效率为 53%。总生存时间为 13 个月。紫杉醇联合卡铂在复发性或转移性子宫颈癌患者的疗效。15 例患者中，4 例完全缓解，5 例部分缓解，总有效率为 60%。接受治疗的所有 15 例患者的中位生存期为 17 个月。

3. DDP/TPT 方案

DDP 50 mg/m²，静脉滴注，第 1 天（正规水化、利尿）；

TPT 每天 0.75 mg/m²，静脉滴注，每日 1 次，第 1~3 天，每 3 周重复。

总有效率为 28%，总生存时间为 10 个月。一项 GOG 随机Ⅲ期试验研究顺铂联合托泊替康和顺铂单药治疗复发或转移性子宫颈癌的疗效，共治疗 294 例患者。有效率：DDP+TPT 组为 27%，DDP 组为 13%（$P=0.004$）；肿瘤无进展生存期：DDP+TPT 组为 4.6 个月，DDP 为组 2.9 个月（$P=0.014$）；中位生存期：DDP+TPT 组为 9.4 个月，DDP 组为 6.5 个月（$P=0.017$）。表明顺铂联合托泊替康方案的有效率和生存期均优于单药化疗。

4. DDP/GEM 方案

DDP 100 mg/m²，静脉滴注，第 1 天（正规水化、利尿）；

GEM 1 000 mg/m²，静脉滴注，第 1、8 天；

每 3 周重复。

总有效率为 57%。一项Ⅲ期试验评价了顺铂联合吉西他滨在晚期、复发性或持续性子宫颈癌患者中的疗效，共 17 例，既往未接受过放疗患者的缓解率为 57%，1 例达到完全缓解 14 个月。

其他联合化疗方案如下：

1. DDP/5-FU 方案

DDP 100 mg/m² 静脉滴注，第 1 天（正规水化、利尿）；

5-FU 每天 1 000 mg/m² 静脉滴注，第 1~5 天；

每 3 周重复。

总有效率为 68%，总生存期为 18 个月。化疗前应给予正规水化、利尿，密切监测肾功能。

2. DDP/BLM 方案

DDP 150 mg/m² 静脉滴注，第 1 天（正规水化、利尿）；

BLM 15~20 mg/m² 静脉滴注，每日 1 次，第 1~3 天；

每 3 或 4 周重复。

总有效率为 54%，总生存期为 6 个月。化疗前应给予正规水化、利尿，密切监测肾功能。

3. DDP/IFO 方案

DDP 20 mg/m² 静脉滴注，每日 1 次，第 1~5 天；

IFO 每天 1.2 g/m² 静脉滴注，每日 1 次，第 3~5 天，同时用美司钠解救；

每 4 周重复。

总有效率为 50%，总生存期为 25 个月。

4. DDP/MMC 方案

DDP 50 mg/m² 静脉注射，第 1 天（正规水化、利尿）；

MMC 6 mg/m² 静脉冲入，第 1 天；

每 3 或 4 周重复。

总有效率为 42%。总生存时间为 11.2 个月。

5. CBP/DTX 方案

卡铂 AUC 6 静脉滴注，第 1 天；

多西他赛 60 mg/m² 静脉滴注，第 1 天；

每 3 或 4 周重复。

总有效率为 76%。

6. DDP/CPT-11 方案

DDP 60 mg/m² 静脉注射，第 1 天（正规水化、利尿）；

CPT-11 60 mg/m² 静脉滴注，第 1、8 天；

每 4 周重复。

总有效率为 78%。

以上方案，如有效，给 6 个周期。如无效，更改方案。

单药化疗方案如下：

不适合手术或放疗的复发患者，使用顺铂、卡铂或紫杉醇单药作为姑息治疗的选择。

1. 顺铂　50~100 mg/m² 静脉滴注，每 3 周重复（正规水化、利尿）。总有效率为 17%~21%。

2. 卡铂　300~400 mg/m² 静脉滴注，每 4 周重复。总有效率为 15%~28%，中位生存期为 6~7 个月。

3. 紫杉醇　135~170 mg/m² 静脉滴注 24 小时（适用于曾接受过盆腔放疗患者），每 3 周重复。总有效率为 17%~26%。

以上方案如有效，不超过 6 个周期，如无效，更改方案。

其他单药：目前国内外报道的其他方案尚有以下多种，2013 年 NCCN 将其作为二线用药方案，其给药剂量报道不尽相同，使用时应根据患者的一般情况等因素做出具体调整。还可选择的方案如下：

1. 贝伐珠单抗　5 mg/kg 静脉滴注，每 2 周重复。

2. 多西他赛　75~100 mg/m²，静脉滴注，每 21 天重复；或 25 mg/m²，每周 1 次，连用 3 周，每 4 周重复。

3. 氟尿嘧啶　425 mg/m² 静脉滴注，每日 1 次，第 1~5 天+亚叶酸钙 200 mg/m² 静脉滴注，每日 1 次，第 1~5 天，4 周重复。总有效率为 4%~8%。

4. 吉西他滨　800~1 000 mg/m²，静脉滴注，每周 1 次，连用 3 周。

5. 异环磷酰胺　1.2 g/m² 静脉滴注，每日1次，第1～5天。同时用美司钠解救。总有效率为 10%～53%。每3周重复。

6. 伊立替康　125 mg/m² 静脉滴注，每周1次，用4周，6周重复。总有效率为15%～21%。

7. 丝裂霉素　MMC 6 mg/m² 静脉冲入，每3或4周重复。

8. 拓扑替康　1.25～1.5 mg/m² 静脉滴注，每日1次，第1～5天，每4周重复，平均用2周期，总有效率为12%～18%。

9. 培美曲塞　500 mg/m²，静脉滴注，每21天重复。

10. 长春瑞滨　30 mg/m² 静脉滴注，第1、8天，每3周重复。总有效率为17%。

11. 表柔比星　12.5 mg/m² 静脉冲入，每周1次。总反应率为4%。

12. 吡柔比星　25 mg/m² 静脉冲入，3～4周重复。总有效率为19%。

如有效，最多6个周期，如无效，及时更改方案。

（杨晓宇）

第八节　结直肠癌

一、概述

结直肠癌（colorectal cancer）又称大肠癌，包括结肠癌（colon cancer）和直肠癌（rectal cancer），在世界范围内以经济发达国家的发病率高，可高达（30～50）/10万，占所有癌症第4位，死亡率为第2位。大肠癌在我国的发病率和死亡率亦处于逐年上升的趋势。

二、病理分类

结肠和直肠肿瘤组织学分类。

①腺癌。②黏液腺癌。③印戒细胞癌。④小细胞癌。⑤鳞状细胞癌。⑥腺鳞癌。⑦髓样癌。⑧未分化癌。⑨类癌（高分化内分泌肿瘤）。⑩混合性类癌-腺癌。⑪血管肉瘤。⑫Kaposi 肉瘤。⑬恶性黑色素瘤。⑭恶性淋巴瘤：a. 边缘区 B 细胞 MALT 淋巴瘤；b. 套细胞淋巴瘤；c. 弥漫性大 B 细胞淋巴瘤；d. Burkitt 淋巴瘤；e. Burkitt 样淋巴瘤。

三、分期

1. TNM 分期

T—原发肿瘤

T_x—原发肿瘤无法评估；

T_0—无原发肿瘤证据；

T_{is}—原位癌：肿瘤位于上皮内或侵及黏膜固有层；

T_1—肿瘤侵犯黏膜下层；

T_2—肿瘤侵犯肌层固有层；

T_3—肿瘤穿透肌层固有层到浆膜下层或进入非腹膜覆盖的结肠周围或直肠周围组织；

T_4—肿瘤直接侵犯其他器官或结构，和（或）穿透脏层腹膜；

T_{4a}—肿瘤侵犯脏层腹膜；

T_{4b}—肿瘤直接侵犯或粘连于其他器官或结构。

N—区域淋巴结

N_x—区域淋巴结无法评估；

N_0—无区域淋巴结转移；

N_1—1~3个淋巴结转移；

N_{1a}—1个区域淋巴结转移；

N_{1b}—2~3个区域淋巴结转移；

N_{1c}—肿瘤种植（Tumor Deposit，TD），如卫星结节，位于浆膜下层或者在无腹膜覆盖的结肠/直肠周围组织，无区域淋巴结转移；

N_2—4个及以上淋巴结转移；

N_{2a}—4~6个区域淋巴结转移；

N_{2b}—7个或以上区域淋巴结转移。

M—远处转移

M_0—无远处转移；

M_1—有远处转移；

M_{1a}—远处转移局限于单个器官或部位（如肝、肺、卵巢、非区域淋巴结）；

M_{1b}—远处转移至腹膜或一个以上的器官、部位或腹膜转移。

pTNM病理分期：pT，pN和pM范畴相应于T，N，M范畴。pN_0区域淋巴结切除标本的组织学检查一般要查12个或以上的淋巴结。

结直肠癌各段所属区域淋巴结分组：

盲肠—结肠周、盲肠前、盲肠后、回结肠、右结肠。

升结肠—结肠周、回结肠、右结肠、中结肠。

肝曲—结肠周、中结肠、右结肠。

横结肠—结肠周、中结肠。

脾曲—结肠周、中结肠、左结肠、肠系膜下。

降结肠—结肠周、左结肠、肠系膜下、乙状结肠。

乙状结肠—结肠周、肠系膜下、直肠上、乙状结肠、乙状结肠系膜。

直乙交界处—结肠周、直肠周、左结肠、乙状结肠系膜、乙状结肠、肠系膜下、直肠上（痔的）、直肠中（痔的）。

直肠—直肠周、乙状结肠系膜、肠系膜下、骶外侧、骶前、髂内、骶岬、髂外、直肠上（痔的）、直肠中（痔的）、直肠下（痔的）。

2. Dukes' 分期

Dukes'A 肿瘤局限于肠壁内，未穿出肌层，无淋巴结转移。

Dukes'B 肿瘤已穿出深肌层并侵入浆膜层、浆膜外或直肠周围组织，但无淋巴结转移。

Dukes'C 肿瘤伴有淋巴结转移。又分为 C_1 和 C_2 期。

Dukes'C_1 肿瘤邻近淋巴结转移（肠旁及系膜淋巴结）。

Dukes'C_2　肿瘤伴有肠系膜动脉结扎处淋巴结转移。

Dukes'D　肿瘤伴有远处器官转移，或因局部广泛浸润或淋巴结广泛转移而切除术后无法治愈或无法切除者。

3. 临床分期

分期	TNM			Dukes' 分期
0 期	T_{is}	N_0	M_0	—
Ⅰ 期	$T_{1\sim2}$	N_0	M_0	A
Ⅱ 期	$T_{3\sim4}$	N_0	M_0	A
ⅡA 期	T_3	N_0	M_0	B
ⅡB 期	T_{4a}	N_0	M_0	B
ⅡC 期	T_{4b}	N_0	M_0	B
Ⅲ 期	任何 T	$N_{1\sim2}$	M_0	C
ⅢA 期	$T_{1\sim2}$	N_1	M_0	C
	T_1	N_{2a}	M_0	C
ⅢB 期	T_3, T_{4a}	N_1	M_0	C
	$T_{2\sim3}$	N_{2a}	M_1	C
	$T_{1\sim2}$	N_{2b}	M_0	C
ⅢC 期	T_{4a}	N_{2a}	M_0	C
	T_3, T_{4a}	N_{2b}	M_0	C
	T_{4b}	$N_{1\sim2}$	M_0	C
ⅣA 期	任何 T	任何 N	M_{1a}	—
ⅣB 期	任何 T	任何 N	M_{1b}	—

四、治疗原则

（一）手术治疗

对于大肠癌的治疗仍然是尽可能手术切除，术后总的 5 年生存率均在 50% 左右。如病变限于黏膜下层，根治术后 5 年生存率可达 90%，反之如有淋巴结转移，则在 30% 以下。所以除争取早期诊断外，还应改进手术方法或加用化疗、放疗和免疫治疗等综合治疗，以增加切除率，延长生存期。

1. 结肠癌　对于可切除的非转移性结肠癌，外科治疗方法是结肠切除术加区域淋巴结清扫。

不同病例根治性切除手术的处理如下。

（1）病变局限于黏膜、黏膜下层，淋巴结未发现转移，术后定期观察。

（2）病变侵犯肌层以外，或有淋巴结转移者，术后需行辅助化疗。术后辅助化疗，一般于术后 4 周左右开始。

2. 直肠癌　根治性切除手术，局部肿瘤较大，影响手术切除者可行术前放疗；切除术后病变侵及深肌层或有淋巴结转移者，则术后行辅助放疗，放疗后化疗。直肠癌于放疗后开始，一般化疗 6 个周期加口服左旋咪唑。手术方式有经肛切除和经腹切除手术。

（1）经肛切除术：肿瘤占据肠腔小于 30%；肿瘤直径小于 2.5 cm；肿瘤活动，不固定；肿瘤距肛缘 8 cm 以内；切缘阴性（距离肿瘤大于 3 mm），仅适用于 T_1 肿瘤。

（2）经腹切除术：包括腹会阴联合切除术、低位前切除术、全直肠系膜切除术（TME）。切除原发肿瘤时，保证切缘足够干净；采用 TME 手术清除肿瘤的淋巴引流区域；经 5 周半足量的新辅助放化疗后，应在 5~10 周内进行手术。

对于晚期不能切除的结直肠癌患者，或切除术后有复发转移的患者，应采用全身化疗和生物治疗、局部放疗及中医中药治疗。有肝转移的病例可行肝介入化疗。

（二）放射治疗

1. 结肠癌

（1）治疗对象：T_4 肿瘤穿透至邻近器官，复发不能手术的肿瘤。

（2）照射野：应包括肿瘤床。

（3）放疗剂量：总剂量 45~50 Gy，分 25~28 次照射。对距离切缘较近切缘阳性者给予追加剂量。小肠的受量应限制在 45 Gy 之内。以 5-FU 为基础化疗与放疗同步给予。

（4）照射方法：当存在正常组织与放疗相关的高危因素时，应考虑采用调强放疗（IMRT）或断层治疗。但治疗时需小心，以确保覆盖足够的瘤床。

（5）T_4 或复发肿瘤患者：如有可能应考虑将术中放疗（IORT）作为追加剂量手段。这些患者行术前放疗，有助于增加肿瘤的切除性。如不能进行术前放疗，可考虑在辅助化疗之前进行低剂量外照射。

2. 直肠癌

（1）治疗对象：推荐用于肿瘤距肛缘 12 cm 以下的患者。

（2）照射野：包括肿瘤和距瘤床 2~5 cm 的安全边缘，直肠、骶前和髂内淋巴结。T_4 肿瘤侵犯前方结构时须照射髂外淋巴结。肿瘤侵犯远端肛管时须照射腹股沟淋巴结。

（3）放疗剂量：盆腔（45~50）Gy/（25~28）次。对于可切除肿瘤，照射 45 Gy 之后应给予瘤床和边缘 2 cm 范围追加剂量。术前放疗剂量为 5.4 Gy/3 次，术后放疗为（5.4~9.0）Gy/（3~5）次。小肠剂量限制：绝对容积剂量限制 V15<120 cc。因小肠有蠕动，如按其在整个腹腔中的容积剂量限制为 V45<195 cc。

（4）T_4 或复发肿瘤：如切缘距肿瘤太近或切缘阳性者，可术中放疗（IORT）作为追加剂量，如不能做 IORT，应于术后和辅助化疗前考虑局部追加外照射 10~20 Gy。不可切除肿瘤者，放疗剂量应高于 54 Gy。

（5）放疗期间同时加化疗：给予以 5-FU 为主的化疗。

五、综合治疗

因直肠癌手术时约 30% 有隐匿性转移，加之直肠位于盆腔内，因此，选择性采取术前放疗、和（或）术后放、化疗等综合治疗，可在一定程度上减少复发、转移而提高生存率。大肠癌术后常发生肝转移，发生率可高达 50%，如果仅为孤立转移灶，其他部位未发现复发转移的，可选择手术切除，术后 5 年生存率可达 42%。如果不适于手术，可行肝动脉灌注化疗。

（一）辅助化疗

除临床试验外，不推荐贝伐珠单抗、西妥珠单抗、帕尼单抗、依立替康用于非转移性结肠癌的辅助治疗，术后辅助治疗的选择根据分期而定。Ⅰ 期患者不需要任何辅助治疗；低危 Ⅱ 期患者可参加临床试验,不予化疗单独观察,或考虑使用卡培他滨或 5-FU/LV,但 FOLFOX 不适用于无高危因素的Ⅱ期患者辅助治疗;高危Ⅱ期考虑方案为 5-FU/LV/奥沙利铂、5-FU/LV,或卡培他滨,也可采用姑息观察;结肠癌Ⅲ期患者,术后行 6 个月的辅助化疗,可选择 mFOLFOX6、FLOX、CapeOX,对不能使用奥沙利铂的患者可选单药卡培他滨或 5-FU/LV。卡培他滨与 5-FU 推注/LV 的疗效相当,但辅助治疗中不支持用卡培他滨的联合方案,FOLFOX 的疗效更好。

Andre T 等进行的 MOSATC 试验比较 FOLFOX 方案与 5-FU/LV 方案辅助治疗 2 246 例完全切除的Ⅱ期和Ⅲ期结肠癌患者的疗效。结果显示在Ⅲ期随访 6 年时,FOLFOX 组的总生存率明显高于 5-FU/LV 组。虽然 MOSAIC 试验的亚组分析结果显示,FOLFOX 方案治疗Ⅱ期患者 DFS 较 5-FU/LV 并没有明显改善(HR 0.84;95%CI 0.62~1.14;P=0.258),但部分伴有高危因素(至少含有以下一项:肿瘤 T_4 期、组织学分级差、淋巴血管侵犯、周围神经浸润、肠梗阻、伴有局部穿孔或肿瘤靠近切缘、切缘不确定或阳性、淋巴结活检数目不足)的Ⅱ期采用该方案可能会受益,但仍更受益于辅助化疗。推荐改良的 FOLFOX 方案(首选 mFOLFOX 6)用于治疗Ⅲ期结肠癌。FLOX 是 FOLFOX 的替代方案。用于早期结肠癌的其他辅助治疗方案包括以 5-FU 为基础的方案加依立替康。而研究数据并不支持在Ⅱ或Ⅲ期结肠癌的辅助化疗中使用含依立替康的方案。5-FU 推注/LV/伊立替康不支持用辅助治疗。对 SEER 医学数据库 7 263 例患者的回顾性分析及其他一些相关研究显示老年人同样获益于辅助化疗方案。

(二)晚期或转移性结肠癌的化疗

1. 初始治疗

(1)可耐受强烈治疗的病例:①FOLFOX±贝伐珠单抗或 CapeOX±贝伐珠单抗。②FOLFIRI±贝伐珠单抗。③5-FU/LV±贝伐珠单抗。

(2)不能耐受强烈治疗病例:①卡培他滨±贝伐珠单抗。②5-FU 输注/LV±贝伐珠单抗。

2. 进展后的治疗 ①FOLFIRI。②伊立替康。③西妥昔单抗+伊立替康(2B 类)。④FOLFOX 或 Ca-peoX。⑤不能耐受联合用药时,可单用西妥昔单抗或帕拉妥单抗。

结直肠癌根治术后 CEA 水平升高的处理:应进行肠镜检查、胸腹部和盆腔 CT 扫描和体检。CEA 水平升高,而影像学检查正常时,如有症状,则应每 3 个月复查 1 次 CT 扫描。如 CT 扫描为阴性时,可进行 PET/CT 扫描来确定有无转移灶。对于 CEA 升高而检查为阴性患者,不建议盲目行剖腹探查术。

六、肿瘤内科治疗

(一)单药化疗和联合化疗

有效药物有 5-FU、DDP、OXA、HCPT、CPT-11、TPT。首选药为 5-FU,治疗大肠癌的近期有效率约为 20%。我国临床试用国产 UFT 治疗大肠癌,48 例中 24 例有效,有效率为 50%。另一种 5-FU 衍生物卡莫氟(HCFU),在临床试用中发现对大肠癌的疗效为 43%,国内试示在大肠癌的有效率为 35%,亦优于 5-FU。对一般情况差或骨髓脆弱的晚期大肠癌患者,口服 FT-207 或 UFT、HCFU,可能获得短期缓解症状。

大肠癌联合化疗较之单药化疗的有效率有所提高。亚叶酸(CF)能调节 5-FU 代谢,增强 5-FU 的生物活性,加强并延长 5-FU 对胸苷酸合成酶的竞争性抑制,所以 CF 与 5-FU 联用可增加 5-FU 的抗肿瘤作用。在临床上 CF+5-FU 以不同剂量、不同给药次序等广泛深入试用,总的说来,多数文献报道,对以往未用过 5-FU 的结肠癌,疗效在 30%~50%,以往用过 5-FU 的,也取得 10%~20% 的近期疗效,较单用 5-FU 的疗效提高一倍。试用也表明，CF 剂量增大（500 mg/m²）对疗效的提高不优于 200 mg/m²；另外在 CF 与 5-FU 使用的先后次序上，似乎先用 CF，继用 5-FU 的效果好。CF+5-FU 疗法在提高疗效的同时，也要注意其毒性。

（二）分子靶向药物

1. 西妥昔单抗

（1）西妥昔单抗单药治疗。对 EGFR 表达的既往化疗抵抗的结直肠癌患者进行 II 期临床试验。西妥昔单抗首次给予 400 mg/m²，静脉滴注 2 小时，以后剂量为 250 mg/m²，静脉滴注 1 小时，每周 1 次。疗效：西妥昔单抗治疗结直肠癌 57 例，PR 5 例，MR 或 SD 21 例，中位生存期为 6.4 个月。认为西妥昔单抗每周 1 次方案对既往化疗抵抗的结直肠癌患者有效，并可耐受。

（2）西妥昔单抗+CPT-11 联合治疗。Cunningham D 等将 576 例转移性结直肠癌，其中 82% 为 EGFR（+），329 例患者在经过 CPT-11 为主方案治疗 3 个月后疾病仍进展，随机分为联合治疗组和单药组。疗效：爱必妥+CPT-11 联合组（218 例）和爱必妥单药组（111 例）的 PR 分别为 23%（50 例）和 11%（12 例）（$P=0.0074$）。PR+SD 分别为 56%（122 例）和 32%（35 例）（$P=0.0001$）。中位进展时间分别为 4.1 个月和 1.5 个月（$P<0.0001$）。中位总生存期分别为 8.6 个月和 6.9 个月（$P=0.48$）。认为对于 CPT-11 抵抗的结直肠癌患者，爱必妥+CPT-11 联合治疗组的有效率、稳定率、中位进展时间和中位生存时间都明显高于单药组。

（3）西妥昔单抗与 CPT-11 加 FU/LV 联合治疗。Reynolds NA 等对 CPT-11 抵抗、EGFR 表达的初次治疗的转移性结直肠癌患者进行随机、公开标签、多中心研究，采用西妥昔单抗（不同剂量）与 CPT-11 加 FU/LV 联合治疗。疗效：西妥昔单抗加 IFL 联合，CR 为 5%（仅一组研究），PR 为 43%~58%，SD 为 32%~52%。与西妥昔单抗单药比较，有较高的部分缓解率和疾病控制率，疾病进展时间延长，而生存期两组相似。

2. 贝伐珠单抗

（1）贝伐珠单抗+FU/LV：Fairooz F 等对转移性结直肠癌的治疗进行研究，FU/LV 加贝伐组，治疗 249 例，采用 FU/LV 加贝伐珠单抗（5 mg/kg，每 2 周 1 次）；FU/LV 加安慰剂组，治疗 241 例，采用 FU/LV+安慰剂，每周 1 次，用 4 周，6 周重复。疗效：FU/LV 加贝伐组和 FU/LV 加安慰剂组的 CR 分别为 2.4%（6 例）和 0.8%（2 例）；PR 分别为 31.7%（79 例）和 23.7%（57 例），总有效率分别为 34.1%（85 例）和 24.5%（59 例）（$P=0.019$），中位无进展生存期分别为 8.77 个月和 5.55 个月（$P=0.0001$）；中位生存期分别为 17.94 个月和 14.59 个月（$P=0.0081$）。在有效率、无进展生存期和总生存期上，FU/LV 加贝伐珠单抗组均较 FU/LV 加安慰剂组明显更好。表明对既往未治的转移性结直肠癌患者应用贝伐珠单抗加 FU/LV 具有显著临床受益。

（2）贝伐珠单抗加 CPT-11 和 FL：Hurwitz H 等将 813 例既往未治的转移性结直肠癌，随机分为 2 组。①IFL 加贝伐珠单抗组，402 例，予 CPT-11、推注 5-FU 和 LV 加贝伐珠单抗（5 mg/kg，每 2 周重复）。②IFL 加安慰剂，411 例，IFL 用法同前。疗效：IFL 加贝伐组和 IFL 加安慰剂组的有效率分别为 44.8% 和 34.8%（$P<0.004$），中位缓解期分别为 10.4 个月和 7.1 个月（$P<0.001$），中位无进展生存期分别为 10.6 个月和 6.2 个月（$P<0.001$），中位生存期分别为 20.3 个月和 15.6 个月（$P<0.001$），IFL 加贝伐珠单抗组均较 IFL 加安慰剂组显著为好。不良反应：高血压 3 度毒性，IFL/贝伐珠单抗组（11.0%）较 IFL 加安慰剂组（2.3%）要多，但容易处理。贝伐珠单抗加 IFL 化疗对转移性结直肠癌患

者的疗效和生存期有重要改善。

（3）高剂量贝伐珠单抗合并 IFL 化疗：Giantonio BJ 等初次治疗晚期结直肠癌的 II 期研究中，患者接受 CPT-11 125 mg/m²，5-FU 500 mg/m² 和 CF 20 mg/m²，每周 1 次，用 4 周，6 周为 1 周期，并予大剂量贝伐珠单抗 10 mg/kg，每 2 周 1 次。可评价疗效 81 例，总有效率为 49.4%，其中 CR 为 6.2%。中位随诊时间为 37.5 个月，中位总生存期为 26.3 个月，中位无进展期为 10.7 个月，1 年生存率为 85%。显示对于未治的转移性结直肠癌，高剂量贝伐珠单抗加 IFL 可作为耐受良好且疗效较高的方案。

3. 帕尼单抗　Gibson TB 等的 III 期研究，入组 463 例标准化疗后进展的转移性结直肠癌患者，随机分为治疗组（231 例）和最佳支持治疗组（232 例）。治疗组给予帕尼单抗 6 mg/kg，每 2 周 1 次。客观有效率：治疗组为 10%，支持治疗组为 0（$P<0.0001$）。中位无进展生存期：治疗组为 8 周，支持治疗组为 7.3 周。平均无进展生存期：治疗组为 13.8 周（标准差 0.8 周），支持治疗组为 8.5 周（标准差 0.5 周）。治疗组患者显著延长无进展生存期（$P<0.0001$），总生存期两组间无差别。

七、化疗方案

（一）NCCN 指南推荐方案（参考）

1. 用于结肠癌早期病例的辅助化疗方案

（1）FOLFOX4 方案

OXA 85 mg/m² 静脉滴注 2 小时，第 1 天；

LV 200 mg/m² 静脉滴注 2 小时，每日 1 次，第 1、2 天；

5-FU 400 mg/m² 静脉推注，第 1 天；接着给予 5-FU 600 mg/m² 连续静脉输注 22 小时，第 1、2 天；

2 周重复。

（2）mFOLFOX6 方案

OXA 85 mg/m² 静脉滴注 2 小时，第 1 天；

LV 400 mg/m² 静脉滴注 2 小时，第 1 天；

5-FU 400 mg/m² 静脉推注，第 1 天；接着给予 5-FU 每日 1 200 mg/m²，连续静脉输注 46~48 小时，总量 2 400 mg/m²；

2 周重复。

（3）FLOX 方案（2B 类）

5-FU 500 mg/m² 静脉推注，第 1 天，每周 1 次，用 6 周；

LV 500 mg/m² 静脉滴注，第 1 天，每周 1 次，用 6 周；

OXA 85 mg/m² 静脉滴注，第 1、3、5 周各 1 次；

每 8 周重复，用 3 周期。

（4）5-FU/LV 方案

5-FU 370~400 mg/m² 静脉推注，每日 1 次，用 5 天；

LV 500 mg/m² 静脉滴注，每日 1 次，用 5 天；

28 天为 1 周期，用 6 周期。

（5）卡培他滨单药治疗

卡培他滨 1 250 mg/m^2 口服，每日 2 次，第 1~14 天，3 周重复。

2. 用于直肠癌的辅助化疗方案

（1）直肠癌接受术前放化疗病例的术后辅助化疗

1）FL 方案。

5-FU 380 mg/m^2 静脉滴注，每日 1 次，第 1~5 天；

LV 20 mg/m^2 静脉滴注，每日 1 次，第 1~5 天；

28 天为 1 周期，用 4 周期。

2）FOLFOX 方案：见前（2B 类）。

（2）直肠癌未接受过术前治疗病例的术后辅助治疗

1）5-FU/LV 方案。

5-FU/LV×1 周期，然后同期放化疗（方案见下），然后 5-FU/LV×2 周期。

LV 500 mg/m^2 静脉滴注 2 小时，注射 1 小时后静脉推注 5-FU 500 mg/m^2，每周 1 次，用 6 周，休息 2 周为 1 周期。

2）FOLFOX 方案（2B 类）。

a. FOLFOX 4 方案：方法同上，用 4 周期。

b. mFOLFOX 6 方案：方法同上。

3）卡培他滨治疗（2B 类）：卡培他滨 1 250 mg/m^2 口服，每日 2 次，第 1~14 天，3 周重复，共 24 周。

（3）直肠癌同期放化疗的给药方案

1）放疗+5-FU 每日 225 mg/m^2 连续静脉输注 24 小时，每周 7 天维持。

2）放疗+5-FU/LV：放疗第 1、5 周给予 5-FU 每日 400 mg/m^2 静脉推注+LV 每日 20 mg/m^2 静脉推注，第 1~4 天。

3）放疗+卡培他滨（2B 类）：放疗 5 周期间卡培他滨每次 825 mg/m^2 口服，每日 2 次，每周 5 或 7 天。

3. 用于结肠癌和直肠癌晚期和转移病例的化疗方案

（1）FOLFOX 方案：方法见上。

（2）mFOLFOX6 方案

OXA 85 mg/m^2 静脉滴注 2 小时，第 1 天；

LV 400 mg/m^2 静脉滴注 2 小时，第 1 天；

5-FU 400 mg/m^2 静脉推注，第 1 天；接着给予 5-FU 每日 1 200 mg/m^2×2 连续静脉输注 46~48 小时，总量 2 400 mg/m^2；

2 周重复。

（3）CapeOX 方案

OXA 130 mg/m^2 静脉滴注 2 小时，第 1 天；

卡培他滨 850~1 000 mg/m^2 口服，每日 2 次，第 1~14 天；

3 周重复。

（4）FOLFIRI方案

CPT-11 180 mg/m² 静脉滴注30~90分钟，第1天；

LV 400 mg/m² 静脉滴注，与CP-11同时静脉滴注，持续时间相同，第1、2天；

5-FU 400 mg/m² 静脉推注，第1天；接着给予5-FU 1 200 mg/m² 连续静脉输注22小时，第1、2天；

2周重复。

（5）5-FU/LV静脉滴注2周方案

LV 200 mg/m² 静脉滴注2小时，第1、2天；

5-FU 400 mg/m² 静脉推注，第1天；接着给予5-FU 1 200 mg/m² 连续静脉输注22小时，第1、2天；

2周重复。

（6）贝伐珠单抗+含5-FU方案：贝伐珠单抗用于KRAS检测野生型病例。

贝伐珠单抗5 mg/kg 静脉滴注，每2周重复。

（7）贝伐珠单抗单药治疗：贝伐珠单抗7.5 mg/kg 静脉滴注，每3周重复。

（8）西妥昔单抗±伊立替康方案：西妥昔单抗用于KRAS基因检测野生型。

西妥昔单抗首次400 mg/m² 静脉滴注，之后250 mg/m² 静脉滴注，每周1次；

或每次500 mg/m² 静脉滴注，2周重复；

伊立替康300~350 mg/m² 静脉滴注，3周重复；

伊立替康180 mg/m² 静脉滴注，2周重复，或伊立替康120 mg/m² 静脉滴注，每周1次，用4次；6周重复。

（9）西妥昔单抗单药治疗：用于KRAS检测野生型病例。

西妥昔单抗首次400 mg/m² 静脉滴注，以后250 mg/m² 静脉滴注，每周1次。

（10）帕尼妥单抗单药治疗：帕尼妥单抗用于KRAS检测野生型。

帕尼妥单抗6 mg/kg 静脉滴注大于60分钟，2周重复。

（11）GEMOX方案：治疗晚期结直肠癌的有效二线方案。

GEM 1 000 mg/m² 静脉滴注大于30分钟，第1、8天；

OXA 100 mg/m² 大于2小时，第1天，3周重复。

（12）静脉推注或静脉滴注5-FU/LV：Roswell-Park方案。

LV 500 mg/m² 静脉滴注2小时，第1天；

5-FU 500 mg/m² 在LV滴注开始1小时后静脉推注，第1、8、15、22、29、36天；

每8周重复。

（13）IROX方案

奥沙利铂85 mg/m² 静脉滴注2小时，然后依立替康200 mg/m² 滴注30或90分钟，每3周重复。

（14）FOLFOXIRI方案

依立替康165 mg/m²；

奥沙利铂85 mg/m²；

LV 400 mg/m² 静脉滴注，第1天；

5-FU 3 200 mg/m²，48小时持续滴注（第1、2天）；

每2周重复。

（二）其他方案

1. 5-FU/CF方案

CF 200 mg/m² 静脉滴注2小时，每日1次，第1~5天；或20 mg/m²（Mayo Clinic方案）；

5-FU 500 mg/m² 静脉滴注，每日1次，第1~5天；或425 mg/m²（Mayo Clinic方案）；

4周重复。

2. FOLFOX 2+放疗方案

OXA 130 mg/m² 静脉滴注2小时，第1天；

CF 100 mg/m² 静脉滴注30分钟，每日1次，第1~5天；

5-FU 350 mg/m² 连续静脉输注24小时，每日1次，第1~5天；

4周为1周期，连用2周期。

放疗1.8 Gy/d，盆腔总量45 Gy+局部加量1 Gy/次，每周5天，用5周。

3. FOLFOX 3方案

OXA 85 mg/m² 静脉滴注，第1天；

CF 500 mg/m² 静脉滴注，每日1次，第1、2天；

5-FU 1 500~2 000 mg/m² 连续静脉输注24小时/天，第1、2天；

每2周重复。

疗效：治疗67例，PR为21%，SD为58%，中位生存时间为7.75个月。

4. FOLFOX4方案

OXA 85 mg/m² 静脉滴注2小时，第1天；

CF 200 mg/m² 静脉滴注，每日1次，第1、2天；

5-FU 400 mg/m² 静脉冲入，每日1次，第1、2天；

5-FU 600 mg/m² 连续静脉输注，连滴24小时/天，第1、2天；

每2周重复。

疗效：PR 50.7%，生存时间为16.2个月，1年生存率为69%。

5. Saltz方案 IFL方案（Saltz方案）2000年美国FDA批准用于转移性大肠癌的一线治疗。

CPT-11 125 mg/m² 静脉滴注30~90分钟，第1、8、15、22天；

CF 20 mg/m² 静脉滴注2小时，第1、8、15、22天；

5-FU 500 mg/m² 静脉滴注，第1、8、15、22天；

6周重复。

6. XELOX方案 晚期结直肠癌一线治疗。

OXA 130 mg/m² 静脉滴注，第1天；

希罗达每次1 000 mg/m² 口服，每日2次，第1~14天；

3周重复。

疗效：治疗96例，有效率为55%，1年生存率为67%。

7. Douillard方案

CPT-11 80 mg/m² 静脉滴注90分钟；

CF 500 mg/m² 静脉滴注 2 小时；

5-FU 2 300 mg/m² 连续静脉输注，24 小时/天；

每周 1 次，连用 6 周，休息 1 周，7 周后重复。

8. FOLFIRI 方案　为二、三线方案。

CPT-11 150~180 mg/m² 静脉滴注 30~90 分钟，第 1 天；

CF 200 mg/m² 静脉滴注 2 小时，每日 1 次，第 1、2 天；

5-FU 400 mg/m² 静脉冲入，每天 1 次，第 1、2 天；

5-FU 600 mg/m² 连续静脉输注，2 小时/天，第 1、2 天；

2 周重复。

疗效：有效率为 40% 以上，中位生存期达 17 个月。

9. L-OHP+CF+5-FU 方案

L-OHP 130 mg/m² 静脉滴注 2 小时，第 1 天；

CF 200 mg/m² 静脉滴注 2 小时，每日 1 次，第 1~5 天；

5-FU 300 mg/m² 静脉滴注 2~6 小时，每日 1 次，第 1~5 天；

21 天重复。

10. FOLFOX 2 方案

OXA 100 mg/m² 静脉滴注 2 小时，第 1 天；

CF 500 mg/m² 静脉滴注 2 小时，每日 1 次，第 1、2 天；

5-FU 1.5~2 g/m² 连续静脉输注 24 小时，第 1、2 天；

2 周重复。

疗效：有效率为 46%，中位生存期达 17 个月。

11. GEMOX 方案　治疗晚期结直肠癌的有效二线方案。

GEM 1 000 mg/m² 静脉滴注大于 30 分钟，第 1、8 天；

OXA 100 mg/m² 静脉滴注大于 2 小时，第 1 天；

3 周重复。

12. IFL+贝伐珠单抗方案

CPT-11 125 mg/m² 静脉滴注 30~90 分钟，第 1、8、15、22 天，每 6 周重复；

CF 20 mg/m² 静脉滴注 2 小时，第 1、8、15、22 天，每 6 周重复；

5-FU 500 mg/m² 静脉滴注，第 1、8、15、22 天，每 6 周重复；

贝伐珠单抗 5 mg/kg 静脉滴注，第 1 天，每 2 周重复。

(姜　丽)

第四章 皮肤肿瘤

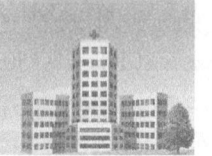

第一节 表皮肿瘤

一、表皮痣

表皮痣又称线状表皮痣,有3个亚型,即疣状痣、单侧痣、高起性鱼鳞病,而组织学相同。表皮痣是一种以表皮及其附属器结构增生为特征的局限性皮肤发育异常,可伴有其他器官缺陷,皮损内无痣细胞增生。

(一)病因与发病机制

表皮痣皮损被认为是患处体细胞镶嵌的现象,组织学特征显然是患处基因突变的结果,皮损沿Blaschko线发生,而不沿着皮纹,如 *KPT1* 和 *KRT10* 突变。

(二)临床表现

1. 一般特征 本病常在初生儿或婴儿时发病,偶尔在10~20岁才出现。本病最初为角化性丘疹,逐渐向周围扩大融合成密集的角化过度的疣状斑块。其呈灰白色或棕褐色,表面粗糙不平,质地坚硬。皮损沿着Blaschko线发生。病程缓慢,一般无自觉症状,偶尔有剧痒。本病至青春期停止发展,但永不消退,一般不恶化。

2. 临床分型 根据皮疹形态及分布分类。①局限性表皮痣,皮损呈局限性分布。②系统性表皮痣,皮损呈弥漫性或广泛性分布。③单侧痣,皮损分布于半侧躯体。④高起鱼鳞病,与鱼鳞病无关,皮损广泛性双侧分布,可排列成不规则的几何形状。⑤炎性线状疣状表皮痣(ILVEN),皮损为局限性分布,好发于下肢,伴有瘙痒,表现为红斑、鳞屑形成和结痂,女性多见。

(三)组织病理

组织病理可见表皮角化过度、棘层肥厚、乳头瘤样增生,并可见颗粒层增厚及柱状角化不全,基底层黑色素增多,但无痣细胞。

(四)诊断与鉴别诊断

根据特征的疣状丘疹、线状排列,可融合成乳头瘤样,结合组织病理易于诊断。本病应与线状苔藓、线状汗管角化症、带状银屑病鉴别,并应与表皮痣综合征(齿发育异常、弯曲足、多指症、屈指症、骨骼畸形、癫痫、精神发育迟缓、神经性耳聋)及角膜炎-鱼鳞病-耳聋综合征鉴别。

(五)治疗

1. 药物治疗　广泛性病变者口服维 A 酸有暂时疗效,也可外用 0.1%维 A 酸霜、5%氟尿嘧啶软膏。
2. 物理治疗　可用激光、电灼、液氮冷冻、皮肤磨削或化学剥脱术(三氯醋酸、酚)治疗。
3. 手术切除　可手术切除较大的损害,切除应至深部真皮,否则可能复发。
4. 监测癌变　罕见发生基底细胞癌和鳞状细胞癌,应予监测处理。

二、高起性鱼鳞病

高起性鱼鳞病罕见,病因不清。本病类似于序列性线性表皮痣,表皮高度增生,显著色素沉着。

1. 临床表现　本病为出生时即有或婴儿期发生,逐渐扩大,可局限或泛发。其表现为黑褐色或污黑色的高起性角质病变,呈绒毛状、疣状或乳头状生长,边界清楚。极少数可癌变。
2. 组织病理　表皮角化过度和疣状增生,伴灶性角化不全,大量色素颗粒弥漫分布于表皮各层。
3. 治疗　本病可试用冷冻、激光治疗。

三、脂溢性角化病

脂溢性角化病(SK)又称老年疣,本病与遗传、日晒、慢性刺激有关。本病不是表皮的增生,证明是单克隆性质,角质形成细胞(KC)成熟延迟所致的一种良性表皮内肿瘤。Bowen 等研究发现,细胞凋亡抑制因子生存素在 SK 表皮中的表达持续性增加。

(一)病因与发病机制

1. 危险因素　研究显示,年龄和紫外线暴露是本病独立的危险因素。
2. 遗传因素　主要利用候选基因的方法研究致病基因与 SK 的相关性,包括成纤维细胞生长因子受体 3(*FGFR3*)突变。
3. 感染因素　包括人 HPV 感染,Li 等报道 76%(34/45)的非生殖器 SK 检出 HPV 阳性,且病毒类型有 10 种之多,正常对照组仅有 27%(13/48)为阳性($P<0.05$)。这种表皮良性肿瘤近来已被证明是单克隆性质,是一种肿瘤,而不是表皮的增生。特点是基底样细胞增生,伴有不同程度的鳞状细胞分化(图 4-1)。

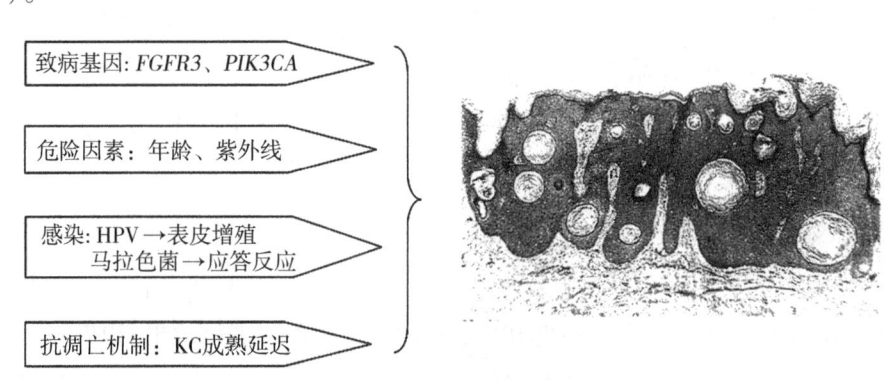

图 4-1　脂溢性角化病发病机制

(二)临床表现

1. 皮肤损害　①早期,1~3 mm 轻微隆起的小丘疹,表面有油腻感。②晚期,为疣状表面的斑块,有"贴上去"的外观,皮损为 1 cm 或更大。损害可单发,但一般为多发,呈淡褐色、深褐色、表面光滑或呈乳头瘤样改变，有的覆油脂性鳞屑或结痂，触之柔软粗糙，无炎症反应。如刺激可感染结痂，如强行剥痂可见小疣状突起，并可见色素沉着，相邻皮疹可互相融合成较大的斑块。

2. 发病特征　30岁以前很少发病，60岁以上占80%，80岁以上占100%。特别是老年人的皮脂溢出部位，如头面，尤其是颞部、颈部、胸背及四肢，也可发生于其他部位，偶尔发痒。皮损无自愈倾向，极少恶化。

3. 临床亚型　①寻常型。②网状型。③菌落型。④灰泥角化病。⑤灰白色疣状丘疹。⑥刺激型。

Leser-Trelat征又称多发性发疹性SK。特点是皮疹数目迅速增多，范围大，呈泼墨状分布，瘙痒，是伴有恶性肿瘤的SK，以胃肠道腺癌多见，可伴有黑棘皮病。

（三）组织病理

1. 角化型　有明显的角化过度及假角质囊肿，表皮主要由鳞状细胞组成，偶见基底样细胞。

2. 棘层肥厚型　表皮明显增厚，上皮突增生、变长，其间有狭窄的乳头，主要为基底样细胞，有时可见基底样细胞巢。

3. 腺样型　表皮细胞束呈分支交织状，从表皮伸向真皮，表皮细胞束互相交织，此型色素多。

（四）诊断与鉴别诊断

根据扁平淡褐色斑，界清，表面光滑或呈细颗粒状，组织病理特征可以诊断。本病应与日光性角化病、痣细胞痣、寻常疣、恶性黑色素瘤相鉴别。

（五）治疗

本病一般不需治疗，可用氯乙烷冷冻喷雾喷皮疹，使皮损变脆，再用刮匙刮除，这种办法一般不产生瘢痕。其也可用氟尿嘧啶（5-FU）霜、维A酸霜、咪喹莫特霜、液氮冷冻、CO_2激光和三氯醋酸等化学腐蚀剂治疗。系统治疗可用阿维A，25 mg/d。

（六）预后

本病预后良好，但其病理为细胞增殖、分化和凋亡异常，有学者认为其是介于正常与恶性肿瘤之间的一种皮肤病，有潜在的恶变倾向。

四、角化棘皮瘤

角化棘皮瘤又称高分化鳞状细胞癌（角化棘皮型），是一种在临床和病理上类似于鳞状细胞癌的上皮肿瘤，可能起源于毛囊，主要发生在具有毛发的皮肤。本病常自发性消退。尽管其具有独特的临床和组织学特征，但有学者将本病看作是鳞状细胞癌的一种亚型。

（一）病因与发病机制

本病病因未明，包括遗传因素、日光照射及化学致癌剂、创伤及某些皮肤病基础上病毒感染（检出HPV-9、HPV-16、HPV-19、HPV-25和HPV-27型）。20%的患者可检出HPV DNA序列。经过克隆研究确定本病有很多染色体异常，包括7号三体获得1p、8q和9q，缺失3p、9p、19p和19q，2号与8号染色体易位。多数患者的损害在数月内消退，这种消退部分归因于免疫介导。

（二）临床表现

1. 皮肤损害　基本损害为半球状结节，多在2个月内发展成直径为1~2 cm大小的坚实性半球状结节，中心凹陷有角栓，呈肤色或淡红色，进展期后有2~8周的静止期，随后角栓脱落、肿瘤自发性消退,愈合后遗留萎缩瘢痕。

2. **发病特征** 好发于面部中心、头颈部、手背等处。早期发展迅速,病程常为2~8个月,或需要1年。角化棘皮瘤的病程大致分为增殖期2~8周、稳定期2~8周、吸收期2~3周。多数患者的损害在数月内消退,这种消退部分归因于免疫介导,有些特别的患者为多发性损害,可持续3年或更久。早期除去病损,治疗反应及预后良好。但8%的患者可以复发,尤其是手指、手掌、唇和耳部病变。

3. **临床分型** ①单发型,最常见,有2.5 cm球状结节,多见于老年男性。②多发自愈型,损害一般为数十个,一般见于青年男性,有家族史,可累及全身皮肤和黏膜,自愈倾向大。③发疹型,皮损数目极多,数百个1~3 mm大小的丘疹。④巨块型,直径3~5 cm,常在数月内消退。⑤边缘离心性型,环状,中心萎缩,直径可达5~30 cm,无自行消退倾向。⑥甲下角化棘皮瘤,不能自行消退。⑦免疫抑制型,免疫抑制患者(如肾移植者)易发生。

(三)组织病理

角化棘皮瘤和高分化的鳞状细胞癌病理十分相似,单独通过病理明确诊断很困难。诊断取决于对典型火山口样大体结构的确认,充分发展的肿瘤为对称性,常有中心大角栓,伴有鳞状上皮增生。损害两侧上皮向上隆起形成领圈状。

(四)诊断与鉴别诊断

应根据详细的病史进行判断,如本病最初迅速增长,中心有火山口样凹陷,充以角栓,病程自限,易于诊断,但需与传染性软疣、结节性痒疹、皮角、鳞状细胞癌鉴别。

(五)治疗

即使活检呈阴性,也不能排除一级鳞状细胞癌,治疗原则为早日除去或切除肿物。Mohs显微外科可用于易引起毁容的皮损治疗。其最安全方法是手术切除。糖皮质激素损害内注射有效,此外,可外用氟尿嘧啶软膏、咪喹莫特、冷冻、激光或软X线治疗。多发性损害可试用口服异维A酸、阿维A、环磷酰胺、氨甲蝶呤。

(六)预后

本病治疗反应及预后良好。

(姜明哲)

第二节 结缔组织肿瘤

一、瘢痕疙瘩

瘢痕疙瘩是皮肤外伤后高度增生的纤维修复组织,是皮肤结缔组织对创伤反应超过正常范围的表现,扩展到外伤以外部位,常呈爪样延伸。

(一)病因与发病机制

基因易感性和局部组织的张力是重要因素。Wnt/β-catenin通路与纤维化和正常创伤修复相关,在瘢痕疙瘩中显著上调,多个纤维化路径在本病中也存在表观遗传学改变。部分可为常染色体显性或隐性遗传。在瘢痕疙瘩中,成纤维细胞的凋亡减少,而Ⅰ型和Ⅲ型胶原在mRNA水平上合成增加。转化生长因子-β（TGF-β）在创伤修复中有重要作用，其合成增加可能是瘢痕疙瘩形成的原因之一，因为TGF-β活化成纤维细胞，使其合成更多的胶原纤维。肥大细胞增多可刺激胶原合成，因而有皮肤瘙痒。

（二）临床表现

1. 皮肤损害　为硬的纤维性粉红色或红色赘生物，并逐渐扩大呈蟹足样放射性向外延展，耳垂皮损常继发于穿耳洞，表面光滑。早期皮疹呈粉红色或黄红色，常有毛细血管扩张，周围有红晕，日久皮疹变为棕色、淡褐色或苍白色。

2. 发病特征　可因外伤、预防接种、手术或在痤疮基础上发生。患者自觉疼痛、瘙痒或感觉减退，当天气变化时更明显。本病好发于前胸、肩部、背部及四肢等，而掌跖不发生。其一般不累及面部，皮损发展到一定程度可自行停止发展。部分患者可自行消退。其数目及大小不定，由烧伤、烫伤引起的往往面积很大，常呈线状。

（三）诊断及鉴别诊断

瘢痕疙瘩的诊断标准：瘢痕超过原有损伤范围，并向周围正常组织侵犯；病程超过9个月而无自发消退的征象。肥厚性瘢痕和瘢痕疙瘩的基本区别在于，前者局限于原始损伤部位，而后者侵犯邻近皮肤。瘢痕疙瘩有蟹足样突出物，而肥厚性瘢痕则没有，通常肥厚性瘢痕在最初6个月会自发性改善，而瘢痕疙瘩则不能。

（四）组织病理

本病组织病理可见在真皮内胶原纤维束浓密增生且排成涡纹状，其间夹杂有血管及炎症细胞，几乎无弹力纤维，无包膜。

（五）治疗

1. 推荐治疗方案　抑制成纤维细胞增生和胶原合成，或应用综合疗法除去瘢痕组织。目前治疗方法主要为手术与非手术联合的综合方案，主要有以下形式：①瘢痕内注射。②手术切除后联合浅层X线或电子束切口处放疗。③手术切除植皮或皮瓣转移联合浅层X线放疗或定期糖皮质激素皮损内注射。④激光或冷冻消除瘢痕后再联合浅层X线放疗或糖皮质激素皮损内注射。

2. 皮损内注射　采用普通注射器、压力注射器或无针头注射器来注射糖皮质激素、氟尿嘧啶、透明质酸酶、博来霉素。

3. 抑制成纤维细胞增生和胶原合成　①维A酸，口服或外用，减少成纤维细胞增生和胶原合成。②干扰素α-2b，皮损内注射。③肤康片（积雪苷片），为积雪草总苷。2~4片/次，每天3次。④曲尼司特，抑制瘢痕疙瘩纤维蛋白原（Fb）产生胶原，0.1g，口服，3次/天，连续半年以上。⑤米诺地尔，2.5 mg，2次/天，他莫昔芬，10 mg，2次/天，均有抑制胶原增生作用。

4. 水合剂　硅凝胶片与压力衣［建议成人压力为24~30 mmHg（1 mmHg=0.133 kPa）］可以作为基础性辅助治疗手段；硅凝胶片水合作用与局部闭合作用达到软化瘢痕、抑制其增生的目的。硅凝胶片于术后48小时开始每天外用12~24小时，且每天用中性清洁剂清洗该片。推荐术后48小时开始持续使用硅凝胶片3个月以上，可以有效预防异常瘢痕形成。

5. 压力治疗　其机制是当局部压力大于1.33~2.0 kPa时即会造成组织缺血、缺氧，限制了瘢痕增生。持久加压，除洗澡外不要解下，压迫达半年以上。采用对苯二甲酸、乙二酯纤维及含88%以上的聚氨基甲酸乙酯的长链聚合体纤维组成的珠罗纱立体织物，或运动员护腿用的弹力布制成的弹性绷带、弹力套、弹力服等包扎或穿在瘢痕组织的表面，起到压迫作用。

6. 联合治疗 手术切除配合放疗及其他治疗。术后立即（24~48 小时）放疗，并联合应用糖皮质激素或干扰素注射，并可联合术后 X 线放疗、局部应用咪喹莫特、皮肤移植和加压包扎。

7. 物理治疗

（1）激光：Nd：YAG 激光治疗使胶原产生减少，改善临床症状。

（2）冷冻：可使部分皮损变平，有报道病程为 2 年内的瘢痕疙瘩，经 2~10 个疗程，73% 的患者可完全变平。

（3）放疗：浅 X 线或接触治疗有效。

（六）预后

本病为良性肿瘤的良性过程，治疗颇为困难，经治疗病损容易复发。本病晚期色泽可自行转淡，质变软，痒痛减轻，停止扩张。

二、肥厚性瘢痕

肥厚性瘢痕是隆起的瘢痕损害，局限于原始损伤部位，不超越原有的损伤范围。其与瘢痕疙瘩有密切关系，肥厚性瘢痕和瘢痕疙瘩的基本变化为皮肤损伤之后纤维组织的过度增生。

大多数研究表明肥厚性瘢痕和瘢痕疙瘩具有相同的生物化学和病理异常，唯一的区别在于胶原合成和胶原酶活性增加程度不等。

（一）临床表现

1. 发病特征 肥厚性瘢痕常见于关节屈侧和腹部。其发生率（包括瘢痕疙瘩）在手术后为 39%~68%，在烧伤后为 33%~91%，取决于受伤的深度。

2. 肥厚性瘢痕与瘢痕疙瘩的比较 肥厚性瘢痕不同于瘢痕疙瘩之处是其仍然局限在原有伤口范围。肥厚性瘢痕有类似瘢痕疙瘩的表现，但常呈线状（手术瘢痕）、丘疹或结节状（炎症或溃疡瘢痕）；也伴有瘙痒，但无疼痛和感觉过敏。烧伤后发生的肥厚性瘢痕可引起毁容和明显挛缩。

瘢痕疙瘩与肥厚性瘢痕最突出的区别是瘢痕疙瘩有蟹足样突出物，而肥厚性瘢痕则没有。肥厚性瘢痕不会超过原发损伤的范围，而瘢痕疙瘩则会。

其他特征包括肥厚性瘢痕出现早（通常在损伤后 4 个周内，而瘢痕疙瘩的出现要晚几个月），可以退化，发生挛缩，手术后复发趋势小，两者好发部位不一样。

在其他方面，肥厚性瘢痕和瘢痕疙瘩的临床特点基本相同。

（二）组织病理

肥厚性瘢痕与正常瘢痕的主要区别在于出现胶原和纤维细胞结节状集聚。其与瘢痕疙瘩的主要区别是缺少瘢痕疙瘩样（粗大、强嗜酸性）胶原束。此外，肥厚性瘢痕显示明显的血管垂直于皮肤表面。肥厚性瘢痕的边缘比较规则，胶原结节分布更均匀。

（三）鉴别诊断

在组织学上瘢痕疙瘩显示为增厚的玻璃样变胶原束。兼有瘢痕疙瘩和肥厚性瘢痕特征的患者也出现过。通常，肥厚性瘢痕在最初 6 个月内会自发性改善，然而瘢痕疙瘩不会。不典型的皮损应做皮肤活检，因为铠甲状癌可能与瘢痕疙瘩的损害相似。

（四）预后和预测因素

肥厚性瘢痕和瘢痕疙瘩紧密相关，而临床和组织病理学的鉴别特征有利于判断手术切除后的复发率。有一个系列报道显示，肥厚性瘢痕的复发率为10%，而瘢痕疙瘩为63%。

三、皮肤纤维瘤

皮肤纤维瘤又称组织细胞瘤、硬纤维瘤、硬化性血管瘤，是皮肤内局限性的细胞聚集。这些细胞可以是成纤维细胞，还可以是吞噬脂质或含铁血黄素的组织细胞。

（一）病因与发病机制

有人认为本病是一种反应性增生性病变，外伤或昆虫叮咬史可能是一种炎症性病因。有些患者某些细胞性纤维组织细胞瘤具有克隆形成的能力，提示是肿瘤性病变。

（二）临床表现

1. 发病特征　有创伤或虫咬史，多见于中年，女性较为多见。其好发于四肢、肩部、背部等处，多为单发，部分患者皮损多发，见于使用免疫抑制剂、HIV 感染者。

2. 皮肤损害　皮损为稍隆起的角化过度的球形结节，直径通常小于 1 cm，呈皮色、淡红色、淡褐色或黄色，与皮肤粘连而与深部组织不粘连，表皮由于压力变薄甚至陷入，因而结节上出现小山谷样凹陷，这种现象通过触诊才可能充分表现。Fitzpatrick 把皮肤纤维瘤用拇指和示指轻轻捏起后在其表面引起的凹陷称为"酒窝征"。较大的损害边缘可突然高起，形成一个在无蒂的基底上向外翻的肿瘤。

（三）鉴别诊断

本病需与隆突性皮肤纤维肉瘤、黑色素瘤、Kaposi 肉瘤、神经纤维瘤和幼年黄色肉芽肿鉴别。

（四）组织病理

组织病理显示本病为真皮内肿瘤，无包膜，可分为：①纤维型，主要由散在的幼稚胶原纤维组成。②细胞型，由大量成纤维细胞及组织细胞构成。

（五）诊断与鉴别诊断

根据豌豆大小的暗红褐色结节、与表皮粘连、呈"酒窝征"及组织病理可以诊断。本病应与结节性痒疹、皮肤平滑肌瘤、结节性黄色瘤相鉴别。

（六）治疗

绝大多数病变是良性的，有的无须治疗，数年内会发生退化。手术时应连同表浅脂肪完整切除，以防复发，复发率约为 4%。极个别患者可见局部侵袭性生长、局部和区域淋巴结转移及广泛肺转移。

四、软纤维瘤

软纤维瘤又称皮赘、纤维上皮性息肉、垂疣，是一种带蒂的良性肿瘤。

（一）病因与发病机制

本病好发于成年人、绝经期妇女，和以前认识不一样的是，皮损不是结肠息肉存在的标志。肥胖女性常见，可能与妊娠糖尿病相关。

（二）临床表现

1. 皮肤损害　皮损呈丘疹状、丝状、带蒂状，呈皮肤色到暗褐色，针头大小或稍大，柔软，触之似囊样感觉，发病年龄为 10~50 岁，近 60% 人群患有此病。皮损好发于颈部、腋下和腹股沟。

2. 临床分型　分3型：①多发型，皱缩状小丘疹，质软，表面有沟纹，长1~2 mm。②丝状型，为针头到绿豆大小，是光滑细长柔软的丝状突起。③袋状型，是单个口袋状肿物，根端呈蒂状，好像泪滴悬挂在皮肤表面，触之柔软，有小袋样感觉。

3. 综合征表现　痣样基底细胞癌综合征、Birt-Hogg-Dube综合征。

（三）组织病理

组织病理显示表皮呈乳头瘤增生，角化过度或棘层肥厚，表皮下有疏松排列的胶原纤维及成纤维细胞，常含毛细血管及脂肪细胞。

（四）鉴别诊断

本病应与丝状疣鉴别。丝状疣位于颈部、腋部，皮损呈疣状、丝状，角化质硬，组织病理显示疣状增生，并有棘细胞灶状空泡样变性，属HPV感染寻常疣范畴。

（五）治疗

较小的皮赘，可切除或剪掉，也可用电灼、冷冻或用三氯醋酸及纯苯酚烧灼。对较大有蒂的疣赘，可用手术丝线结扎疗法。如不治疗，大部分患者也可自行坏死脱落而不留瘢痕。

五、朗格汉斯细胞性组织细胞增生症

朗格汉斯细胞性组织细胞增生症（LCH）又称组织细胞增生症X，是由朗格汉斯细胞肿瘤性克隆增生所致的一组疾病，是一组由免疫功能紊乱、非感染或脂代谢异常引起的组织细胞增生性疾病，这种组织细胞为树突状细胞，具有表皮朗格汉斯细胞的许多特征；病变可累及许多组织及器官，表现为孤立性损害或多系统疾病。

LCH的发生可能是致瘤因素和免疫失调共同作用的结果。

LCH浸润细胞呈单克隆性。与正常活化的朗格汉斯细胞相比，肿瘤细胞的成熟表型较少，而且过表达各种细胞周期相关产物（如TGF-β受体Ⅰ和Ⅱ、MDM2、p53、p21、p16、Rb和bcl-2）。局部微环境（如发热、纤维化、骨质吸收和坏死）的改变似乎也在发病机制和疾病最终转归中起一定作用。迄今为止，本病是否存在遗传学异常尚无定论。

（一）病因与发病机制

以往认为本病是一种反应性增生性疾病，最近提到病毒感染、免疫学、细胞遗传学和肿瘤形成方面。

本病可呈恶性，病死率高，部分朗格汉斯细胞经细胞毒药物治疗或放疗有效，患者皮损细胞中的DNA分析示非整倍体，支持了肿瘤学说。

但并非所有患者都呈恶性，而且浸润的朗格汉斯细胞并不常见异倍体，组织学上朗格汉斯细胞增殖与免疫细胞因子相关，推测可能是一种免疫异常。

该病可能初起是一种免疫反应介导的反应性肉芽肿损害，而其中一部分患者转化为克隆性增殖的肿瘤发生过程。

（二）临床表现

1. 急性播散型　即Letterer-Siwe病（表4-1）。其常发生于9个月内婴儿，起病急，有发热、贫血、肝脾大、淋巴结肿大，80%的患者有皮疹，皮疹为群集性、褐红色鳞屑结痂性斑丘疹，头面部似脂溢性皮炎，可有紫癜。皮疹分布于头面、颈部、躯干，口腔黏膜可有肥厚或坏死性损害。皮肤及淋巴结有大量不成熟组织细胞浸润。胸部 X 线检查示多发性肺囊肿。其常因严重内脏损害或抵抗力差并发感染于几个月至 1 年内死亡。

表 4-1 LCH 各型特点

病名	年龄	皮肤受累	临床特点	病程	预后
Letterer Siwe 病（急性播散型，多系统疾病伴脏器功能障碍）	出生后第 1 年	90%~100%	发热，体重减轻，淋巴结肿大，肝脾大，全血减少，骨病变	急性	死亡率：50%~66%
Hand-Schuller Christian 病（慢性播散型，多系统疾病）	儿童、成人	30%	溶骨性骨病变，尿崩症，突眼，耳炎、皮疹	亚急性至慢性	死亡率：<50%
嗜酸性肉芽肿（良性局限型，单系统疾病）	主要为成人	<10%	孤立性骨或皮肤病变，皮疹	慢性	良好

2. 慢性进行型　即 Hand-Shuller-Christian 病，好发于儿童，而青年、成人较少。其主要是以颅骨缺损为主的播散性黄色瘤样变，组织病理显示泡沫细胞及嗜酸粒细胞浸润；1/3 的患者肺门或其周围弥漫性浸润，肝脾大及全身淋巴结肿大。其可有生长异常或发育迟缓。

3. 良性局限型　即骨嗜酸性肉芽肿，发生于儿童和成人，为单个或多发性骨损害，隐匿性发病，多无症状，X 线片示穿凿性骨破坏区，易发生骨折，皮疹与上述 2 型相似，但少见。

（三）实验室检查

1. 骨髓检查　可有组织细胞增多，可见朗格汉斯细胞。X 线检查：肺和骨骼 X 线摄片有助诊断。

2. 组织病理　①朗格汉斯细胞聚集在真皮乳头和真皮网状层的血管周围，或呈苔藓样浸润。②噬表皮现象。③嗜酸性细胞。④细胞 S-100 和 CD1a（OKT6）阳性。

（四）诊断与鉴别诊断

根据临床表现与组织病理特点，结合电镜观察可诊断。本病应与下列疾病鉴别。

1. 脂溢性皮炎　表现为糠秕样鳞屑性斑片，淡黄色油腻性痂皮，组织病理为非特异性皮炎变化。

2. 幼年黄色肉芽肿　皮损为小丘疹，呈橘黄色、棕黄色，发生于头面、躯干、四肢，1 年左右消退。组织病理有泡沫细胞和图顿巨细胞。

3. 其他　应与发疹性黄色瘤、恶性组织细胞增生症、多发性骨髓瘤相鉴别。

（五）治疗

1. 局部治疗　播散性者用 PUVA 光疗或外用氮芥，孤立损害可手术切除或行糖皮质激素注射。

2. 系统治疗

（1）免疫抑制：糖皮质激素和（或）细胞毒性药物有效。泼尼松、环磷酰胺、长春碱、6-巯基嘌呤或氨甲蝶呤单用或联用 3~6 个月。依托泊苷（VP16）防治尿崩症。2 岁以下的多系统病变，儿童要应用非侵袭性治疗，而多骨受累者推荐用糖皮质激素或长春碱。

（2）放疗：用于大的疼痛性骨损害，剂量为 6~8 Gy，不应超过 10 Gy。

（3）免疫调节：胸腺激素、干扰素 α 和环孢素用于复发患者、急性播散性 LCH。

（4）其他：同种异体骨髓移植，对少数慢性复发者有效，内脏受累也可选用抗叶酸药物治疗。

（姜明哲）

第三节　基底细胞癌

基底细胞癌（基癌）是一种主要由间质依赖性多潜能基底细胞向表皮及皮肤附属器分化的低度恶性上皮肿瘤。病因不明，发病与遗传、免疫异常、日光照射、慢性辐射、长期摄入含砷的药物和食物，以及瘢痕、皮脂腺痣、疣状表皮痣、外伤和某些皮肤病等有关，可能系易感体质与环境危险因素相互作用的结果。

一、诊断

1. 好发年龄　多见于长期从事室外工作的中老年人，尤其是50岁以上者。无明显性别差异。

2. 好发部位　好发于鼻背、眼眦、鼻唇沟、颊部等暴露部位，亦可见于乳头、阴茎、女阴、躯干等非暴露部位。

3. 典型损害　损害初为肤色、表面光滑的丘疹或小结节，以后逐渐增大，并形成边缘内卷呈滚桶状、表面毛细血管扩张或中央溃烂和结痂的溃疡，基底浸润明显，质似软骨样硬，与皮下组织粘连不能推动。损害单发或多发，大小不等，直径可达数厘米或更大。临床根据皮损形态将基癌分为4型。

（1）结节溃疡型基癌：癌肿好发于面部，损害初为数量较多的半透明珍珠样丘疹，肤色或淡红色，表皮菲薄光滑，可见扩张的毛细血管，轻微外伤即可出血。损害缓慢增大，中央凹陷，易发生浅表糜烂，最终形成基底呈颗粒状或肉芽状、边缘隆起、质硬和有珍珠样小结节的溃疡，表面有浆液性分泌物或上覆污褐色痂。

溃疡可反复糜烂、结痂，并不断向周围组织侵蚀，形成边缘参差不齐的破坏性溃疡，故称侵蚀性溃疡，较具特征性。此型基癌可侵犯深部组织，引起软组织和骨骼破坏，造成毁容。

（2）浅表型基癌：癌肿好发于躯干部，特别是背部。损害通常为多发的卵圆形或不规则形境界清晰的半透明红色斑片，周缘常绕有色素加深的线状隆起，表皮菲薄，中央常有轻度萎缩，表面覆少量细薄鳞屑，可见色素较深的线状迂回和斑点，常糜烂形成浅表溃疡和结痂，愈后留有瘢痕。此型基癌较少侵蚀深部组织，多见于长期应用砷剂或进行放疗者。

（3）硬斑病样型基癌：亦称硬化型或纤维化型基癌，临床较为少见，好发于头面部，亦可见于颈部和胸部。损害为灰白色或淡黄色不规则形单发质较硬的浸润性扁平斑块，边界不清，表面光滑亮泽，可见扩张的毛细血管，较少破溃，类似瘢痕或局限性硬皮病。晚期可出现溃疡，并可侵袭神经、肌肉和骨组织。

（4）色素型基癌：此型基癌与结节溃疡型基癌的损害相似，但结节或溃疡表面常呈黑褐色，且色泽不均，边缘颜色较深且连续，中央色素沉着呈点状或网状，类似恶性黑素瘤。

除以上常见类型外，临床上可见到瘢痕基癌、纤维上皮癌、基底细胞痣综合征等少见类型。但各型基癌对局部组织的破坏性均较强，尤其是结节溃疡型基癌，可造成毁容或毁形。

4. 自觉症状　一般无明显自觉症状，发生于间擦部位者可有异物感，继发感染或侵蚀深部组织可有疼痛。

5. 病程　基癌发展速度较为缓慢，极少发生转移。

6. 实验室检查　损害处活检组织病理示，肿瘤为真皮内基底样细胞组成的癌性团块，细胞形态多较一致，细胞质少，嗜碱性，少见非典型性核和核丝分裂象。肿瘤周缘细胞呈栅状排列，并与周围组织有一定的间隙。

根据病理表现，基底细胞癌分为瘤细胞从表皮下缘呈花蕾状侵入真皮浅层者称为浅表型；瘤细胞在真皮内聚集成较大的团块者称为实体型；瘤体内有较多黑素者称为色素型；瘤细胞呈细条索状且散布于丰富的结缔组织之间者称为硬斑病样型；瘤体内有腺管样结构者称为腺样型。此外，部分瘤细胞有向毛囊、皮脂腺等分化的迹象。

二、治疗

1. 一般治疗　本病虽为癌性疾病，很少发生转移，但其具有潜在癌细胞转移的危险，尤其是面部中线处肿瘤易向深部组织侵袭，破坏性较大，故确诊后应及时根除。

本病治疗方法较多，临床可根据肿瘤类型、大小、部位及患者全身情况等综合分析后，制定最佳的治疗方案，以达到根治和满足美容的要求。患者日常应避免日光照射和慢性不良刺激，及时治疗并发的慢性角化性皮肤病，防止癌变。

2. 全身治疗

（1）维A酸类：适用于多发性基癌且未发生转移者，亦可作为其他治疗的辅助用药。常选用阿维A酯30~60 mg/d或异维A酸2 mg/（kg·d），分次口服，剂量宜逐渐增加，有效后维持治疗一段时间，部分患者的病情可得以部分或完全缓解。

（2）博来霉素：作用于细胞分裂的S期，可抑制胸腺嘧啶掺入DNA链中，使DNA单链断裂而抑制瘤细胞的有丝分裂。常用量为15 mg/次，用5~10 mL生理盐水溶解后，行深部肌肉或静脉注射，隔日1次或每周2或3次，总量不超过400 mg，应注意该药的不良反应。

（3）干扰素：适用于瘤体面积较大且不能手术或放疗者，常选用IFN-α-2a 100万~1 000万IU/次，肌内注射，每日1次，1个月后改为隔日1次或每周3次，连续3~6个月或更长。

（4）农吉利甲素：常选用农吉利甲素注射剂50~100 mg/d，加入5%葡萄糖液内250~400 mL中，静脉滴注，每日1次。或选用农吉利甲素片2~5片/d，分次口服。

（5）顺铂和多柔比星：适用于多发性基癌或有侵袭性生长者，可给予顺铂80~120 mg/m^2，静脉滴注，每4周1次；或多柔比星20~35 mg/m^2，静脉滴注，每周1次，连用3周，对多数患者有效。

3. 局部治疗　局部可外用5%~10% 5-氟尿嘧啶软膏、1%环己亚胺软膏、5%咪喹莫特软膏、0.1%~1%维A酸乳膏、10%二硝基氯苯丙酮液、0.5%鬼臼、毒素酊、10%~25%足叶草酯酊、30%~60%三氯醋酸溶液，以及0.5%去乙酰甲基秋水仙碱软膏与0.5%甲氨蝶呤软膏等，均有不同程度疗效，但容易复发。

4. 封闭治疗　肿瘤基底部均匀注射IFN-α-2a或IFN-α-2b。每次用量：瘤体面积小于2 cm^{2}者注射150万IU，面积2~12 cm^{2}者注射300万U，面积大于12 cm^{2}者注射600万U，每周注射3次，连续3周或直至瘤体消退、活检瘤细胞阴性。亦可在瘤体内均匀注射白细胞介素-2（1万~10万U/次，每周1或2次，连续4周）或博来霉素（肿瘤<1 000 mm^{3}注射0.5~1 mg、肿瘤1 000~2 000 mm^{3}注射1~2 mg、肿瘤2 000~4 000 mm^{3}注射2~3 mg、肿瘤4 000~5 000 mm^{3}注射3.5 mg、肿瘤>5 000 mm^{3}注射4 mg）。

5. 物理治疗　适用于面积较小（直径<2 cm）的浅表型基癌，可选用液氮冷冻、CO_2激光、电灼、电干燥、微波等方法治疗，但应注意治疗的范围和深度。

采用放射治疗，一般较小肿瘤（直径<2 cm）一次性照射剂量为 2 Gy，每周 5 次，连续 6~7 周，共 60~70 Gy；较大的肿瘤（直径>10 cm）可分次照射，X 线总剂量为 51 Gy，在 21~23 天内分 17 次照射。但 X 线治疗可引起放射性皮炎和溃疡，甚至继发恶性肿瘤，故应谨慎应用。

6. 光动力疗法　局部湿敷 20%氨基酮戊酸或静脉注射血卟啉衍生物 5 mg/kg 后，照射可调染料激光（波长 630nm，照射时间为非暴露部位皮损 35~60 分钟、暴露部位皮损 10~20 分钟），可使肿瘤部分消除或完全根除，具有对肿瘤细胞选择性破坏和保留基质组织的作用，且有较好的美容效果。

光动力疗法不良反应主要为局部疼痛、灼热和焦痂形成，静脉给药所致的光敏反应，需避光一段时间（1~2 个月）。

7. 外科疗法　孤立性尤其是位于面颈部的瘤体可手术切除，切除范围应包括肿瘤边缘 5~9 mm 正常皮肤，深达皮下脂肪层，切除后的组织进行病理检查，切除不彻底者需扩大切除范围，否则容易复发，必要时植皮。本病也可行锐匙刮除术或 Mohs 手术治疗。

8. 中医治疗　结节溃烂时，外用千金散 1 周，后改为桃花散，均为每日 1 次。亦可选用农吉利甲素浸膏，涂于伤口处，每日 1 次。

（姜明哲）

第四节　鳞状细胞癌

一、概述

鳞状细胞癌（squamous cell carcinoma，SCC），简称鳞癌，系第二常见的皮肤恶性肿瘤，是一种起源于表皮或附属器角质形成细胞的恶性肿瘤。病因多样，绝大部分与过度 UVB 照射有关，常见于皮肤暴露部位，且常伴有日光角化病。本病好发于老年人，男多于女。

二、临床表现

1. 多继发于原有皮疹的基础上，如瘢痕、外伤、慢性溃疡、寻常狼疮、日光角化病、白癜风等。

2. 一般初起为浸润性小斑块或坚硬小结节，淡红色或褐红色，以后逐渐增大形成较大的斑块、结节。

3. 早期表面可光滑，以后逐渐变为疣状或乳头瘤状，较大皮疹可表现为菜花样肿块，质地较硬，可破溃形成溃疡，边缘高起呈堤状，溃疡基底多高低不平，为污秽坏死、易出血的腐败坏死组织形成的污灰色痂，常有恶臭味，表面有脓性渗出物。肿瘤周围组织可有充血。近卫淋巴结可肿大。

三、诊断

1. 临床表现　在原有皮疹如瘢痕、慢性溃疡等基础上出现斑块、结节并形成溃疡应高度怀疑鳞状细胞癌的可能。

2. 组织病理　侵袭性鳞癌的瘤细胞突破真表皮交界而进入真皮，肿瘤细胞团块由不同比例的正常鳞状细胞和不典型鳞状细胞所组成，在分化较差的鳞癌中不典型鳞状细胞的数量较多。鳞状细胞的不典型性表现为细胞大小和形态改变、细胞核增生和深染、缺乏细胞间桥、单个细胞角化（角化不良细胞）

以及异常核分裂象。鳞状细胞的分化方向是角化，角化通常以角珠的形式出现，其特征性形态改变为同心圆形排列的鳞状细胞，向中央逐渐角化，多数情况下其中心为不全角化，少数可为完全角化。

四、鉴别诊断

角化棘皮瘤：主要发生在皮肤暴露部位，发生迅速，且角化现象明显。Mohs 底细胞癌临床上不出现角化物质。

五、治疗方案及原则

鳞状细胞癌的治疗方案应根据肿瘤的大小、形态、深度、部位，同时结合患者的全身情况进行选择。手术切除、电疗和放疗是鳞癌的标准治疗方案。

1. 外科手术切除　几乎可适用于所有鳞癌患者，有条件者可采用 Mohs 手术以收到更好的治疗效果和减少复发。皮肤鳞癌未发现淋巴结转移时，一般不需要做预防性淋巴结清除，但需参考肿瘤病变分化程度来定。

2. 放疗　主要采用 X 线放疗，适用于不能手术者，如年老体弱、损害范围广以及特殊部位者。

3. 电疗　适用于较小的皮肤鳞癌（直径<1 cm）；位于额部、面颊部和躯干部的平坦部位的肿瘤；深度不超过真皮或浅层皮下组织的肿瘤。优点是治愈率高、操作简单、术后瘢痕小。

4. 其他治疗　可根据不同的患者选用冷冻治疗、激光治疗、光动力治疗以及局部的免疫治疗或化疗。

（刘　涵）

第五节　恶性黑色素瘤

恶性黑色素瘤（恶黑）是一种起源于痣细胞和黑色素细胞的高度恶性肿瘤。病因复杂，可能与日光照射、免疫异常、色痣恶变、外伤和不良刺激等有关，如1%~6%患者有家族史、白种人发病率为黑种人的6~7倍、10%~60%患者有外伤史、18%~85%恶性黑色素瘤继发于原有色素性皮肤病基础上，以及生活于赤道的自然人群恶黑发病率明显增高等。

近年本病在世界各地的发病率均有不同程度的上升趋势，发生恶黑的危险因素主要为恶黑家族史、发育不良性黑色素细胞痣、易发生变化的色痣、先天性黑色素细胞痣、对日光敏感和经常日光照射、长期应用免疫抑制剂等。

一、诊断

1. 好发年龄　多见于中老年人，男性较为多见。

2. 好发部位　可发生于身体任何部位，多见于原有色痣、肢端、容易外伤及暴露部位。

3. 典型损害　癌肿多源自雀斑样痣、发育不良性黑色素细胞痣、不断变化的色痣和先天性黑色素细胞痣等。初始多为小的色素性斑点，逐渐增大成斑片、斑块、结节和肿块，可呈蕈样、菜花状，多为淡褐色、黑色或杂色，多数发展速度，形成侵袭性恶黑或发生转移。

临床将恶黑分为恶性雀斑样痣型、浅表播散型、结节型和肢端雀斑样痣型四种。

（1）恶性雀斑样痣型恶黑约占4.9%，好发于老年人日光照射部位，初发损害为颜色不均一的淡褐色或褐色雀斑样斑点和斑片，少数隆起于皮面，发展缓慢。

（2）浅表播散型恶黑约占70%，好发于躯干和四肢，初发损害为色素性斑点，逐渐发展成结节和斑块，直径可达3 cm或更大，色泽多变，可为褐色、黑色、粉红色或白色，容易破溃、糜烂和形成溃疡。

（3）结节型恶黑约占14.7%，好发于背部，损害最初多为颜色较深的蓝黑色斑块或结节，周围绕有红晕，可迅速增大并破溃，形成溃疡或蕈样、菜花状，容易发生转移，但少数恶黑的颜色并无明显加深，甚至可伴色素减退。

（4）肢端雀斑样痣型恶黑约占8%，多见于黑人和有色人种，好发生在掌、跖、指（趾）甲床和黏膜处，为深褐色至黑色深浅不一的斑疹，边缘不规整，境界不清，可见棕褐色或褐色条纹，发病多与外伤有关。

临床根据有无转移将恶黑分为三期。Ⅰ期即肿瘤局限，无区域淋巴结转移，触不到肿大的淋巴结，无转移证据；Ⅱ期为有区域淋巴结转移，可触到局部肿大的淋巴结；Ⅲ期为淋巴结已有远处转移。

4. 自觉症状　常无自觉症状，侵袭性溃疡性损害可有疼痛。

5. 病程　各型恶黑发展速度不一，恶性雀斑样痣型损害可持久存在数年甚至数十年无明显变化，其他类型恶黑可在短期内侵袭性生长并发生转移。

6. 实验室检查　损害处活检组织病理示，各型恶黑均有明显的交界活性，瘤细胞在表皮内或表皮与真皮交界处散在分布或呈巢状，瘤细胞呈多形性，体积大而深染，胞核增大，明显异形，核仁明显，有核分裂现象，细胞质内含有色素颗粒，对多巴和酪氨酸酶呈阳性反应，向表皮内水平方向或向真皮垂直方向生长，同时表皮突不规则向下延伸。真皮常有不同程度炎症细胞浸润，早期浸润明显，多呈带状，中晚期炎症细胞数量明显减少或消失。

组织学将恶黑分为：①原位恶性黑色素瘤（包括恶性雀斑样痣、浅表播散型原位黑色素瘤、肢端雀斑样痣原位黑色素瘤），瘤细胞限定于表皮及附属器上皮内，其生物学特性属于良性。②侵袭性恶性黑色素瘤（包括恶性雀斑样痣型黑色素瘤、浅表播散型黑色素瘤、肢端雀斑样痣型黑色素瘤），瘤细胞突破基底膜向下侵入真皮，其生物学特性属于恶性。③结节性黑色素瘤，瘤细胞初始即向垂直方向发展，并很快向真皮侵袭性生长。

二、治疗

1. 一般治疗　本病为恶性程度较高的肿瘤，容易发生侵袭性生长和转移，故早期诊断、及时治疗对预后十分重要。部分恶黑发生于原有的色痣基础上，其恶变的临床征象主要有：①原有色痣生长迅速。②颜色不规则加深，有光泽。③表面破溃、出血和结痂。④周围出现卫星状色素性损害。⑤附近淋巴结肿大等。其恶变的组织学征象为：①表皮上部出现痣细胞。②痣细胞在表皮不规则散布，不呈巢状。③真皮内痣细胞缺乏成熟现象。④痣细胞下方浸润炎症细胞呈带状分布等，所以临床对色痣应引起高度警惕，发现恶变征象及时治疗。

本病未发生侵袭性生长的肿瘤，一般多采用手术完全切除的方法治疗，而发生侵袭性生长或发生转移者，治疗则较为困难，多采用化疗和放疗等综合方法治疗。临床对可疑有恶变征象的色痣，不用激光、冷冻、电灼及化学腐蚀剂治疗。

2. 全身治疗

（1）化学疗法：适用于癌细胞已发生转移的恶黑患者，主要治疗药物为达卡巴嗪，单独用量为1次200~400 mg，每日1次，静脉注射或静脉滴注，连续3~5天。或采用联合化疗法，即DBPT方案（达卡巴嗪+双氢乙亚硝脲+顺铂+枸橼酸他莫昔芬）。其他如卡莫司汀、博来霉素、司莫司汀、硫酸长春碱、达卡巴嗪、尼莫司汀等药物，亦可酌情选用。

（2）免疫调节疗法：常选用卡介苗多糖核酸1 mg/隔日肌内注射、重组干扰素α-2b每周2 000万 IU/m^2（分为5次连续5天静脉滴注，1个月后改为每周1 000万IU，分3次隔日皮下注射，共48周），或转移因子2~4 mL/周、阿地白介素每次20万~40万U（每周连用4次），皮下或深部肌内注射，见效后逐渐减量并维持治疗一段时间。

（3）免疫疗法：主要有肿瘤交叉移植、交叉注射淋巴细胞等，但均在试验阶段。

3. 封闭疗法　瘤体内可注射卡介苗悬液0.05~0.15 mL；阿地白介素溶液1万~5万IU，一次最大量30万U；或干扰素-β 40万~80万IU，每日1次，多个损害一次最大用量为300万IU。每周2次，连续2周为一疗程。

4. 物理治疗　主要选用中子束治疗，对肢端雀斑样痣型恶黑有一定疗效。其他类型疗效欠佳。

5. 外科疗法

（1）活检手术：可疑为恶黑，且病灶较小、生长缓慢者，多主张连同周围0.5~1 cm正常皮肤及皮下组织一并切除。较小且生长迅速的病灶，多主张连同周围1.5~2 cm正常皮肤及皮下组织一并切除。全部切除有困难的病灶，可先部分切除，迅速做冰冻切片和行免疫组化检查，确诊恶黑后完全切除并植皮。

（2）原发病灶广泛切除：肿瘤厚度<0.76 mm，切除其边缘0.5~2 cm正常皮肤；厚度>1 mm者，切除周围正常皮肤3~5 cm。肢端恶黑常需截指（趾）。

（3）区域淋巴结清除术：病变位于躯干且远离淋巴结的临床Ⅰ、Ⅱ期损害，一般不考虑行淋巴结清除术。但淋巴结受侵或发生于四肢的恶黑，以及病灶厚度>1.5 mm，临床属于Ⅲ期的损害，均有必要进行淋巴结清除术。

6. 中医治疗　发病初期可选用藜芦膏外敷，每日1次。或外敷砒矾散（由明矾6g、白砒5g、马钱子3g、普鲁卡因2g、小檗碱1g组成），其中明矾、白砒混置于瓦罐内，放入炉火中煅至青烟尽白烟出，上下通红，冷却24小时后取出，与其他几味药共研细末，用时将患处洁净后扑撒少量，外敷凡士林，每日1次或隔日1次。

附：原发皮肤恶性黑素瘤处理原则

1. 活检技术和组织学评价

（1）行活检切除术时，应切除皮损周围正常组织1~2 mm。

（2）临床怀疑恶黑且皮损较大、活检全部切除有困难时，可行部分切除并活检。

（3）若初次活检的标本不能做出准确的组织学诊断或分级时，可重复活检。

（4）不能用细针吸取细胞来评价原发肿瘤。

（5）切除术应注意淋巴流向并考虑到伤口愈合后的美容效果。

（6）组织病理应由有经验的医生做出病理诊断。

2. 病理报告内容

（1）活检报告包括患者年龄、性别、皮损的解剖部位、对大体标本和镜下所见进行描述，如诊断、肿瘤厚度、溃疡、边缘累及等。

（2）鼓励对其他组织学特征进行报告，但非强制性。

3. 外科处理　肿瘤为原位、厚度<2 mm、厚度≥2 mm者，切除范围应包括周围正常皮肤，分别为0.5 cm、1.0 cm、2.0 cm。

4. 诊断检查和随访

（1）对厚度<4 mm的早期原发皮肤恶黑且无症状者，不需要进行常规实验室及影像学检查，只需通过详细的病史和物理学检查进行诊断和分析研究即可。

（2）指导患者进行自我检查。

（3）常规定期随访并进行物理学检查至少每年1次。

（4）通过常规定期随访和物理学检查结果，根据需要进行实验室检查及影像学研究。

（刘　涵）

参考文献

[1] 赵平，吴静. 肿瘤致病因［M］. 北京：科学出版社，2021.

[2] 胡胜. 临床肿瘤免疫治疗学［M］. 武汉：湖北科学技术出版社，2020.

[3] 詹启敏，钦伦秀. 精准肿瘤学［M］. 北京：科学出版社，2022.

[4] 张杰. 肺癌临床病理检查规范［M］. 上海：上海科学技术出版社，2022.

[5] 李涛，石汉平. 肿瘤放射治疗营养学［M］. 北京：科学出版社，2021.

[6] 郝希山，王殿昌. 腹部肿瘤学［M］. 2版. 北京：人民卫生出版社，2022.

[7] 凌昌全，李柏. 肿瘤康复指南［M］. 北京：人民卫生出版社，2021.

[8] 邵志敏，沈镇宙，郭小毛. 肿瘤医学［M］. 上海：复旦大学出版社，2019.

[9] 郑杰. 肿瘤的细胞与分子生物学［M］. 2版. 北京：科学出版社，2021.

[10] 吴小亮，梁文华，张荣欣. 肿瘤靶向治疗及免疫治疗进展［M］. 北京：科学出版社，2020.

[11] 朱军. 淋巴瘤诊疗规范（北京大学肿瘤医院2022年版）［M］. 北京：化学工业出版社，2022.

[12] 王锡山. 中国肿瘤整合诊治指南：结直肠癌、肛管癌2022［M］. 天津：天津科学技术出版社，2022.

[13] 池畔. 基于膜解剖的腹腔镜与机器人结直肠肿瘤手术学［M］. 北京：人民卫生出版社，2020.

[14] 高文斌，曹伟灵，陈盛阳. 肿瘤并发症诊断与治疗［M］. 北京：科学出版社，2020.

[15] 李秋，张晓实. 肿瘤药物治疗方案及综合评价［M］. 北京：人民卫生出版社，2020.

[16] 谭晶，李汝红，侯宗柳. 瘤临床诊断与生物免疫治疗新技术［M］. 北京：科学出版社，2021.

[17] 樊代明，陆舜，王俊，等. 中国肿瘤整合诊治指南：肺癌2022［M］. 天津：天津科学技术出版社，2022.

[18] 夏术阶，王翔，徐东亮. 肾肿瘤与肾囊肿［M］. 北京：中国医药科技出版社，2021.

[19] 中国临床肿瘤学会指南工作委员会. 中国临床肿瘤学会（CSCO）小细胞肺癌诊疗指南2021［M］. 北京：人民卫生出版社，2021.

[20] 徐瑞华，李进，马军，等. 中国临床肿瘤学会（CSCO）常见恶性肿瘤诊疗指南2022［M］. 北京：人民卫生出版社，2022.